la PROSTATE on en parle

À mon maître, le professeur Alain Le Duc qui a guidé mes pas d'urologue et à tous mes patients qui m'apprennent tant chaque jour.

AVERTISSEMENT

Cet ouvrage ne saurait remplacer un suivi médical permanent et l'avis d'un professionnel de santé.

la PROSTATE on en parle

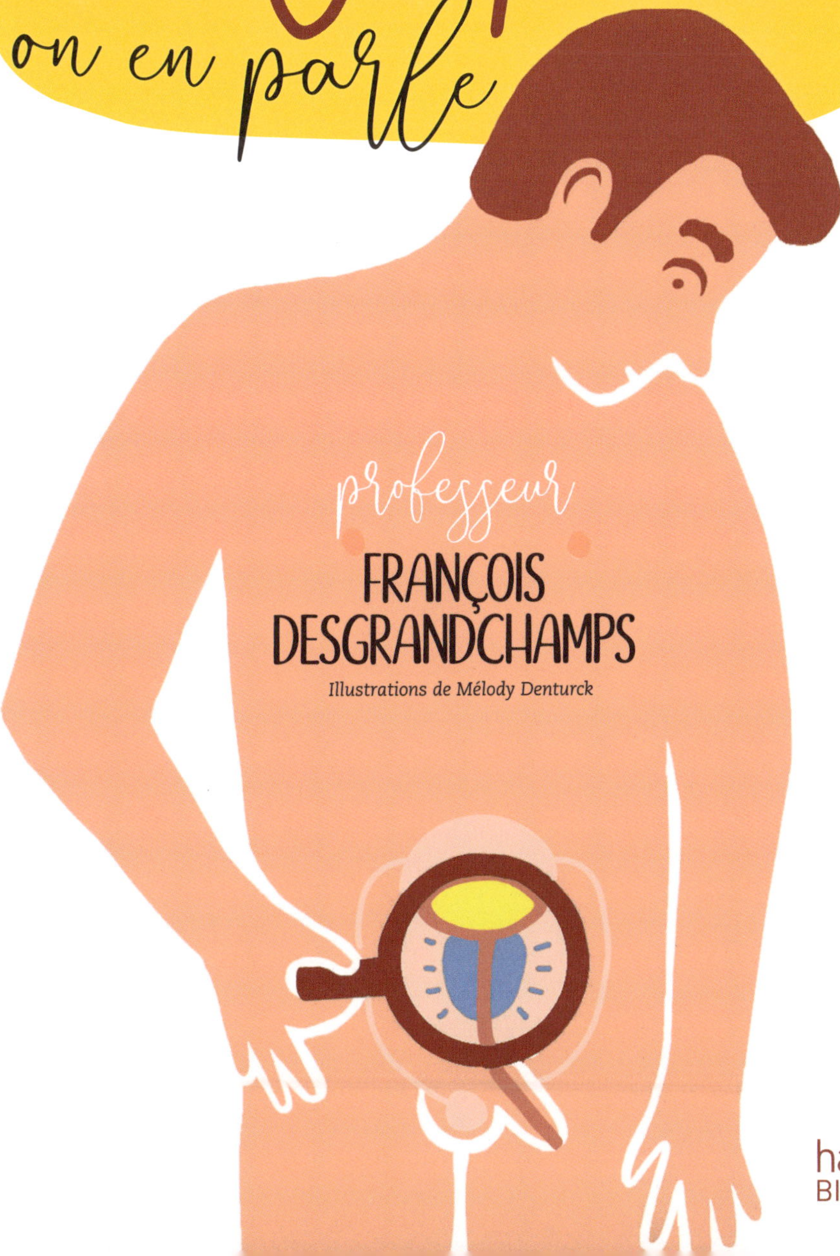

professeur

FRANÇOIS DESGRANDCHAMPS

Illustrations de Mélody Denturck

hachette
BIEN-ÊTRE

LA PROSTATE, ON EN PARLE... OU PAS ?

OU COMMENT PRENDRE SOIN DE SA PROSTATE

« Dès qu'apparaît dans mon champ de vision un homme ayant dépassé la cinquantaine, je me demande s'il a des problèmes avec sa prostate. »

Tahar Ben Jelloun, *L'Ablation.*

C'était un soir d'été, un dîner d'amis à Biarritz, la conversation joyeuse roulait sur le plaisir d'être ensemble, quand mon métier d'urologue m'a amené à parler de la prostate, mon quotidien professionnel. Sujet sans doute un peu déplacé pour un dîner de vacances, et moins fédérateur que les vagues et le surf. Demandant alors aux femmes autour de la table ce qu'était la prostate pour elles, l'une d'elles, la trentaine, a répondu immédiatement, l'air entendu : « Quand on a la prostate, on ne peut plus faire l'amour ». Et l'autre plus âgée, après une minute de silence répondit sobrement : « Mon mari en est mort l'année dernière. » Les hommes, eux, sont d'abord restés silencieux, presque gênés de cette intrusion dans leur intimité, puis se sont mis à parler. L'un se lève trois fois par nuit pour uriner, et a un peu de mal à se retenir la journée ; l'autre est inquiet, car on lui a dit qu'il devait se faire opérer.

Est-ce donc ça la prostate, une glande secrète faite de sexe, de honte, de crainte et de mort ? Ce livre est là pour expliquer à toutes et à tous ce qu'est la prostate, quelles sont ses maladies et comment les éviter. En partageant ces deux ou trois choses que je sais sur elle, j'espère que vous pourrez garder votre prostate en bonne santé.

Professeur François Desgrandchamps

SOMMAIRE

ET TOUT D'ABORD, TESTEZ-VOUS !

Vous manquez peut-être de testostérone ?

SCORE INTERNATIONAL SYMPTOMATIQUE DE LA PROSTATE (I-PSS)

	Jamais	1 fois sur 5	1 fois sur 3	1 fois sur 2	2 fois sur 3	Presque toujours	
Au cours du dernier mois écoulé, avec quelle fréquence avez-vous eu la sensation que votre vessis n'était pas complètement vidée après avoir uriné ?	0	1	2	3	4	5	
Au cours du dernier mois écoulé, avec quelle fréquence avez-vous eu besoin d'uriner à nouveau moins de 2 heures après avoir fini d'uriner ?	0	1	2	3	4	5	
Au cours du dernier mois écoulé, avec quelle fréquence avez-vous eu une interruption du jet d'urine, c'est-à-dire démarrage du jet, puis arrêt, puis redémarrage ?	0	1	2	3	4	5	
Au cours du dernier mois écoulé, après en avoir ressenti le besoin, avec quelle fréquence avez-vous eu des difficultés à retenir votre envie d'uriner ?	0	1	2	3	4	5	
Au cours du dernier mois écoulé, avec quelle fréquence avez-vous dû forcer ou pousser pour commencer à uriner ?	0	1	2	3	4	5	
Au cours du dernier mois écoulé, combien de fois par nuit, en moyenne, vous êtes-vous levé pour uriner (entre le moment de votre coucher le soir et celui de votre lever définitif le matin) ?	0	1	2	3	4	5	

Score I-PSS TOTAL S =

Total :

Ce score est l'échelle officielle mondiale pour l'évaluation des symptômes et de la gêne due à ces symptômes chez les hommes souffrant de problèmes urinaires. C'est à partir de juin 2000, lors d'une réunion internationnale qui s'est tenue à Paris sous l'égide de l'Organisation Mondiale de la Santé (OMS) que ce score a été diffusé dans le monde entier.

Résutats : si votre total est inférieur à 7, tout va bien, vous n'avez pas de problème urinaire. Entre 8 et 19 vos sympômes sont considérés comme modérés et entre 20 et 35 vous avez des symptômes urinaires sévères. Ce score apprécie votre façon d'uriner et permet de savoir si c'est normal ou pas. Au-dessus de 7 il faut consulter. Attention, ce n'est pas parce que votre score est inférieur à 7 que vous n'avez pas de risque de cancer de la prostate (voir page 108). C'est le dosage du PSA qui permet de le savoir.

ÉVALUATION DE LA QUALITÉ DE VIE LIÉE AUX SYMPTÔMES URINAIRES

	Très satisfait	satisfait	Plutôt satisfait	Partagé	Plutôt ennuyé	Ennuyé	Très ennuyé
Vous venez d'expliquer comment vous urinez. Si vous deviez vivre le restant de votre vie de cette manière, diriez-vous que vous en seriez :	0	1	2	3	4	5	6

Total :

RÉSULTAT :

si vous n'êtes pas à 0 ou 1, il faut consulter : il existe beaucoup de possibilités de traitement pour qu'uriner ne soit plus un problème. Ce livre est là pour vous les expliquer.

Voici, en images, une autre façon de vous évaluer[1] : voir page ci-contre.

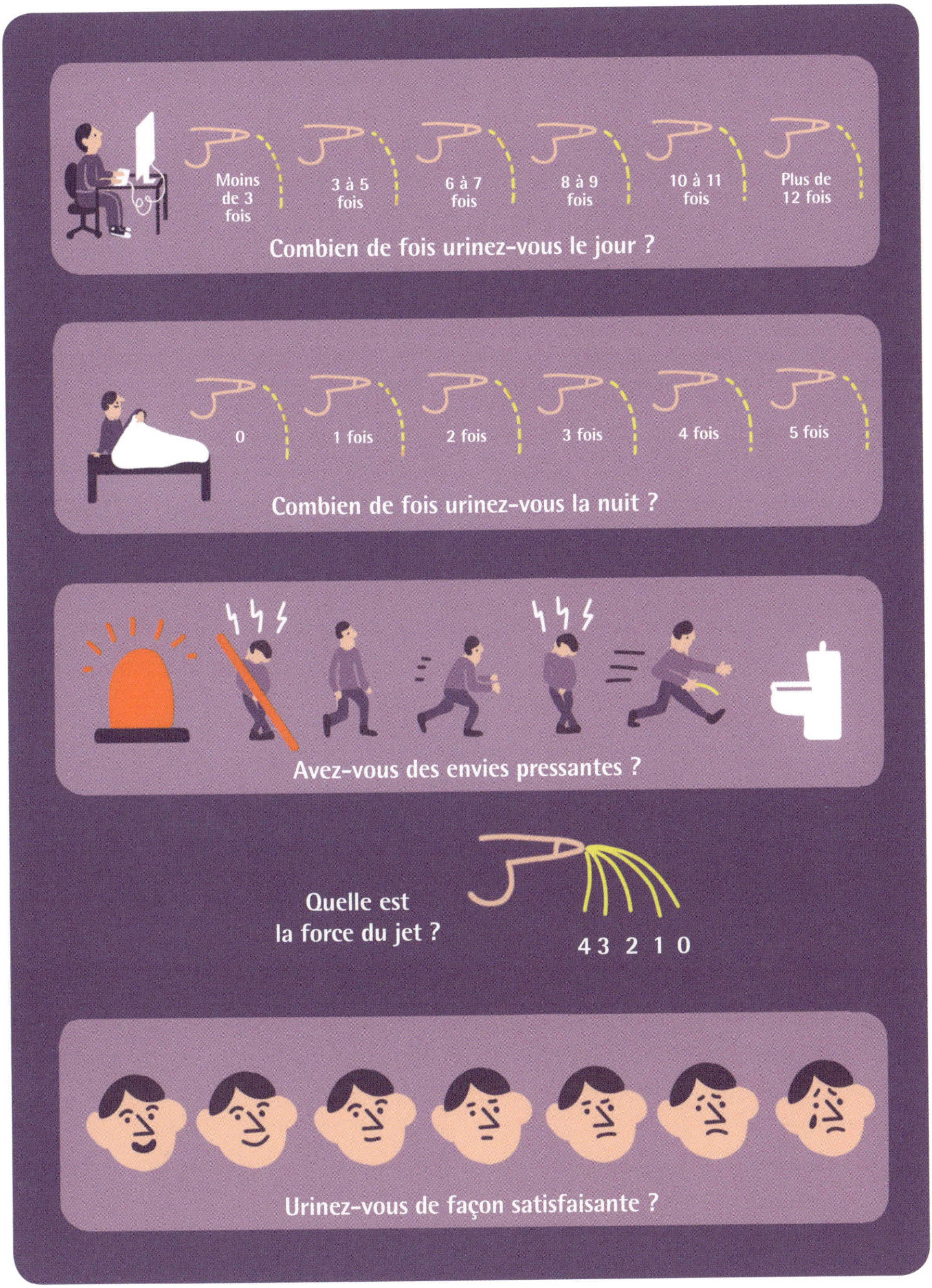

Si vous urinez au maximum 6 fois par jour et une fois par nuit, c'est normal. Avoir des envies pressantes, ce n'est pas normal. La force du jet doit être 0 ou 1. Enfin, uriner doit être un plaisir.

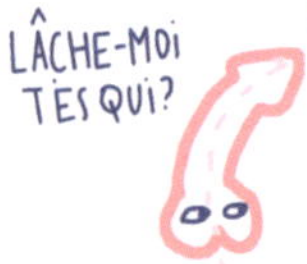

LA PROSTATE : UN TRUC MASCULIN ?

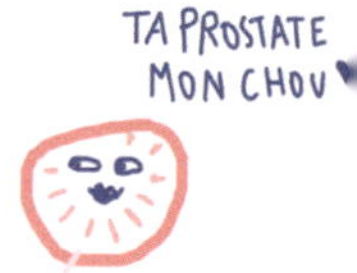

La prostate est une glande masculine indispensable à la reproduction. Mais elle ne fabrique pas, ni ne stocke, les spermatozoïdes. Son rôle est uniquement de sécréter une partie du liquide séminal qui, une fois mélangé aux spermatozoïdes, va former le sperme. Dans le liquide prostatique, on trouve du zinc et de l'acide citrique formant une sorte d'antiseptique, ainsi que du PSA, dont la fonction est la liquéfaction du sperme après l'éjaculation. Cette liquéfaction est nécessaire pour libérer les spermatozoïdes englués dans le sperme quand celui-ci arrive sur le col de l'utérus, et leur permettre ainsi de continuer librement leur course vers l'ovocyte.

POURQUOI CE NOM ?

Le terme « **prostate** » est dérivé étymologiquement du grec **prostates**, constitué de *pro* (devant), *sta* (se tenir) et des suffixes *tes* (littéralement « **celui qui se tient devant** »), désignant un chef, un président, un protecteur, un gardien. Jamais il ne s'est agi en grec ancien d'un terme médical. Plus tard, cette racine grecque donnera d'ailleurs en latin le verbe *prostare*, dont sont dérivés les termes actuels de « prostitué(e) » et « prostitution ».
En parallèle, en grec ancien, le terme *parastates* était utilisé pour désigner les éléments aidant la procréation, c'est-à-dire les éléments de l'appareil génital masculin, testicules et épididymes. Plus tard, lorsque Hérophile – 300 ans avant Jésus-

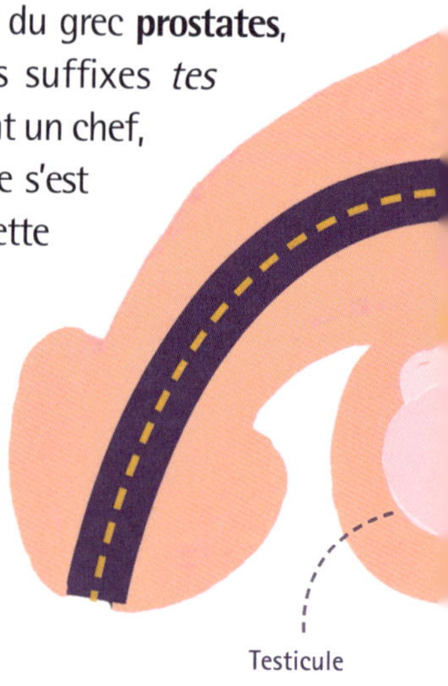

Christ, à Alexandrie – décrit la prostate pour la première fois, il la nomme parastatai adenoides, littéralement « assistant glandulaires » : glande qui aide la reproduction. Alors pourquoi la prostate s'appelle-t-elle « prostate », alors qu'elle ne dirige rien et qu'elle n'est devant rien de particulier, au lieu de *parastate*, plus approprié ? C'est tout simplement en raison de deux erreurs survenues à la période médiévale, comme l'ont découvert et rapporté en 2009 les professeurs Marx et Karenberg de l'Institut d'histoire de la médecine de Cologne, dans une longue analyse publiée dans *The Prostate*, journal médical de grande réputation. Tout d'abord, il y a eu une erreur de retranscription : en 1600, l'anatomiste français André du Laurens décrit la

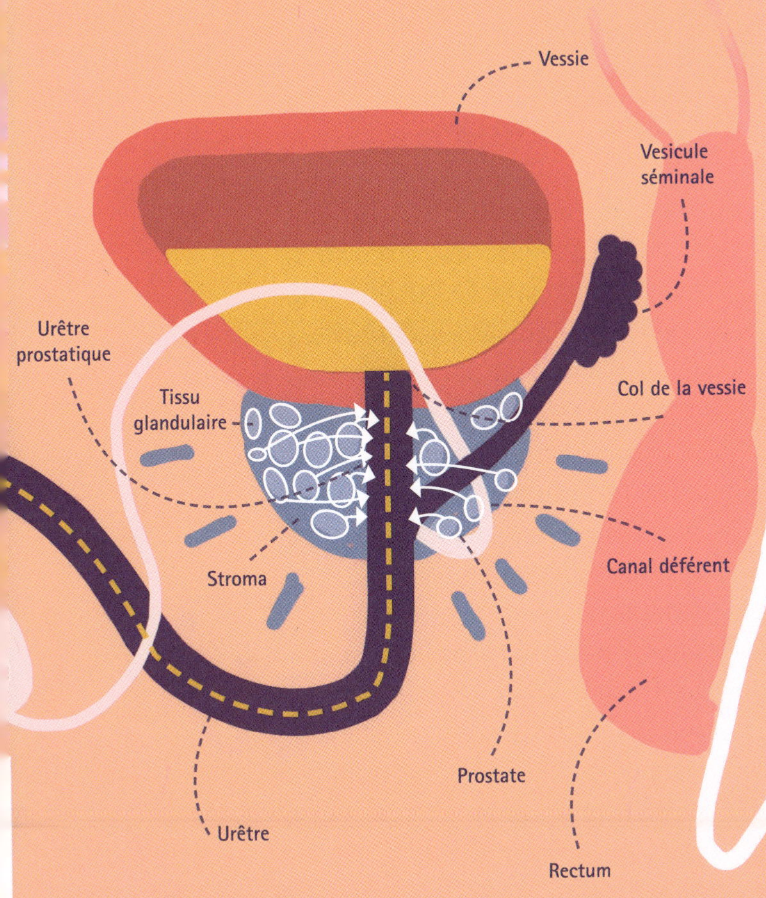

prostate comme « une glande située sous la vessie, qui collecte et conserve le sperme » et la nomme *prostatae* et non *parastatai*. Deuxième erreur : le même André du Laurens lui donne un genre féminin, alors que *parastatai* est masculin.

Marx FJ, Karenberg A, History of the term prostate, The Prostate, 2009.

ANATOMIE D'UNE GLANDE

La prostate est donc une glande, et comme toutes les glandes du corps humain, elle est constituée de deux composantes :

• **un tissu glandulaire** proprement dit, qui produit du liquide ; dans le cas de la prostate, il s'agit d'une centaine de petites glandes groupées les unes contre les autres ;

• **un tissu de soutien** appelé **stroma**, qui entoure toutes ces petites glandes. Le stroma est, à son tour, formé d'un tissu fibreux qui réalise la cohésion de vaisseaux, artères et veines assurant la vascularisation, et d'un tissu musculaire qui permet par contraction d'effectuer l'expulsion du liquide contenu dans les glandes lors de l'éjaculation, un peu comme quand on serre une éponge. Le stroma représente une part importante de la prostate : environ un quart du volume de celle-ci est fait de muscle.

Ces deux composantes peuvent donner lieu à deux des maladies les plus fréquentes de la prostate : le cancer de la prostate, qui naît à partir des glandes prostatiques, et l'adénome de la prostate, qui, lui, naît à partir de son tissu de soutien.

Adénome et cancer de la prostate sont deux maladies différentes. L'adénome est bénin et n'est pas une maladie pré-cancéreuse.

SI LE PÉNIS N'EST PAS UN OS, LA PROSTATE EST FAITE EN PARTIE DE MUSCLES

On dit d'Henri IV évoquant son pénis que, très longtemps, il avait cru « **que c'était un os** ». C'était évidemment un trait d'humour libertin de sa part : il n'y a pas d'os dans un pénis d'homme... En revanche, c'est vrai, il y a **du muscle dans la prostate**. Celui-ci permet à la prostate de se contracter comme une éponge au moment de l'éjaculation pour en faire sortir le liquide séminal.

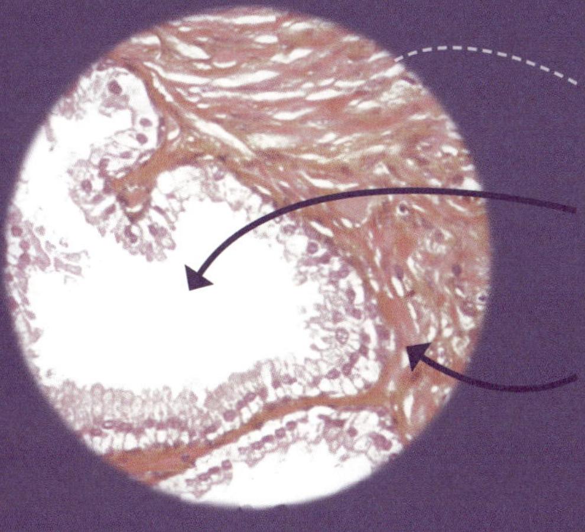

LA PROSTATE BOUGE AVEC LA RESPIRATION ET LA VESSIE

La prostate n'est pas fixée, mais elle bouge avec la respiration (jusqu'à **3 mm** de déplacement) et en fonction du remplissage de la vessie et du rectum. C'est d'ailleurs une des bases théoriques de la prise en charge ostéopathique des maladies de la prostate : redonner de la mobilité à cet organe.

Car cette glande reproductrice est placée immédiatement sous la vessie. Pour sortir de la vessie, l'urine doit passer au centre de la prostate : celle-ci est donc une glande creuse en son milieu ; elle est perforée d'un passage central que l'on appelle l'urètre prostatique (voir page 11). Toutes les petites glandes prostatiques se déversent directement dans ce canal lors de l'éjaculation. Lorsqu'il y a une infection urinaire, les germes peuvent remonter facilement par ces petits canaux et infecter la prostate : c'est ce qu'on appelle une prostatite.

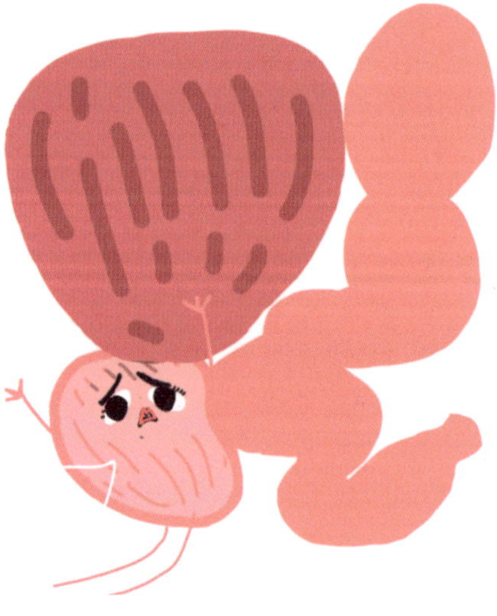

Normalement, **la prostate est de petite taille**, environ 20 cc (ou 20 g : 1 cc de prostate pèse environ 1 g), mais, avec l'âge, elle grossit souvent, et même très souvent, puisque le pourcentage d'hommes qui ont une grosse prostate suit les décennies : 50 % des hommes de 50 ans ont une grosse prostate, 60 % à 60 ans, 70 % à 70 ans, etc. Avoir une grosse prostate en vieillissant est donc normal et, à l'inverse, avoir une prostate de taille normale à 75 ans est peu fréquent.

Dans l'immense majorité des cas (80 % des cas pour être plus précis), **les hommes qui ont une grosse prostate ne le savent pas** : si l'augmentation de volume ne rétrécit pas le passage de l'urine au centre de la prostate, il n'y a aucun symptôme particulier.

FABRICATION DU SPERME ET ÉJACULATION : TOUT EST LÀ !

Lors de l'éjaculation, immédiatement avant l'expulsion, le sperme est formé au milieu de la prostate par le mélange du liquide prostatique, des spermatozoïdes, et du liquide des vésicules séminales. (Le liquide sort de la prostate par contraction de celle-ci : environ un quart de la prostate est fait de muscles, dont la contraction exprime le liquide contenu dans les glandes prostatiques.) En même temps, le col de la vessie se ferme juste au-dessus de la prostate pour éviter la remontée de ce liquide dans la vessie (voir page 11). L'expulsion survient alors par contractions rythmiques des muscles pelviens et des muscles bulbo-caverneux qui entourent la base de la verge.

Volume et composition du sperme : de 2 à 5 ml, en fonction du délai d'abstinence ; chaque jour d'abstinence augmente le volume de 0,4 ml. Le sperme est formé par les spermatozoïdes (10 %), par le liquide venant de la prostate (10 %) et par un liquide venant des vésicules séminales (80 %).

10 %	Spermatozoïdes	viennent des testicules et sont stockés entre deux éjaculations dans les ampoules déférentielles : on en compte de 20 à 100 millions/ml.
10 %	Liquide prostatique	riche en phosphatase acide, en acide citrique et en PSA
80 %	Liquide des vésicules séminales	riche en fructose

L'ALLERGIE AU SPERME EXISTE, ET LE PSA EN EST LE PLUS SOUVENT LE RESPONSABLE

L'allergie au liquide séminal[2] est peu fréquente, mais moins rare qu'il n'y paraît. Elle provoque des brûlures vulvaires et vaginales, avec une rougeur et des démangeaisons locales survenant immédiatement après l'éjaculation ou dans l'heure qui suit, avec parfois des signes généraux : éruption cutanée, signes respiratoires allant jusqu'à la crise d'asthme, ou congestion nasale. C'est une allergie au PSA (voir page 113) qui en est la cause. Cette allergie se traite par désensibilisation[2].

QU'EST-CE QU'UNE ÉJACULATION NORMALE ?

L'éjaculat est constitué de spermatozoïdes provenant des testicules (les spermatozoïdes représentent environ 10 % du volume de l'éjaculat), et des sécrétions des vésicules séminales et de la prostate. L'éjaculation se déroule en deux phases successives qui se déroulent en quelques secondes : d'abord, la phase d'émission, pendant laquelle toutes les sécrétions venant des vésicules séminales, des ampoules déférentielles (où attendent les spermatozoides entre deux éjaculations) et de la prostate se réunissent au milieu de la prostate, dans l'urètre prostatique. À ce moment arrive la phase d'expulsion, où les muscles du plancher pelvien, et en particulier le muscle bulbospongieux qui entoure la base de la verge, se contractent rythmiquement pour expulser avec force le sperme le long de l'urètre. L'expulsion du sperme nécessite à la fois une ouverture du sphincter urinaire et une fermeture étanche du col de la vessie, situé juste au-dessus de la prostate.

Toute cette synchronisation est sous le contrôle des systèmes nerveux autonomes sympathique et parasympathique, indépendants de la

volonté. En cas de défaut de fermeture du col de la vessie lors de l'éjaculation – c'est le cas après les opérations pour adénome de la prostate –, le sperme sera propulsé vers la vessie : c'est ce qu'on appelle « éjaculation rétrograde ». Une fois dans la vessie, le sperme sera mélangé à l'urine, sans aucun dommage pour la vessie, et sortira avec les urines.
C'est à différencier d'une anéjaculation, où, comme lors d'une éjaculation rétrograde, il n'y a aucune émission de sperme lors de l'orgasme, mais là il n'y a pas non plus de sperme dans la vessie : il n'y a pas de sécrétion de sperme du tout. C'est le cas après l'ablation complète de la prostate pour cancer et lors de la prise de certains médicaments pour l'adénome de la prostate (tamsulosine ou silodosine), qui paralysent les contractions musculaires.

En fait, que ce soit une éjaculation rétrograde ou une anéjaculation, le résultat est le même : on ne voit plus de sperme sortir lors de l'éjaculation – l'éjaculation est sèche. Lorsqu'un couple a un projet de grossesse, il faut donc absolument décaler les opérations de la prostate, si c'est possible, car, après l'opération, on ne peut plus avoir d'enfant, puisqu'il n'y a plus de sperme.

Attention, en cas d'éjaculation rétrograde, quelques gouttes de sperme peuvent quand même être émises accidentellement : une éjaculation rétrograde n'est pas un mode de contraception.

Le volume normal d'une éjaculation dépend du délai d'abstinence entre deux éjaculations, mais aussi de l'âge. L'analyse du sperme de 4 867 jeunes hommes (19 ans en moyenne, car le don était recommandé lors de la visite médicale du service militaire) donneurs de sperme à Copenhague (Danemark) a une nouvelle fois permis de montrer, en 2012, que la quantité médiane normale de sperme dans la population générale était de 3,3 ml, allant de 1,3 à 6,3 ml, en fonction des donneurs et de leur délai d'abstinence[3]. Une abstinence de trois jours augmente la quantité de sperme. Pour l'Organisation mondiale de la santé, la quantité normale de sperme doit être supérieure à 1,5 ml.[4]

À propos de quantité de sperme : la légende selon laquelle « 10 C C », le groupe pop rock des années 1970, composé de quatre musiciens (ils ont composé notamment « *I'm not in love* ») serait la somme du volume de leurs éjaculats, ou le seul volume de l'éjaculat du leader du groupe, n'est vraiment qu'une légende, démentie par les intéressés eux-mêmes.

UNE QUESTION D'ÂGE... ET DE SAISON

Avec l'âge, la quantité de sperme diminue : une diminution de la quantité de sperme concerne 3 % des hommes de 50 à 54 ans et un peu plus d'un tiers des hommes de 70 à 78 ans. C'est en grande partie dû à l'adénome de la prostate : lorsque la prostate grossit, les canaux qui amènent le liquide prostatique dans l'urètre sont comprimés et le col de la vessie, écarté à cause du volume de la prostate, se ferme mal. Ces deux mécanismes provoquent une réduction de la quantité et de la force de l'éjaculation. Les anomalies de l'éjaculation sont donc très fréquentes quand on a des problèmes urinaires dus à un adénome de la prostate.

Ce sont les résultats d'une gigantesque étude internationale qui ont fait avancer les connaissances dans ce domaine. Douze mille huit cent quinze hommes de 7 pays différents (États-Unis, Grande- Bretagne, France, Allemagne, Hollande, Italie et Espagne) et âgés de 50 à 80 ans ont répondu à deux questionnaires : l'un pour savoir s'ils avaient des problèmes urinaires, et l'autre pour connaître leur sexualité. Tous ces hommes avaient été sélectionnés pour être représentatifs de la population de chaque pays par l'agence de sondage IPSOS[5].

En croisant les réponses aux deux questionnaires, il apparaît clairement que les problèmes d'adénome de la prostate retentissent sur l'éjaculation : les hommes qui ont des problèmes d'adénome ont des éjaculations moins fortes et des quantités plus faibles ; globalement, 77,9 % des hommes qui ont des problèmes urinaires affirment que leur sperme sort avec moins de force, que le jet est moins puissant, et 74,4 % se plaignent d'avoir une éjaculation moins abondante. En pratique, plus les symptômes urinaires sont sévères, plus l'éjaculation est mauvaise, et les hommes qui ont de grosses prostates obstructives ont très souvent des éjaculations « baveuses », sans force, et limitées à quelques gouttes.
C'est probablement la raison pour laquelle il est très exceptionnel que les hommes qui souffrent sévèrement de leur adénome de la prostate refusent une opération (résection endoscopique ou adénomectomie) en raison de l'éjaculation rétrograde qu'elle entraîne : leur éjaculation est déjà très mauvaise, et l'idée d'avoir des éjaculations sèches ne les inquiète pas.

De façon plus anecdotique, la saison peut avoir une influence sur le sperme : il est plus abondant et plus riche en hiver qu'en été et, pour l'instant, personne ne sait dire précisément pourquoi...[6] Peut-être pour que les enfants naissent en été, période plus favorable pour leur développement.

ET SI LE VAGIN DE L'HOMME SE TROUVAIT DANS LA PROSTATE ?

On l'appelle «**utricule prostatique**», mais c'est bien du vagin de l'homme dont il s'agit[7]. Entre la 9e et la 10e semaine après la fécondation, l'embryon se diversifie en fonction de son sexe : pour un garçon, les structures qui devaient être à l'origine des organes sexuels de reproduction féminins (utérus, trompes, vagin) régressent... mais ne disparaissent pas complètement pour deux d'entre elles – l'utricule prostatique, minuscule vagin atrophié, et « l'hydatide sessile de Morgagni », petit nodule collé à la surface des deux testicules, correspondant à des restes de structures qui devaient former les trompes de Fallope[8].

L'utricule prostatique, ce minuscule vagin résiduel masculin, se situe, lui, au beau milieu de la prostate : c'est un petit cul-de-sac de 10 à 12 mm de long, recouvert d'une muqueuse en tous points semblable à celle du vagin. Il n'a aucune fonction connue. Il s'ouvre dans l'urètre prostatique, au beau milieu du canal interne de la prostate, au niveau d'une petite saillie, appelée « veru montanum », ou « colliculus seminalis » qui, embryologiquement, correspond à l'hymen féminin.

Pour les chirurgiens, cette structure bien visible en endoscopie est un repère très utile, car elle marque la position du bas de la prostate, et donc la limite à ne pas dépasser lorsqu'on réalise une résection endoscopique de la prostate, sous peine d'abîmer le sphincter urinaire situé juste un peu plus bas.

LES FEMMES AUSSI ONT UNE PROSTATE, MAIS RÉSIDUELLE...

La prostate de la femme est la grande cause du professeur Milan Zaviacic, anatomiste de Bratislava, en Slovaquie. Pour ce chercheur en anatomie, les petites glandes qui se trouvent autour de l'urètre chez la femme, appelées glandes de Skene, ne sont que la partie évidente de structures microscopiques plus étendues autour de l'urètre, représentant les vestiges non développés de la prostate chez la femme. Pour arriver à cette conclusion, Zaviacic a congelé et découpé en fines lamelles les urètres prélevés lors d'autopsie sur

150 femmes. Il a également injecté, sous pression, de la cire dans plusieurs urètres féminins prélevés dans les mêmes conditions.

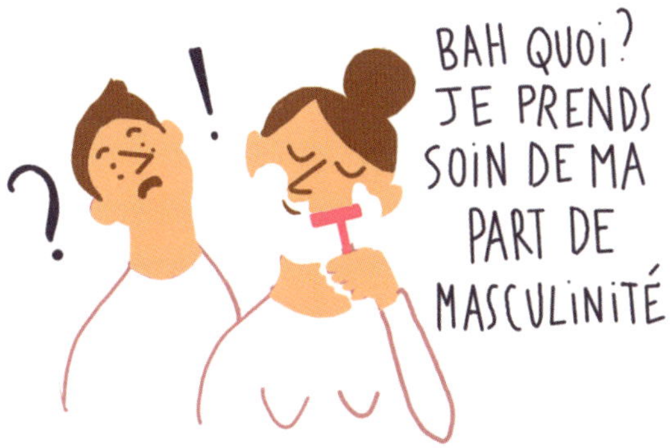
BAH QUOI ? JE PRENDS SOIN DE MA PART DE MASCULINITÉ

Ses conclusions sont sans appel : la cire injectée pénètre dans de multiples petits conduits s'ouvrant directement dans l'urètre, non visibles à l'œil nu, évoquant la présence de multiples petits canaux glandulaires entourant l'urètre, et l'analyse microscopique des coupes congelées montre que les tissus entourant l'urètre sont constitués de cellules sécrétant du PSA, substance issue spécifiquement des cellules prostatiques chez l'homme. Donc, oui, les femmes aussi ont une prostate, mais non développée, vestigiale.[9]

ET ELLES AUSSI PEUVENT ÉJACULER

Les vestiges de la prostate présents chez les femmes expliqueraient que celles-ci puissent éjaculer. C'est un vaste débat, très controversé : certaines femmes éjaculeraient comme les hommes ! Il ne s'agit pas de femmes-fontaines émettant de l'urine lors de l'orgasme, par contraction de la vessie, **mais de l'émission, lors de l'orgasme, d'une sécrétion spécifique de très faible volume**, issue de cette prostate vestigiale. Cet éjaculat formé d'un liquide riche en PSA, et correspondant peut-être à ce que les textes indiens anciens appelaient « **le liquide d'amour** », pourrait être observé chez de 10 à 70 % des femmes.

Deux cas très documentés ont été publiés par une équipe d'urologues et de gynécologues de Vienne, en 2007. Il s'agissait de deux femmes de respectivement 44 et 45 ans, rapportant l'émission de liquide au moment de l'orgasme. L'équipe de Vienne a pu montrer en échographie que, chez ces deux femmes, il existait du tissu glandulaire autour de l'urètre, évoquant la présence d'une prostate vestigiale. Dans ces deux cas, l'analyse endoscopique soigneuse permet de remarquer de petits orifices de canaux dans l'urètre et, surtout, l'analyse biochimique du liquide émis lors de l'orgasme obtenu par masturbation révèle que celui-ci est très différent de l'urine et a les mêmes caractéristiques que le liquide séminal.

D'après ces auteurs, l'éjaculation féminine est sans doute plus fréquente que l'on ne croit... si l'on prend la peine d'y croire ![10]

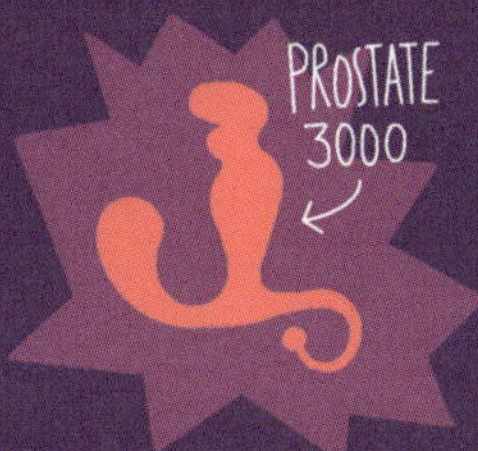

LA PROSTATE, LE POINT G DE L'HOMME ?

Avant de répondre, il faut se pencher sur la question de l'existence du point G chez la femme – qui reste hypothétique.

De quoi s'agit-il ? Tout débute en février 1950 par une publication du docteur Ernst Gräfenberg (d'où le terme « point G »), gynécologue de New York, dans laquelle celui-ci précise que « toutes les parties du corps de la femme sont capables de produire une réponse sexuelle », que « c'est au partenaire de trouver les zones érogènes » et que – assertion confirmée par sa propre expérience (« *This I can confirm by my own experience of numerous women* ») – « la paroi antérieure du vagin le long de l'urètre est une zone érogène toujours présente »[11]. On était loin de la médecine fondée sur les preuves, et pourtant le point G était né, siégeant dorénavant – et officiellement – au niveau de la paroi antérieure du vagin, quelques centimètres au-dessus de la vulve. Néanmoins, anatomiquement, les controverses se poursuivent 70 ans plus tard sur l'existence d'une telle zone bien individualisée dans la paroi antérieure du vagin, dont la pression déclencherait un orgasme.

Cette zone existe peut-être, si l'on en croit les résultats qu'un groupe de médecins anatomopathologistes de l'université de Picardie a présentés lors d'un congrès d'anatomistes à Marseille, en 2013, et publiés ensuite dans le *Bulletin de l'Association des morphologistes*[12]. Ces chercheurs ont étudié en détail sept vagins de cadavres frais et ils ont trouvé « dans l'épaisseur du vagin une zone arrondie rougeâtre, mesurée à 16 × 14 mm, ressemblant à un lit d'ongle. Cette surface apparaissait bien à 54 mm de l'orifice hyménéal ». Dans ce tissu, ces chercheurs ont découvert à la fois de nombreuses terminaisons nerveuses militant pour que cette zone soit un point très sensible, et quelques canaux glandulaires correspondant à du tissu prostatique vestigial. La région anatomique en question correspond bien, chez l'homme, à l'emplacement de la prostate, et le parallèle est tentant entre le point G de la femme et la prostate de l'homme. Pourtant, il est montré anatomiquement qu'il n'y a aucune partie individualisable dans la prostate pouvant faire évoquer la présence d'une zone particulièrement sensible, riche en terminaisons nerveuses, ni d'ailleurs dans l'épaisseur de la paroi antérieure du rectum. Néanmoins, si sur Google vous tapez « G-spot man » ou « G-spot prostate », « point G homme », ou « point G prostate », vous obtiendrez des millions de résultats, avec différentes techniques proposées pour le stimuler et différents objets pour l'atteindre...

On peut conclure que, si le point G existe peut-être anatomiquement chez la femme, il reste fantasmatique chez l'homme. Et la prostate n'y est pour rien.

(1) L'ADÉNOME DE LA PROSTATE

UNE GROSSE PROSTATE, ET ALORS ?

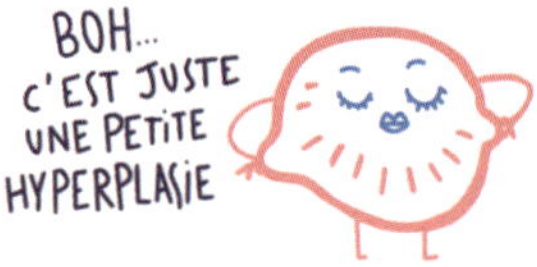

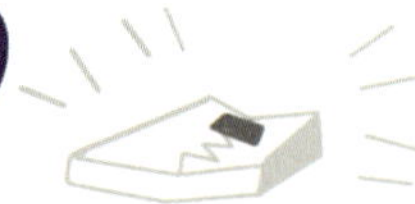

Avoir un adénome de la prostate, c'est simplement avoir une grosse prostate. Ce n'est pas un cancer. Il s'agit d'une hyperplasie bénigne de la prostate (HBP), une maladie non cancéreuse due au fait qu'il y a trop de cellules prostatiques, mais toutes les cellules sont normales.

VOUS AVEZ DIT HYPERPLASIE BÉNIGNE DE LA PROSTATE ?

Avec l'âge, et ce dès 40 ans, la prostate se modifie : chez presque tous les hommes, le nombre de cellules dans la prostate augmente, sans que l'on ne sache d'ailleurs pourquoi. C'est comme si on assistait à une re-croissance de cet organe : tous les facteurs qui ont abouti à la formation de la prostate pendant la période embryonnaire (substances biologiques que l'on appelle d'ailleurs facteurs de croissance), et qui étaient restés quiescents depuis, sont réactivés et reforment de la prostate. Ainsi, le nombre de cellules augmente : c'est ce qu'on appelle une hyperplasie. Comme il s'agit de cellules non cancéreuses, on la qualifie de « bénigne », et comme il s'agit de la prostate, on ajoute à la fin le mot « prostate », ce qui donne : hyperplasie bénigne de la prostate, ou en jargon médical « HBP ». Chez certains hommes, cette hyperplasie aboutit à une augmentation de la taille de la prostate (ou hypertrophie) : c'est ce qu'on appelle l'hypertrophie bénigne de la prostate... ou « HBP » aussi !

Ce qu'il était convenu d'appeler (et c'est encore très souvent comme cela qu'on le nomme) un « adénome de la prostate », c'est donc une « hypertrophie bénigne de la prostate » faite d'une « hyperplasie bénigne de la prostate ». Des mots différents pour une seule et même maladie.

QUELLES CAUSES ?

Malgré des efforts de recherche phénoménaux effectués pendant ces cinquante dernières années, on ne connaît toujours pas la cause de l'HBP. Ce que l'on sait, cependant, c'est que les conditions indispensables à sa survenue sont, d'une part, le vieillissement et, d'autre part, la testostérone. La testostérone est l'hormone « mâle » sécrétée par les testicules. Dans la prostate, elle est transformée en dihydrotestostérone, une autre hormone qui, elle, est active sur les cellules prostatiques. Il y a aussi des prédispositions génétiques, mais aucun gène spécifique n'a pu être identifié jusqu'à présent. Plus récemment, et sans que les mécanismes de cette relation soient pour l'instant très précisément établis, il a été montré qu'il existe une relation entre le syndrome métabolique, maladie de notre siècle due à la sédentarité, et l'adénome de la prostate. Ainsi, il n'y a pas d'HBP avant l'âge de 40-50 ans, et les hommes castrés avant la puberté (testicules abîmés par un traumatisme, castration des gardiens de harem ou testicules non développés dans certaines maladies de l'hypophyse) ne développent jamais d'HBP tout au long de leur vie.

L'HBP EST-ELLE FAVORISÉE PAR L'HÉRÉDITÉ ?

Les jumeaux ayant servi dans l'armée américaine pendant la Seconde Guerre mondiale nous répondent !

Aux États-Unis, les vétérans de la Seconde Guerre mondiale sont suivis médicalement depuis la fin de la guerre avec un régime spécial d'assurance, ce qui permet d'avoir toutes leurs données médicales sur de nombreuses années.

Deux équipes, celle du John Hopkins Hospital de Baltimore et la prestigieuse Académie nationale des sciences de Washington, ont uni leurs moyens pour retrouver les données de 10 000 jumeaux ayant servi pendant la Seconde Guerre mondiale. Ils ont sélectionné les jumeaux, dont l'un au moins avait été soigné ou opéré de la prostate pour une HBP entre la fin de la guerre et 1985 : il s'agissait, parmi les 10 000 jumeaux recensés, de 129 paires de jumeaux homozygotes (c'est-à-dire ayant exactement les mêmes gènes, car développés à partir du même ovocyte fécondé) et de 112 paires de jumeaux dizygotes, jumeaux ayant des patrimoines génétiques différents l'un de l'autre. Pour savoir s'il s'agissait de jumeaux mono- ou dizygotes, des questionnaires et des analyses biologiques ont été faites : les jumeaux monozygotes ont la même couleur de peau et de cheveux, les mêmes empreintes digitales et le même groupe sanguin.

Le risque HBP pour les jumeaux monozygotes est de 25 % contre 8,5 % pour les jumeaux dizygotes, c'est-à-dire que le frère d'une paire de jumeaux monozygotes a une chance sur quatre d'avoir une HBP si son frère en a une, contre 8,5 % s'ils sont dizygotes. Une telle différence signifie que l'élévation du risque d'adénome n'est pas dû à l'entourage familial, ni au niveau de prise en charge médical, qui sont les mêmes que les jumeaux soient dizygotes ou monozygotes, mais bien à une cause génétique.[13]

LE SYNDROME MÉTABOLIQUE ? VOILÀ L'ENNEMI

À partir de la cinquantaine environ, la moitié des hommes voient leur périmètre ombilical s'arrondir. Si le périmètre ombilical dépasse 102 cm (la normale est inférieure à 93 cm), ce dépôt de graisse sera le début de toute une cascade de désordres biologiques, car la graisse n'est pas inerte mais elle sécrète des substances et en transforme d'autres : ainsi, ce dépôt de graisse va provoquer une résistance à l'insuline, responsable de la survenue du diabète, une augmentation des triglycérides et du cholestérol, et une hypertension, en augmentant le tonus sympathique du corps (le système nerveux sympathique contrôle inconsciemment tout notre organisme).

Cette association entre un périmètre ombilical supérieur à 102 cm et les désordres biologiques qui lui sont liés s'appelle « syndrome métabolique ». Sa cause est le manque d'activité physique. Si l'on en parle ici, c'est parce que le syndrome métabolique est responsable d'une augmentation de taille de la prostate due à la transformation de la testostérone en œstrogène par le tissu graisseux, les œstrogènes stimulant la croissance de la prostate.
En 2015, nous avons demandé à 379 médecins généralistes sélectionnés au hasard en France de mesurer le périmètre ombilical de leurs patients, de noter l'existence d'un diabète, d'une hypertriglycéridémie, d'une hypercholestérolémie ou d'une hypertension associés, et de les interroger sur leurs symptômes urinaires. Les données de 4 666 patients ont ainsi pu être collectées en 3 mois, et l'on a trouvé qu'il y avait une corrélation forte entre l'existence d'un syndrome métabolique et la sévérité des symptômes urinaires : si l'on a un syndrome métabolique, le risque que l'on ait des symptômes urinaires gênants, voire sévères, est plus grand. D'autres équipes ont comparé le périmètre ombilical à la taille de la prostate. Là encore, il y a une corrélation : la présence d'un syndrome métabolique est associée à des plus grosses prostates.[14]

LA PROSTATE E(S)T LE CŒUR ?

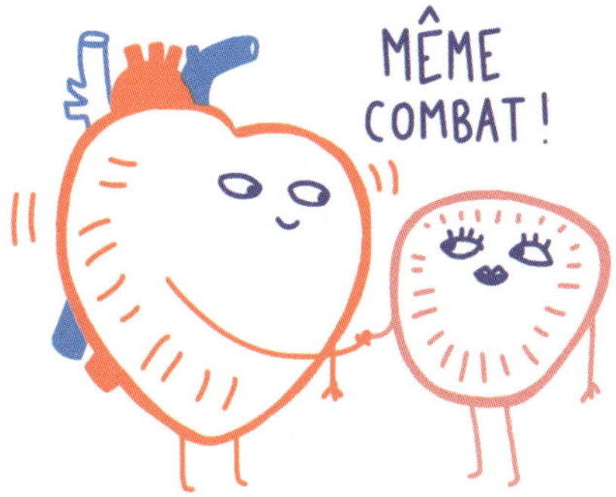

Si vous avez des symptômes urinaires, liés à une hypertrophie bénigne de la prostate, consultez votre cardiologue ! C'est le cri d'alarme poussé par un aréopage de 12 scientifiques et statisticiens de différents pays du monde, en 2016. En analysant les données de plus de 30 000 hommes, il apparaît qu'avoir des symptômes urinaires modérés ou sévères expose à un risque accru d'infarctus du myocarde (risque multiplié par 1,68). Il ne s'agit sans doute pas d'une relation de cause à effet directe (la prostate se trouve loin du cœur), mais bien d'une cause commune aux deux affections. Et cette cause est le syndrome métabolique, maladie de notre monde développé, liée à la sédentarité.[15]

PLUS LE VENTRE EST ROND, PLUS LA PROSTATE EST GROSSE

Faites le test, mesurez votre périmètre ombilical vous-même !
Il vous faut pour cela un mètre à ruban souple, dit mètre de couturière. Déroulez-le horizontalement à mi-distance entre la dernière côte en haut et la crête iliaque en bas, faites le tour de votre abdomen, expirez normalement et mesurez : normalement, la longueur mesurée est inférieure à 93 cm. À plus de 102 cm, vous avez peut-être un syndrome métabolique, si vous souffrez par ailleurs d'au moins deux des pathologies suivantes : hypertriglycéridémie, hypercholestérolémie, diabète ou hypertension.
Si c'est le cas, vous n'êtes pas le seul : une étude allemande a montré que de 30 à 50 % des hommes de plus de 50 ans sont dans le même cas ![16]

Mais est-ce vraiment une maladie que d'avoir une grosse prostate ? On vient de voir que, le plus souvent, c'est un fait normal avec l'âge et que les hommes ne le sentent même pas. C'est quand ils le sentent que ça devient une maladie. Et cela ne concerne qu'environ 20 % des hommes qui ont une grosse prostate.

Pour ces hommes, l'augmentation du volume de leur prostate rétrécit son canal central (l'urètre prostatique) et par là gène la sortie des urines de la vessie : c'est cet obstacle à l'écoulement des urines qui explique les symptômes que ressentent ces 20 % d'hommes mentionnés. Si, au contraire, la prostate est grosse, voire très grosse, mais que cette croissance se fait vers la périphérie (de la prostate), sans obstruer l'urètre prostatique, cette grosse prostate n'entraînera aucun symptôme.

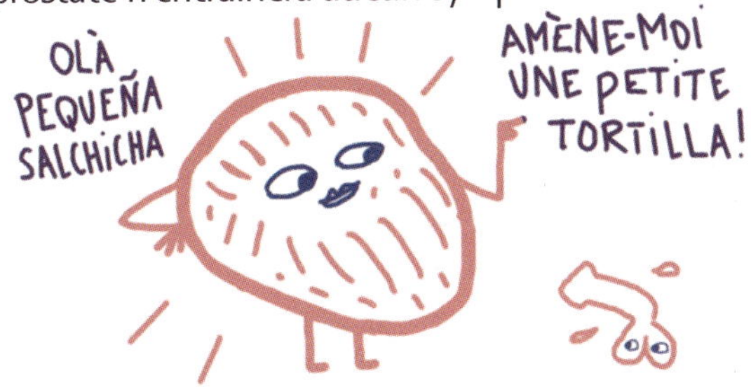

La plus grosse prostate du monde vit en Espagne, près de Barcelone, et pèse presque 4 kg !

C'est un homme de 72 ans qui la possède, et c'est un record. Jusqu'à présent, on estimait que les plus grosses prostates ne dépassaient pas 700 g (alors que la prostate normale pèse environ 20 g). Cet homme vit bien avec, et il n'est pas question de l'opérer, car il ne s'en plaint pas. Une preuve de plus que la prostate peut être volumineuse, voire géante, sans qu'il soit nécessaire de l'enlever.[17]

L'ENVIE D'URINER : UN SIGNE À PRENDRE AU SÉRIEUX ?

Le signe le plus précoce d'adénome de la prostate, **c'est de se lever la nuit plus qu'une fois**. Se lever une fois est considéré comme normal : pratiquement un Français sur deux de plus de 50 ans se lève une fois par nuit pour uriner. Au fait, c'est quoi uriner normalement ? C'est :

- une fréquence de 6 mictions par jour et, au maximum, une par nuit ;
- une envie qui peut être retenue ;
- une miction facile et rapide (la vessie se vide en moins d'une minute) ;
- une miction indolore et qui procure une sensation de bien-être ;
- un volume d'environ 200 à 300 ml pour chaque miction, et un total de moins de 2 litres/jour ;
- une continence entre deux mictions.

Mais quand on se lève deux fois ou plus par nuit pour uriner, **ce n'est plus normal** : il faut alors consulter. En effet, seulement 20 % des Français de

plus de 50 ans se lèvent deux fois par nuit pour uriner. Il y a plusieurs causes qui peuvent expliquer les levers nocturnes, mais la plus fréquente, **c'est la prostate**. Une partie de ces symptômes sont dus à la vessie qui doit se contracter plus fort pour que la pression permette à l'urine de passer à travers la prostate. Ces contractions trop fortes répétées pendant des années modifient le muscle vésical, qui devient autonome, indépendant de la volonté : il se contracte tout seul quand la vessie se remplit. Celle-ci n'obéit plus aux ordres de relaxation du cerveau. Ces signes sont dits « **irritatifs** » ou « **de stockage** » : uriner trop fréquemment pendant la journée ou la nuit et avoir du mal à se retenir.
(Suite page 37.)

CE N'EST PAS PARCE QU'ON PERD SES URINES QU'ON A UN PROBLÈME DE PROSTATE.

Je me souviens de cet homme de 35 ans qui est venu consulter en urgence parce qu'il n'arrivait plus à se retenir d'uriner, convaincu d'avoir un grave cancer de la prostate. Je l'ai rassuré : quand un homme a des fuites d'urine, ça peut être la prostate, mais c'est souvent à cause de la vessie ; et ce n'est que très rarement à cause d'un cancer de la prostate.

Je l'ai examiné : au toucher rectal, sa prostate était de volume normal et pas du tout suspecte de cancer. Ses fuites étaient à l'évidence due à des contractions incontrôlées de sa vessie, souvent dues au stress. Il m'a alors confirmé cette hypothèse en m'apprenant qu'il était directeur d'une société proche du dépôt de bilan et qu'il vivait depuis plusieurs mois une tension professionnelle extrême.

QUAND UNE ENVIE PRESSANTE VOUS PREND...

La vessie est un muscle en forme de ballon, qui peut se remplir et se vider. Elle se remplit progressivement avec l'urine fabriquée par les reins. Pour qu'elle se remplisse, il faut que ce muscle se relâche. Pour qu'elle se vide, le muscle se contracte, le sphincter urinaire s'ouvre et l'urine peut sortir. Il y a des capteurs dans la paroi de la vessie qui, en permanence, indiquent son niveau de remplissage à votre cerveau.

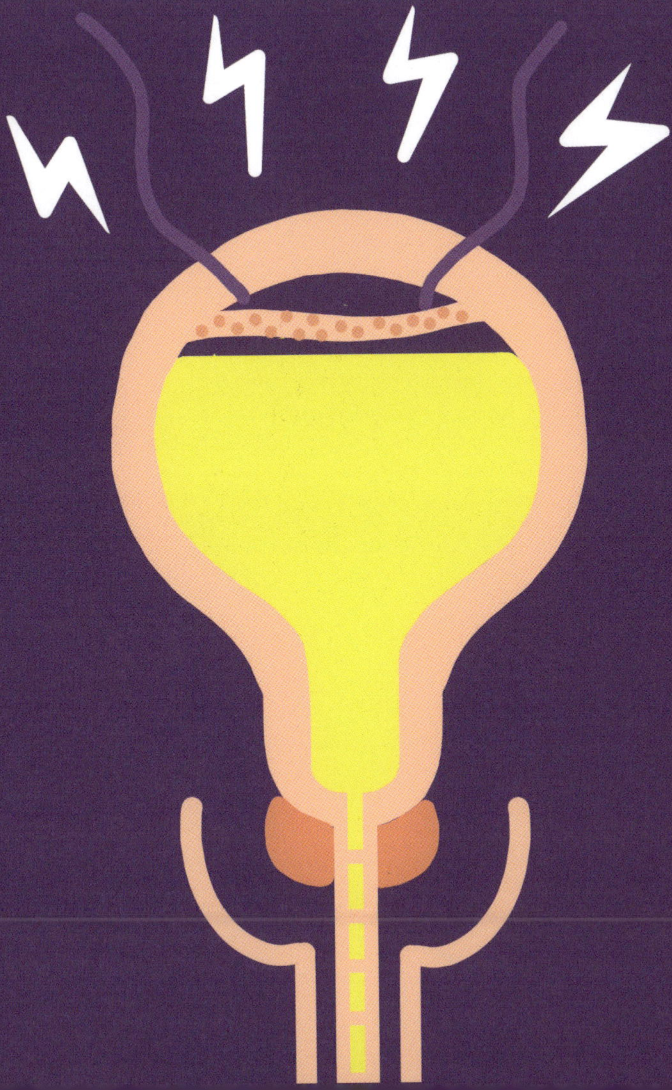

En principe, lorsque la vessie est pleine, ces capteurs envoient un signal fort au cerveau, et vous ressentez alors un besoin pressant d'uriner. En retour, le cerveau est capable de bloquer la contraction du muscle vésical pour qu'il se distende un peu plus et qu'il vous permette d'attendre si vous ne pouvez pas uriner tout de suite. Vous allez alors vous retenir jusqu'à ce que les conditions soient remplies pour que vous puissiez, enfin, uriner (toilettes disponibles, réunion ou conversation téléphonique terminée...). En cas de dérèglement de ce système, l'envie arrive au cerveau avant que la vessie ne soit pleine. Les capteurs envoient un signal fort, et vous ressentez le besoin d'uriner alors que la vessie n'est pas remplie. Vous allez donc uriner souvent, non pas parce que votre vessie est petite, mais parce qu'elle est trop sensible au remplissage. On parle de vessie « hyperactive ».

Parfois, le cerveau n'a pas le temps de bloquer la contraction du muscle vésical et, comme un réflexe, le muscle vésical se contracte. Il vous donne une envie tellement irrépressible d'uriner que de l'urine peut s'échapper sans que vous arriviez à la retenir. Ces fuites ne sont pas dues à une faiblesse de votre sphincter urinaire : lui, il se contracte bien, mais la puissance de la contraction du muscle vésical est plus forte. La vessie est un gros muscle, sa force de contraction est importante et l'urine est projetée au travers du sphincter urinaire qui ne peut pas la bloquer.

Parfois, la prostate est en cause, mais le plus souvent, il n'y a pas de cause connue à ce dérèglement. On parle de vessie hyperactive idiopathique. On ne sait pas pourquoi votre vessie est devenue hypersensible, ou pourquoi elle l'a toujours été depuis que vous êtes enfant.

Ce dérèglement est fréquent. En France, après 40 ans, près d'un homme sur trois et près d'une femme sur deux sont concernés. Avec le temps, cette hypersensibilité de votre vessie modifie votre vie : votre comportement s'est modifié, vous urinez alors que vous n'en avez pas envie, au « cas où » – vous urinez systématiquement avant de partir de chez vous, vous repérez immédiatement les toilettes lorsque vous arrivez dans un endroit, au restaurant ou au cinéma par exemple, vous ne buvez pas par peur d'avoir trop envie, votre vie intime peut également être perturbée, votre désir et votre plaisir diminuent en raison de ces envies pressantes et de la peur des fuites d'urine... Bref, vous pensez tout le temps à vos envies d'uriner, et le fait d'y penser tout le temps ne fait qu'aggraver les choses. Plus vous y pensez, plus vous avez envie, et plus vous avez envie, plus vous y pensez...

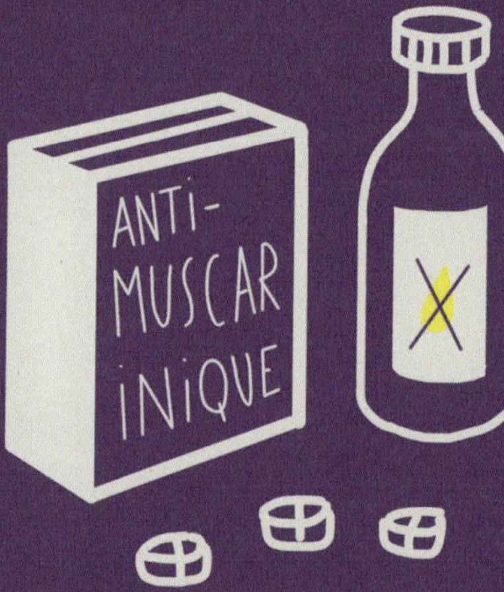

Le traitement passe par des médicaments que votre médecin vous a prescrits, mais pour qu'ils puissent bien agir, il faut que votre comportement change.

DEUX FEMMES SUR DIX SERAIENT TRAITÉES POUR LEUR PROSTATE SI ELLES ÉTAIENT DES HOMMES !

C'est à cette constatation que notre équipe est arrivée en interrogeant des femmes sur leurs symptômes urinaires. Les femmes ont souvent des mictions fréquentes et des envies impérieuses, ces symptômes étant liés à l'hyperactivité de leur vessie, alors que ces symptômes sont également très fréquents chez les hommes qui ont une grosse prostate. Pourquoi ? Parce qu'une partie des symptômes que ressentent les hommes qui ont apparemment des problèmes de prostate sont, en réalité, dus à leur vessie et non à leur prostate. Qu'en penser ? Que si les hommes ont des symptômes urinaires, il ne faut pas conclure trop vite à la responsabilité de leur prostate, même si elle est grosse, mais s'intéresser d'abord à leur vessie. C'est important, car les traitements ne sont pas les mêmes et, en particulier, il ne faut pas hâtivement souscrire la nécessité d'une opération.[18]

LE COMPORTEMENT URINAIRE DES FRANÇAIS

La nuit, les Français sont nombreux à se lever pour uriner (Enquête SOFRES 2003). Données présentées lors du Congrès français d'urologie – Paris 2003 :
– 3 877 hommes âgés de 50 à 80 ans ont reçu le questionnaire par voie postale ;
– 3 158 répondants, soit 81,5 % de taux de retour ;
Dates du terrain : du 18-04-2003 au 27-05-2003, toutes les données recueillies sont des données déclaratives.

• Au cours du dernier mois écoulé, combien de fois par nuit, en moyenne, vous êtes-vous levé pour uriner (entre le moment de votre coucher le soir et celui de votre lever définitif du matin) ?

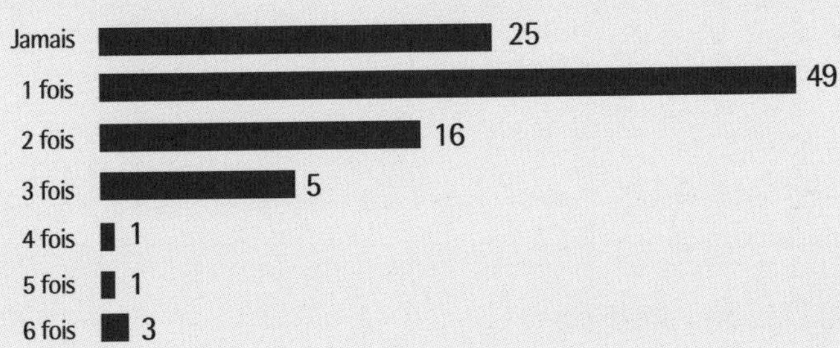

• Au cours du dernier mois, avec quelle fréquence avez-vous eu besoin d'uriner à nouveau moins de 2 heures après avoir fini d'uriner ?

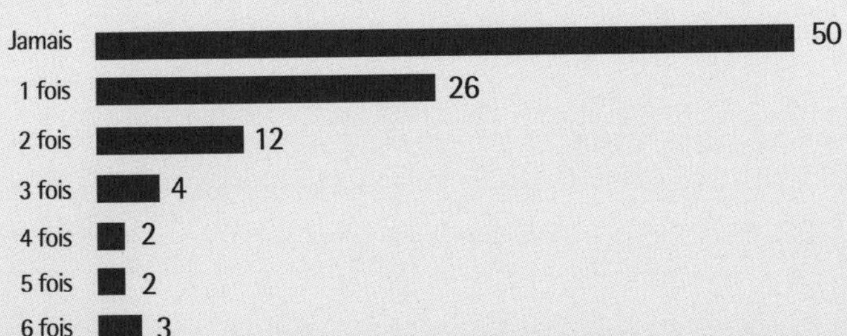

• **Au cours du dernier mois écoulé, avec quelle fréquence avez-vous eu votre interruption du jet d'urine, c'est-à-dire démarrage du jet, puis arrêt, puis redémarrage ?**

Jamais 77
1 fois 11
2 fois 5
3 fois 4
4 fois 2
5 fois 2
6 fois 3

• **Au cours du dernier mois écoulé, avec quelle fréquence avez-vous eu des difficultés à retenir votre envie d'uriner, après en avoir ressenti le besoin ?**

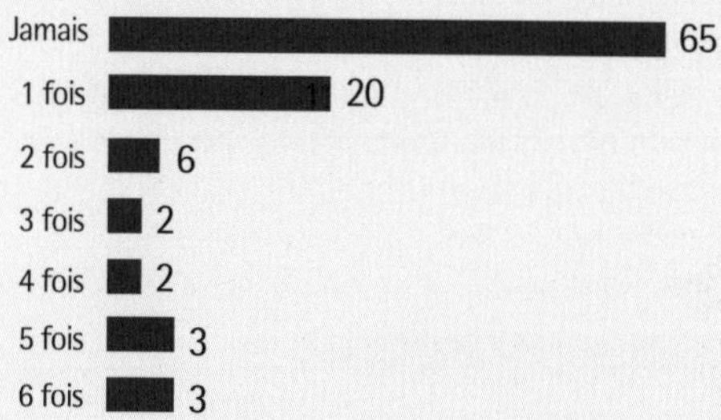

• **Au cours du dernier mois écoulé, avec quelle fréquence avez-vous eu une diminution de la taille ou de la force du jet d'urine ?**

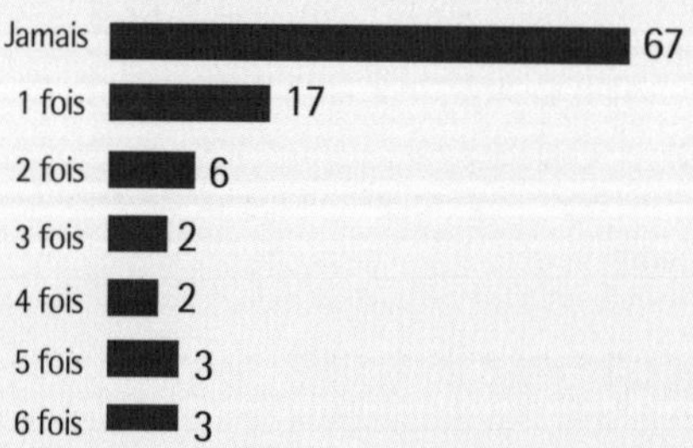

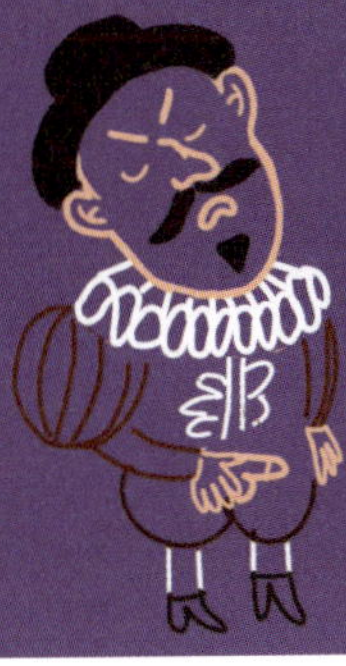

MOURIR À FAULTE DE PISSER

Montaigne,
Les Essais, livre III, chapitre 4.

Les autres signes traduisent l'obstacle à l'écoulement de l'urine au travers de la prostate, comme si un bouchon obstruait partiellement le canal de l'urètre. Ces signes sont : l'attente du jet d'urine, le fait d'être obligé de pousser pour uriner, d'avoir un jet faible, voire interrompu, hésitant, ou le fait d'être obligé d'uriner en deux fois et d'avoir des gouttes retardataires.

Tous ces symptômes peuvent être évalués par un score : **l'IPSS**, pour « **International Prostatice Symptom Score** » ou, en français, « Score international des symptômes prostatiques ». Normalement, ce score est inférieur à 7 points (voir Testez-vous, page 8).

La force de votre jet d'urine est donc un bon reflet de l'obstacle prostatique. Elle se mesure : cet examen s'appelle « débitmétrie ». Vous urinez dans un vase avec une turbine qui mesure votre débit d'urine. Normalement, le débit maximal de l'urine à la sortie de la verge est supérieur à 25 ml/seconde, et la durée totale de la miction est de moins d'une minute. Plus simplement, vous pouvez vous comparer à différents profils de jet pour savoir si le vôtre à l'air d'être normal (voir Testez-vous, page 8).
Ensuite, au maximum, quand l'obstacle est trop serré, la vessie peut être bloquée : l'urine ne peut plus sortir, c'est la rétention d'urines.
Cette rétention peut être provoquée par un événement extérieur, mais deux fois sur trois, elle arrive spontanément : pendant les quelques semaines qui précèdent le blocage, les symptômes s'intensifient, l'urine a de plus en plus de mal à sortir et, brutalement, on ne peut plus uriner du tout. C'est un événement très douloureux, le fameux « mourir à faulte de pisser » de Montaigne, dont le traitement est une urgence : vider la vessie à l'aide d'une sonde acheminée par la verge et qui arrive jusqu'à la vessie, en passant en force à travers la prostate, ou en ponctionnant directement la vessie à travers la peau du bas-ventre ; souvent, après cette intervention, il faut opérer.

La cause de cette rétention spontanée est peu connue. On évoque parfois un infarctus partiel de la prostate ou une poussée d'inflammation prostatique. Globalement, on estime qu'un homme de 60 ans a 23 % de risque d'avoir une rétention aiguë d'urine avant l'âge de 80 ans.

Beaucoup plus rarement, le blocage est insidieux et chronique : la vessie est pleine en permanence, et lors d'à-coups de pression de l'abdomen (tousser ou se lever par exemple), une fuite d'urine survient. Cette incontinence fait croire que les urines s'écoulent bien, voire trop bien, alors qu'il s'agit d'une rétention d'urines. On parle de mictions par regorgement : la vessie est pleine et déborde. Là encore, l'opération s'impose.

Le risque de ne rien faire en cas de rétention, aiguë ou chronique, c'est bien sûr que les douleurs ou les fuites continuent, mais aussi que les reins s'abîment, se dilatent, faute de ne plus pouvoir se vider dans la vessie. C'est l'**urémie** des anciens, **la mort par insuffisance rénale aiguë**, en quelques jours (cas de rétention aiguë), ou par insuffisance rénale chronique en quelques mois (cas de rétention chronique).

COMMENT ÉVITER UNE RÉTENTION D'URINE ?

C'est à partir d'une gigantesque étude que nous avons menée en 2011 à l'échelle de la planète que les facteurs de risque de rétention ont été déterminés. Des médecins de France, d'Asie, d'Amérique latine, d'Algérie et du Moyen-Orient ont colligé plus de 6 000 cas successifs de rétention urinaire[19]. Ces données, une fois analysées, nous ont permis de savoir qu'un facteur favorisant la rétention est trouvé dans un cas sur trois. Parfois, il s'agit de causes où l'on peut juste anticiper, comme la période postopératoire, une infection urinaire ou une douleur ano-rectale (comme une thrombose hémorroïdaire).

Mais, souvent, il s'agit d'autres causes pouvant être évitées, comme : l'absorption massive d'alcool (essentiellement de grandes quantités de bière), faisant que vous vous endormez peu conscient avec la vessie trop pleine – une fois distendue, celle-ci ne peut plus se contracter ; la prise de certains médicaments qui bloquent la vessie ou ferment le sphincter urinaire, en particulier certains médicaments pour le rhume (regardez bien les notices de vos médicaments, si vous avez un problème de prostate, pour repérer les éventuels risques notés) ; une constipation sévère avec le rectum plein ; et le fait de se retenir longtemps d'uriner.

Cette dernière cause est à redouter particulièrement lors de longs voyages en avion, pendant lesquels les hommes ayant gentiment apprécié les mini-bouteilles de leur plateau, assis loin du couloir, un peu assoupis, retardent leur déplacement aux toilettes et se bloquent. Ayant trop attendu, leur vessie est surdistendue et ne peut plus se contracter. Donc, Messieurs qui avez une grosse prostate : choisissez une place près du couloir et ne retardez pas vos séjours aux toilettes si vous devez faire un long voyage en avion. Et même n'ayez pas honte de déranger vos voisins en vous rendant aux toilettes systématiquement, toutes les deux heures pour plus de sécurité.

Bref, pour éviter un blocage urinaire, ne vous retenez pas d'uriner : plus la vessie est pleine, plus sa contraction est faible et sa vidange difficile.

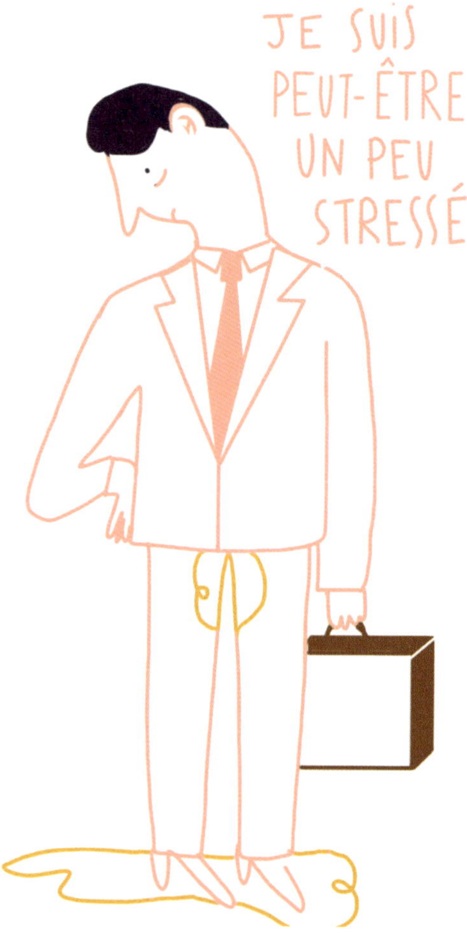

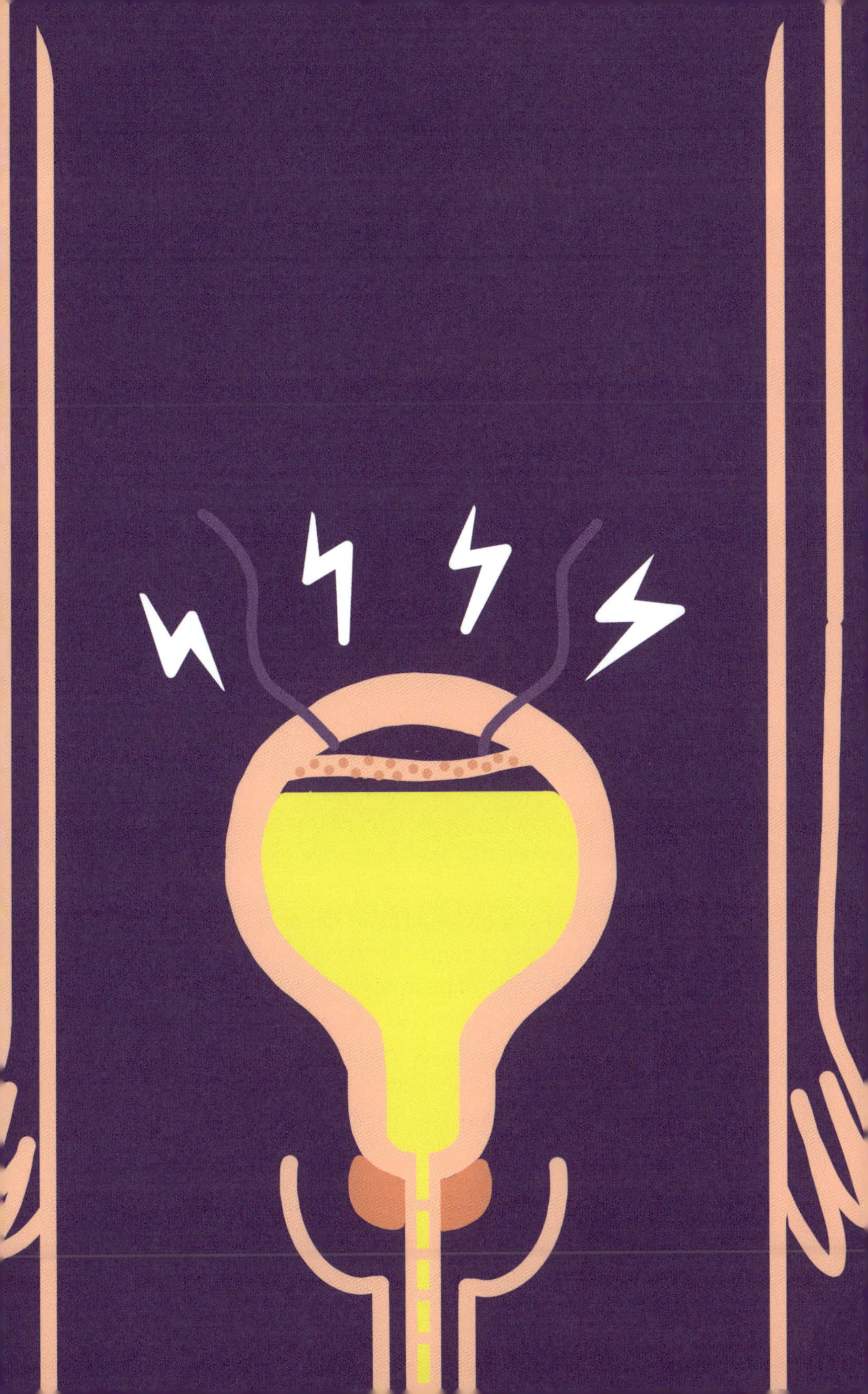

LE TOUCHER RECTAL, QUAND IL FAUT Y PASSER

Les hommes sont pudiques et n'aiment pas venir voir l'urologue. Ils viennent souvent parce que c'est leur femme qui les y a poussés. Celle-ci a remarqué qu'ils se lèvent souvent la nuit, qu'ils passent de longues minutes aux toilettes, que les sous-vêtements sont sales… enfin, que quelque chose a changé. Souvent, sexuellement aussi, ce n'est plus pareil.

ET SI C'ÉTAIT VOUS ?

Ce que redoutent les hommes quand ils viennent en consultation chez l'urologue, c'est le toucher rectal. Cet acte médical permet à l'urologue de palper la prostate en introduisant son index dans l'anus : 2 à 3 cm au-dessus de la marge anale, on sent très bien le relief de la prostate à travers la paroi du rectum. On peut évaluer sa taille et si elle est suspecte de cancer ou pas.

C'est donc un examen utile même à l'heure des progrès de la biologie et de l'imagerie. Il peut gêner la pudeur des hommes, certes, mais dans ma propre expérience, moins de 10 patients l'ont refusé sur les 30 dernières années. En effet, lorsque les patients sont prévenus et convaincus de son utilité, le refus du toucher rectal est très rare. Toutefois, il faut prévenir les patients de ce qu'on va leur faire, et obtenir leur consentement… Cela paraît normal, et en plus c'est légal ! Selon l'article 36 du code de déontologie (article R.4127-36 du code de la santé publique) : le consentement de la personne examinée ou soignée doit être recherché dans tous les cas.

DANS QUELLE POSITION ?

Les préférences des patients dépendent des pays. À Curitiba, au Brésil, 200 patients ont eu un toucher rectal de différentes manières ; 117 à Londres, en Angleterre, et 120 à Lucknow, en Uttar Pradesh, en Inde. Résultats ? Au Brésil, on préfère être allongé sur le côté ; en Angleterre, avoir les coudes sur les genoux, et, en Inde, être allongé sur le dos les jambes croisées. En France ? Le toucher rectal des urologues est habituellement fait à plat sur le dos, mais on n'a pas de données sur la position préférée des patients.

Peut-on se le faire soi-même ? Telle était une question d'un téléspectateur lors d'une émission sur la prostate. La réponse est oui, mais la question n'est pas de le faire ou pas : pour le faire, il suffit de pousser le doigt dans l'anus en visant le nombril pour faire moins mal, et ça tout le monde en est capable. Mais pour savoir reconnaître ce que l'on sent, il faut l'avoir appris.

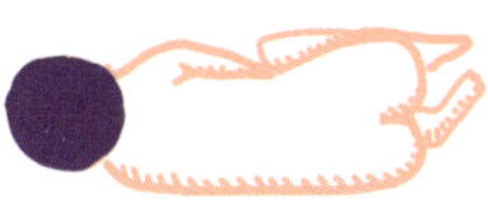

ALLONGÉ SUR LE CÔTÉ

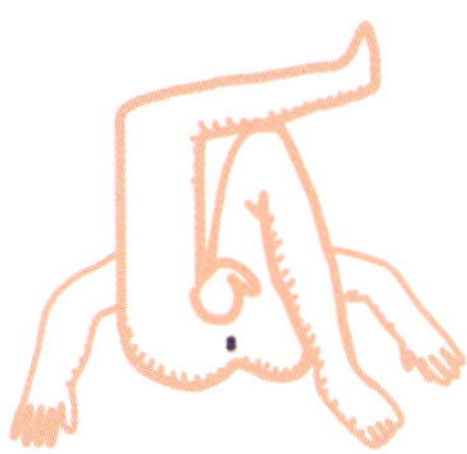

ALLONGÉ SUR LE DOS LES JAMBES CROISÉES

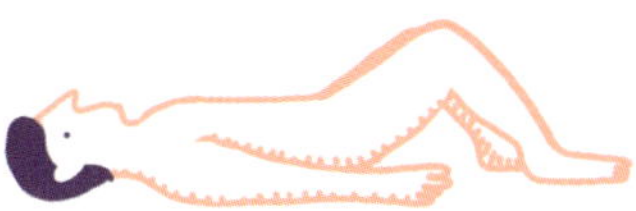

À PLAT SUR LE DOS

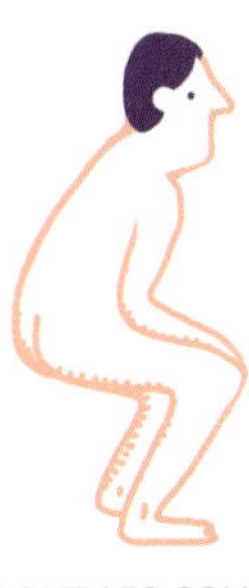

DEBOUT, LES COUDES SUR LES GENOUX

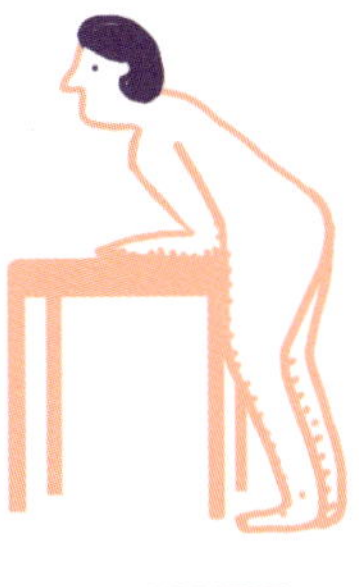

DEBOUT CONTRE UNE TABLE

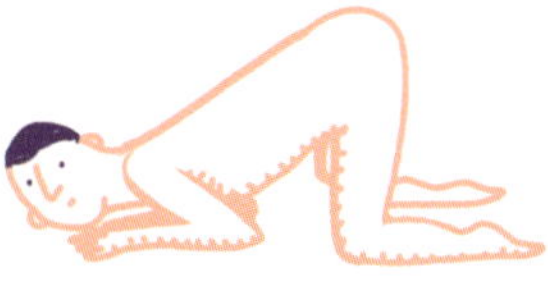

À GENOUX

PROBLÈMES URINAIRES & SEXUALITÉ : LE COUPLE INFERNAL

Généralement, la consultation dérive vers la sexualité. Et, le plus souvent, cela arrive à la fin de la consultation : lorsque l'homme est en confiance, il parle enfin de sa sexualité. Typiquement, il se relève de la table d'examen se rhabille et, en se rasseyant, débute par un timide : « ... Et puis vous savez, Docteur, sexuellement, c'est plus ça. J'ai moins de désir, et mes érections souvent ne tiennent pas longtemps. » Environ un homme sur deux ayant des problèmes urinaires a aussi des difficultés sexuelles.

QUAND DEUX ENVIES S'AFFRONTENT...

Pendant longtemps, sans vraiment la nier, on n'a pas compris la relation entre les problèmes urinaires et les difficultés sexuelles. Dans les congrès, il était courant de dire, l'air entendu : « C'est bien normal, un homme qui se lève trois fois la nuit pour uriner ne peut pas penser à autre chose... » Ou bien, l'air docte : « C'est normal d'avoir à la fois des problèmes d'érection et des problèmes urinaires, c'est seulement dû à l'âge. »

Tout ceci a changé en 2003, à la suite d'une importante publication d'une équipe d'urologues allemands de Cologne qui a montré que les

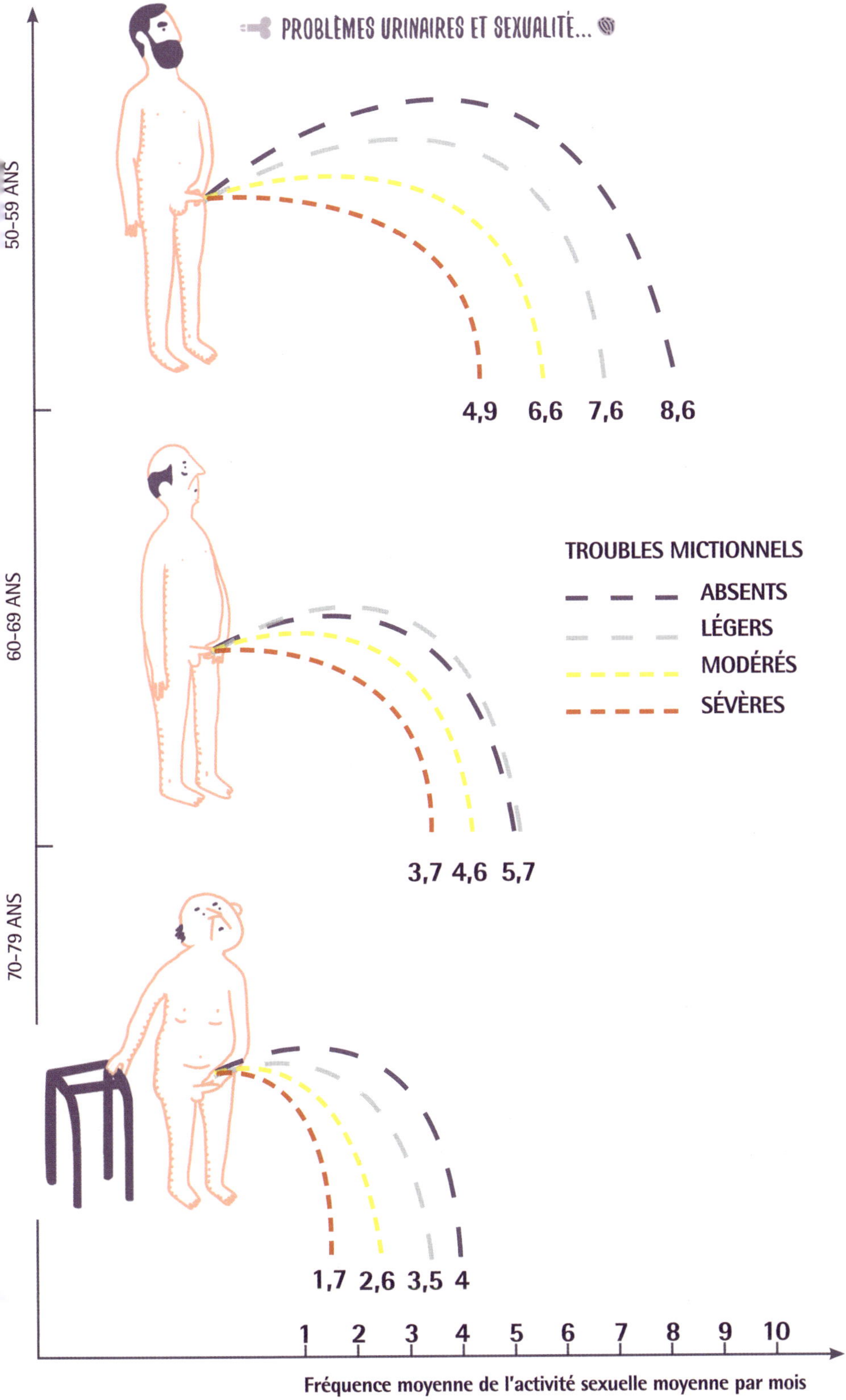
PROBLÈMES URINAIRES ET SEXUALITÉ...
50-59 ANS
4,9
6,6
7,6
8,6
60-69 ANS
TROUBLES MICTIONNELS
ABSENTS
LÉGERS
MODÉRÉS
SÉVÈRES
3,7
4,6
5,7
70-79 ANS
1,7
2,6
3,5
4
1
2
3
4
5
6
7
8
9
10
Fréquence moyenne de l'activité sexuelle moyenne par mois

relations entre les problèmes urinaires et sexuels étaient trop fortes pour n'être qu'une coïncidence. Cette publication était fondée sur les réponses de 4 000 habitants de Cologne à un questionnaire portant sur leur vie sexuelle et sur leur comportement urinaire. Les résultats ont impressionné toute la communauté scientifique : les problèmes urinaires (score IPSS élevé) sont un facteur de risque de difficultés sexuelles bien plus important que le diabète, l'hypertension artérielle, le tabac ou l'alcoolisme : deux hommes sur trois qui déclarent avoir des difficultés sexuelles ont des problèmes urinaires !

À la fin de la même année paraissait une enquête mondiale portant sur 12 815 hommes âgés de 50 à 80 ans. Près d'un homme sur deux rapportait des difficultés sexuelles. Cette étude montrait que l'activité sexuelle baisse avec l'âge – ce que l'on savait – mais, pour chaque tranche d'âge, le fait d'avoir des difficultés urinaires sévères implique une activité sexuelle équivalente à la tranche d'âge de 10 ans supérieure ! En clair, sans problème urinaire, la fréquence des rapports sexuels est de 8,6/mois entre 50 et 59 ans, de 5,7/mois entre 60 et 69 ans et de 4/mois entre 70 et 79 ans ; mais un homme de 50 à 59 ans, qui a des difficultés urinaires sévères, a une fréquence de rapports sexuels de 4,9/mois, soit la fréquence des rapports sexuels des hommes de 10 ans plus âgés. L'évidence était donc là : les deux maladies – adénome de la prostate et dysfonction érectile – sont liées, et ceci indépendamment de l'âge.

UN MÊME MÉCANISME : LA RELAXATION MUSCULAIRE

Il faudra attendre encore quelques années pour qu'une hypothèse vraisemblable soit avancée : si ces deux maladies sont liées, c'est parce qu'elles ont un mécanisme de survenue commun – un manque de relaxation musculaire. On a vu, en effet, qu'un quart de la prostate est fait de muscles et qu'il faut que ce muscle se relâche pour laisser passer l'urine. Pour l'érection, c'est identique : il faut que les muscles de la verge se relâchent pour laisser entrer le sang et permettre une érection. Une des causes principales de ce manque de relaxation est l'hypertonie du système sympathique (système nerveux inconscient) dû au syndrome métabolique.

D'ailleurs, en traitant la dysfonction érectile avec des relaxants musculaires (tadalafil notamment, voir p. 72-73), on améliore les problèmes urinaires.

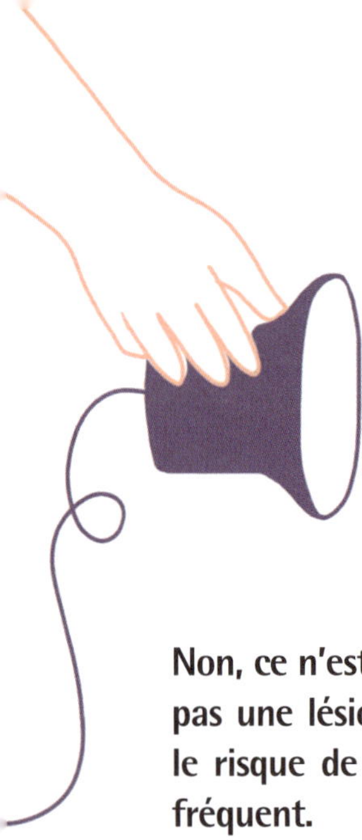

EST-CE GRAVE, DOCTEUR ?

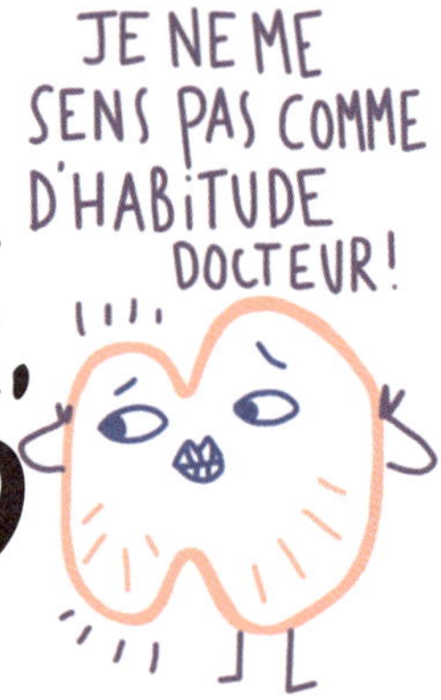

Non, ce n'est pas grave. D'une part, un adénome de la prostate n'est pas une lésion précancéreuse. D'autre part, même sans traitement, le risque de survenue d'ennuis graves et de complications est peu fréquent.

LAISSER LE TEMPS AU TEMPS

Non traité, le risque d'aggravation avec le temps sur 4 ans n'est que de 20 %. C'est une grande étude nord-américaine qui l'a montré en 2003 : quatre groupes de 700 patients ayant un adénome de la prostate ont été formés et comparés entre eux. Trois groupes avaient différents traitements et un groupe n'a reçu qu'un placebo pendant 4 ans. Au bout de 4 ans, 80 % des patients qui prenaient le placebo n'ont pas eu d'aggravation, et pour les 20 % chez lesquels la situation s'est dégradée, ce fut essentiellement en raison d'une aggravation des symptômes. Le risque de rétention ou d'opération n'a pas dépassé quelques pourcents. Ainsi, loin de s'aggraver, la situation peut même s'améliorer spontanément avec le temps : c'est le cas pour environ un tiers des patients qui n'ont plus aucun problème quand on les revoit 5 ans plus tard, et cela sans aucun traitement. Cela a été démontré chez les Écossais, et chez les Autrichiens, mais c'est également vrai pour les Français.

Pas besoin d'attendre 5 ans, on sait déjà que les problèmes urinaires sont variables en fonction des saisons : on a plus de problèmes urinaires l'hiver que l'été, sans que l'on sache bien pourquoi. Une hypothèse serait la transpiration en période chaude qui réduit le volume des urines, et donc la fréquence des mictions, mais elle est loin de pouvoir tout expliquer. C'est comme ça, d'une saison à l'autre, les problèmes urinaires dus à l'adénome de la prostate sont spontanément variables avec le temps. Et à l'intérieur d'une même saison, il y a des périodes où l'on va mieux que d'autres. Donc, si vous êtes gêné en janvier, essayez d'attendre le printemps, ça peut s'arranger tout seul.[20-21-22]

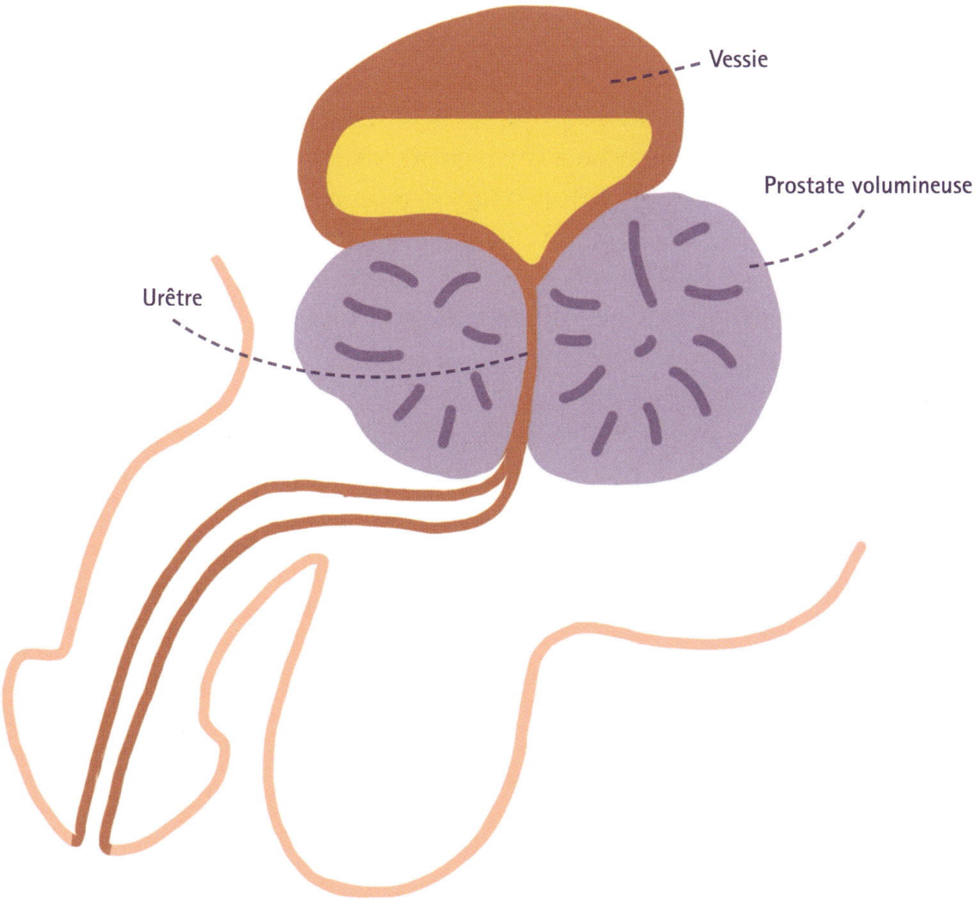

COMMENT ÉVITER D'AVOIR UN ADÉNOME DE LA PROSTATE ?

Pour le dire tout net : on ne peut pas. Pour ne pas avoir d'adénome de la prostate, il faudrait soit arrêter de vieillir (pas facile !), soit avoir été castré avant la puberté (ce qui n'est pas fréquent). Bref, rien ne peut empêcher la prostate de grossir inexorablement avec le temps chez presque tout le monde. Mais si on ne peut l'empêcher, on peut ralentir son évolution par un style de vie adapté (voir p. 56).

L'OPÉRATION EST-ELLE UNE FATALITÉ ?

En fait, la vraie interrogation qui se cache derrière la question « **est-ce grave ?** » et la vraie crainte des hommes vis-à-vis de la prostate sont de savoir s'ils devront être opérés un jour. En considérant les quelques pourcents d'hommes qui ont finalement été opérés, on peut dégager un profil à risque d'opération : il s'agit des patients **les plus âgés**, qui ont **les prostates les plus grosses**, **le débit urinaire le plus faible** et **le résidu post-mictionnel le plus important**. Bref, plus la situation est marquée, plus on est à risque d'opération, mais ce n'est pas parce que la prostate est grosse qu'il faudra nécessairement l'enlever. Globalement, un malade sur dix est finalement opéré. Pour les neuf autres, même si leur prostate est grosse, **les médicaments suffisent**. Encore faut-il qu'ils soient pris. Négligé, l'adénome peut progressivement abîmer la vessie et conduire à la rétention d'urine. En Angleterre, dont la réputation de longs délais d'attente en matière de soin est connue, la rétention est d'ailleurs déjà devenue la raison principale d'opération pour adénome.

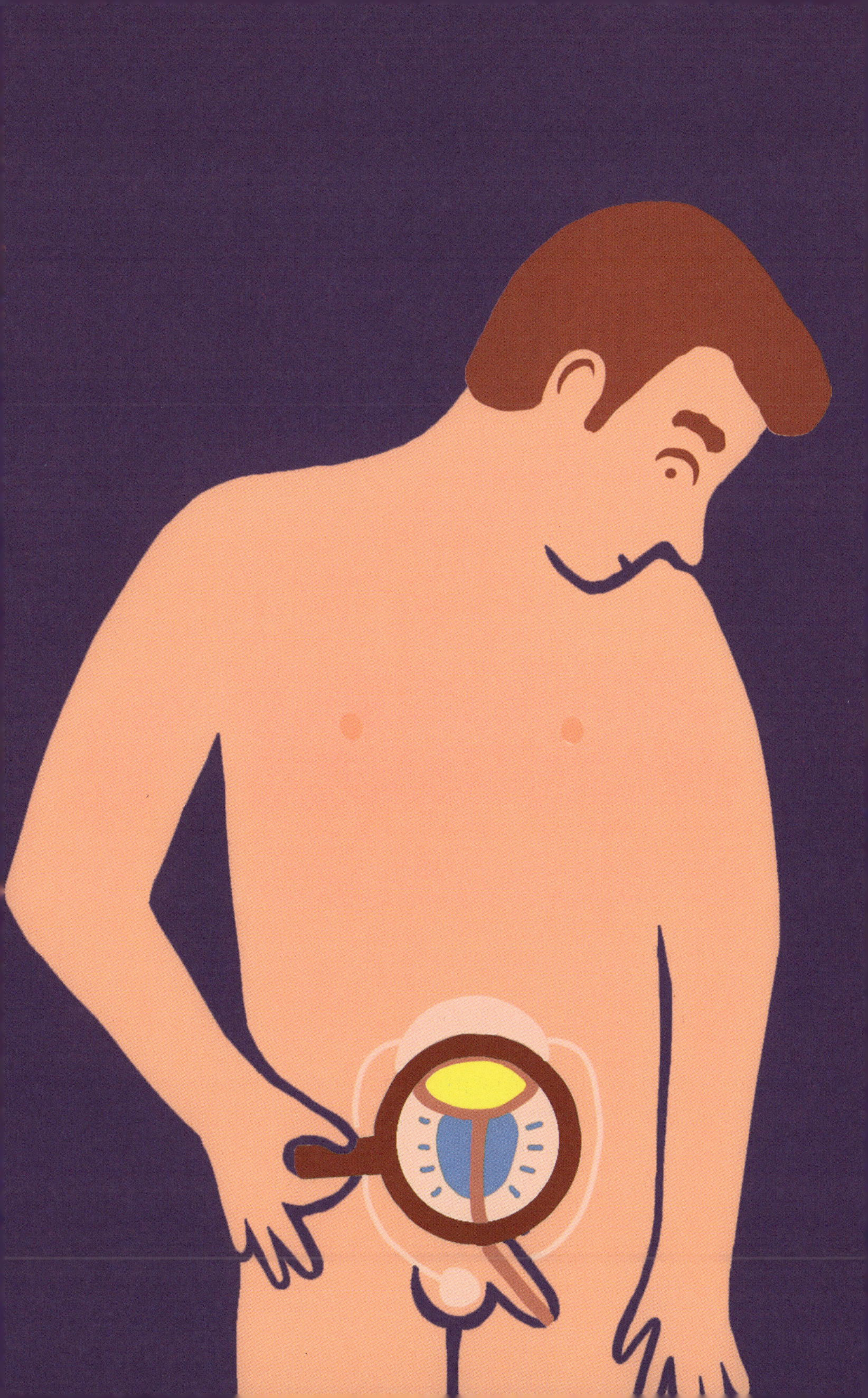

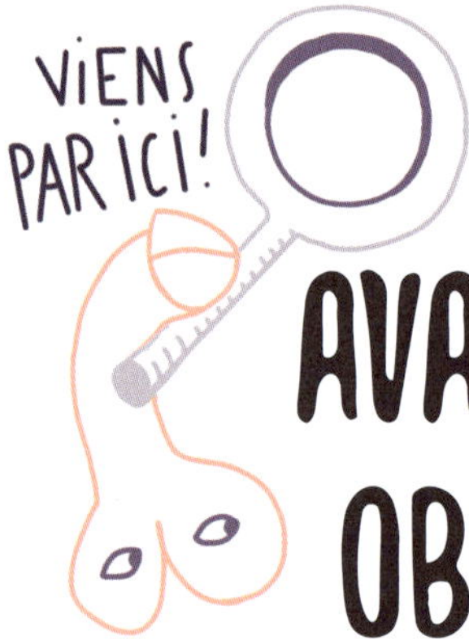

AVANT DE TRAITER... OBSERVEZ-VOUS !

Avant de traiter, il faut s'assurer que les symptômes urinaires sont bien dus à la prostate. Typiquement, les symptômes de l'adénome de la prostate se regroupent en deux catégories. D'un côté, les signes dus à l'obstacle formé par la prostate, qui empêche la vessie de se vider facilement (le jet d'urine est moins fort qu'avant) et, de l'autre, ceux dus au retentissement de l'obstacle sur la vessie, qui donne des envies d'uriner pour des volumes d'urine plus petits qu'avant (on urine plus souvent, la nuit et le jour, pour des petits volumes à chaque fois – moins de 200 ml).

PRUDENCE EST MÈRE DE SÛRETÉ...

Si vous avez un type de symptômes sans l'autre, il faut se méfier. Ils peuvent être dus à autre chose que la prostate : un jet faible sans mictions fréquentes évoque un rétrécissement du canal de l'urètre (dans ce cas, la formation de l'obstacle est rapide, alors qu'elle est lente pour l'adénome de la prostate et, de ce fait, la vessie n'a pas le temps de se modifier ; d'où un jet faible, mais pas de mictions fréquentes) ; en revanche, des mictions fréquentes avec un jet correct suggèrent soit un problème de vessie hyperactive sans cause ou en raison de maladies neurologiques, comme la maladie de Parkinson ou la sclérose en plaques (si les volumes sont faibles), soit trop de boissons (si les volumes sont élevés). Les envies isolées d'uriner la nuit, sans qu'elles soient fréquentes le jour, feront penser à des problèmes d'apnée du sommeil ou de faiblesse cardiaque.

Pour savoir dans quelle situation on se trouve, c'est souvent assez simple : pendant 24 heures, on mesure le volume de ses urines à chaque miction. Typiquement, en cas d'adénome de la prostate, il y a de deux à trois mictions par nuit, de six à huit le jour pour des volumes de 150 à 200 ml, et un total de volume d'urine qui ne dépasse pas 2 litres sur 24 heures ; le jet est un peu faible et on met du temps pour uriner. Si on a un doute sur la force de son jet, on peut l'évaluer sur un schéma ou le mesurer chez l'urologue (débitmétrie). Quand on ne sait pas, on commence à prendre des médicaments comme si c'était un adénome, et si ça ne marche pas, c'est qu'il s'agit peut-être d'autre chose.

QUAND UN HOMME SE LÈVE LA NUIT...

Ce n'est pas parce qu'un homme se lève trop souvent la nuit pour uriner qu'il a forcément des problèmes de prostate. Quand un homme se lève la nuit, il peut y avoir quatre causes :

1. **La prostate qui gêne le passage de l'urine** : dans ce cas, la force du jet est diminuée en journée.

2. **La vessie trop sensible qui ne supporte pas d'être remplie** : dans ce cas, l'homme urine trop fréquemment la journée, et pour des petits volumes à chaque fois, voire ne peut pas se retenir.

3. **Le sommeil de mauvaise qualité** : on est réveillé et on va uriner parce qu'on y pense, ou à cause d'une apnée du sommeil. C'est le cas des gros ronfleurs qui font des pauses respiratoires la nuit ; durant ces pauses, l'organisme sécrète un diurétique qui fait uriner.

4 **Le cœur un peu faible** : durant la journée, si le cœur est un peu faible, il fait mal remonter le sang qui stagne dans les membres inférieurs. Dès que l'homme est allongé le soir, le sang circule mieux, il est filtré par les reins qui font alors leur travail et sécrètent l'urine. Dans ce cas, le volume uriné pendant la nuit est important.

Si vous avez des mictions trop fréquentes (ou si vous en avez l'impression), testez-vous : élaborez vous-même un calendrier mictionnel et vous saurez pourquoi vous urinez trop souvent.

Pour ce faire, il vous faut **un verre mesureur gradué de cuisine de 500 ml**. Urinez dans ce verre et notez l'heure et le volume que vous venez de faire, puis videz le verre dans les toilettes. Recommencez à chaque fois que vous urinez, et ceci sur 24 heures, de 8h le matin à 8h le lendemain matin.

Il faudra créer deux colonnes, l'une pour l'heure et l'autre pour le volume. Vous noterez également l'heure à laquelle vous vous couchez et celle à laquelle vous vous levez. (Si vous avez un Iphone, pour construire ce calendrier mictionnel, vous pouvez utiliser l'application « Mictionnary » : à télécharger gratuitement sur Apple Store.)

Maintenant, faites les comptes. Comptez le nombre de fois où vous urinez, le volume total uriné pendant la journée, le volume moyen de chaque miction et le volume que vous urinez pendant la nuit.

• **Normalement, on urine de 5 à 7 fois par jour** ; après 50 ans, uriner une fois par nuit est aussi considéré comme normal (80 % des hommes et des femmes de plus de 50 ans se lèvent une fois par nuit pour uriner).

• Si vous urinez **plus que 2 litres par 24 heures**, c'est que vous buvez trop. Réduisez les liquides pour que vous arriviez au total à **2 litres**

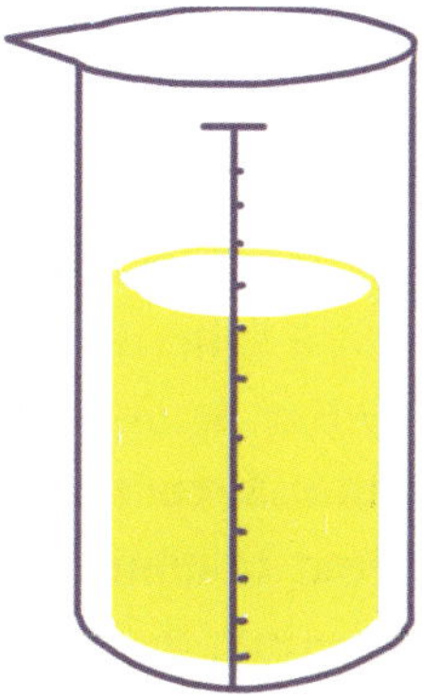

au maximum. C'est, par exemple, trop de thé le matin, une bouteille d'eau en permanence dans le sac ou au bureau... Tout ce liquide que vous buvez doit finir par être éliminé, et si vous buvez deux fois plus que tout le monde, vous urinerez deux fois plus que tout le monde. Le problème, c'est que l'organisme s'habitue à ces grands volumes de liquides que vous buvez, il retient moins l'eau et vous avez vraiment soif quand vous buvez. C'est un cercle vicieux : plus vous buvez, plus vous avez soif. Il faut donc réduire les boissons progressivement. Par exemple, quand vous buvez un verre d'eau, contentez-vous d'un demi-verre. L'organisme a besoin d'eau pour fonctionner, mais l'équivalent de 5 à 6 verres par jour, soit environ 1,5 litre, suffit.

• **Le volume moyen normal de chaque miction tourne autour de 250 ml.** Si ce volume est plus faible, voire très faible, de 50 à 100 ml, vous avez probablement une vessie trop sensible.

• **Le volume d'une nuit ne doit pas dépasser le tiers du volume total de la journée** (jour + nuit). S'il le dépasse, vous souffrez peut-être d'une apnée du sommeil (demandez à votre conjoint si vous ronflez et si vous faites des pauses respiratoires la nuit), ou d'un mauvais retour sanguin des membres inférieurs.

LE DÉCALAGE HORAIRE VÉSICAL EXISTE-T-IL ?

Vous souffrez peut-être d'un **« jetlag »** vésical… Normalement, la vessie est comme tous les organes du corps humain : son fonctionnement est soumis à l'alternance jour/nuit. En principe, elle dort la nuit pour nous permettre de dormir 8 heures de suite sans avoir besoin d'uriner. Dès que la nuit tombe, la vessie sécrète dans l'épaisseur de sa paroi une protéine, **la connexine 43.** Cette substance est capable de bloquer les contractions de la vessie, qui ne se contracte donc plus jusqu'au matin. Enfin, c'est une chose démontrée, mais uniquement chez la souris. Chez l'homme, on pense – par extension – que c'est peut-être vrai aussi.

Des chercheurs de Kyoyo, au Japon, ont en effet montré en 2012 que le taux de connexine 43 augmentait pendant la nuit et réglait l'horloge biologique de la vessie des souris : les souris urinent plus ou moins souvent en fonction de la présence de cette protéine dans leur vessie. Chez l'homme, pas de preuve directe, car cette protéine ne se trouve pas dans l'urine, où elle pourrait être dosée facilement, mais dans l'épaisseur de la paroi de la vessie. Cependant, les hommes disent souvent que la force de leur jet est diminuée lorsqu'ils urinent la nuit et lors de la première miction du matin, mais qu'après leur jet devient fort : est-ce simplement parce que la vessie dort la nuit et n'est pas encore bien réveillée le matin ? C'est probable, et c'est donc normal.

Mais de là à penser que, lorsqu'on urine beaucoup trop souvent la nuit sans cause apparente, c'est peut-être à cause d'une anomalie de l'horloge biologique interne de la vessie, il n'y a qu'un pas – pas que beaucoup d'investigateurs cherchent à franchir en ce moment. Ne doutons pas qu'ils y arriveront bientôt et que de nouveaux traitements des levers nocturnes intempestifs verront ainsi prochainement le jour.[23]

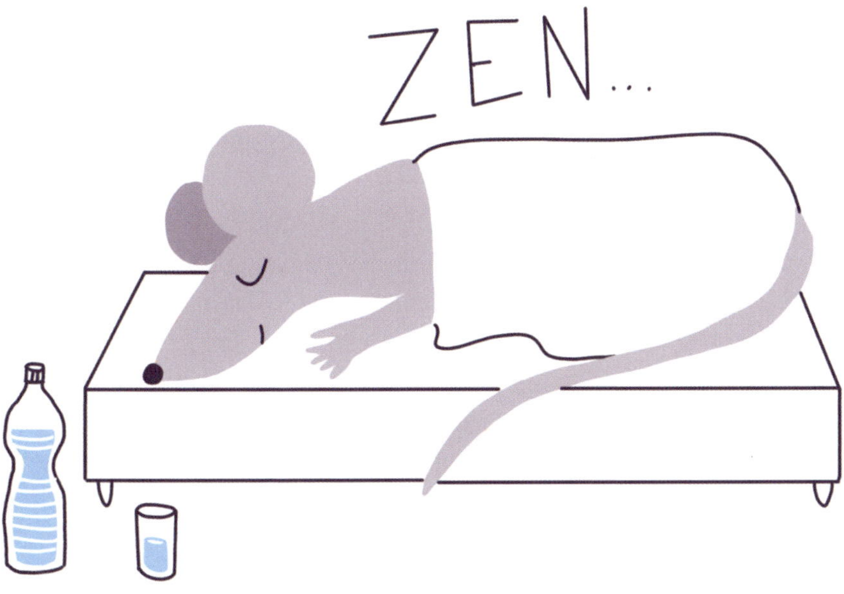
ZEN...

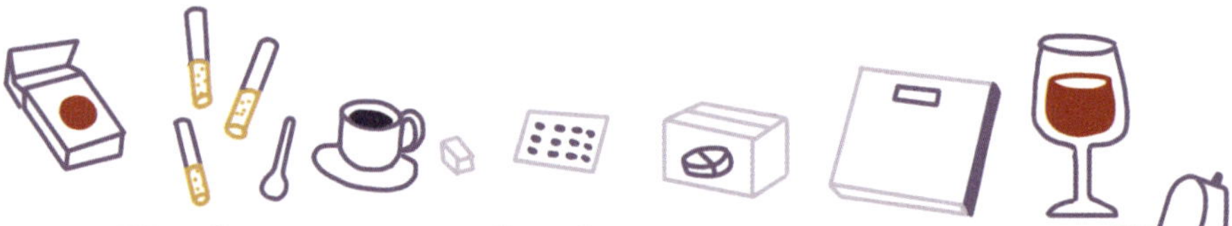

ET SI VOUS SURVEILLIEZ VOTRE HYGIÈNE DE VIE ?

Le traitement de l'adénome de la prostate est médical ou chirurgical, mais on peut aussi améliorer sa situation sans médicaments. Vous organisez votre vie autour de vos envies fréquentes d'uriner ? Reprenez le contrôle de votre vessie et retrouvez votre liberté !

RÉDUISEZ TOUT CE QUI « ÉNERVE » VOTRE VESSIE

- **Perdez du poids**, si vous êtes en excès.

- **Arrêtez de fumer**, seul ou faites-vous aider par votre médecin traitant.

- **Ne dépassez pas de 1,5 à 2 litres** de boissons par jour.

- **Supprimez/réduisez café, thé, thé vert, alcool** (certains vins blanc et champagnes en particulier), boissons gazeuses et soda... La caféine et la théine font uriner plus souvent : ils sont diurétiques (augmentent le volume des urines) et amplifient les contractions du muscle vésical. Les catéchines du thé vert ont le même effet. Les sulfites du vin blanc augmentent, eux aussi, les contractions du muscle vésical. Les sodas contiennent souvent de la caféine et des édulcorants qui augmentent les contractions du muscle vésical.
Remplacez la bière, qui se boit en grands volumes, par de plus petites quantités de vin.

• **Réduisez les boissons avant un long trajet ou avant une situation où se rendre aux toilettes est compliqué** : cinéma, théâtre...

• **Ne buvez pas dans les 2 heures avant d'aller dormir.**

• **Faites attention aux médicaments que vous prenez pour d'autres causes** : en particulier en cas d'hypertension artérielle pour laquelle, souvent, on prend des diurétiques ; ne les prenez pas le soir, mais le matin, ou encore mieux, parlez-en avec votre cardiologue ou votre médecin généraliste pour les supprimer et les remplacer par un autre traitement antihypertenseur.

• **Régularisez votre transit intestinal** si vous êtes constipé, en modifiant, par exemple, votre alimentation (plus de fibres, c'est-à-dire des légumes, des suppléments de pain au son, des pruneaux, etc.) et en prenant un grand verre d'eau froide le matin à jeun. Là encore, votre médecin traitant peut vous aider. Constipation et vessie hyperactive sont liées.

• **Asseyez-vous pour uriner plutôt que de rester debout, afin de bien relâcher les muscles du périnée**, et attendez que les dernières gouttes sortent. Une mauvaise vidange de la vessie entraîne des envies plus fréquentes d'uriner et favorise les infections. Il faut donc respecter ses envies d'uriner, et uriner en vidant complètement sa vessie.

• **Faites de petits exercices mentaux de rééducation vésicale** quand une envie pressante arrive, pour attendre qu'elle passe : comptez à l'envers à partir de 100, ou récitez les mois de l'année à l'envers... : **reprenez le contrôle mental de votre vessie** ! Suivez ce petit manuel de rééducation comportementale...
1/ Imposez-vous un délai entre deux passages aux toilettes et

élargissez ce délai progressivement. D'après le calendrier mictionnel, vous pouvez savoir si vous urinez en moyenne toutes les heures ou toutes les heures et demie, toutes les deux heures ou trois heures (à partir de quatre heures, c'est un rythme normal).

Vous allez alors vous obliger à aller aux toilettes à ce rythme-là : par exemple, toutes les heures et demie ; et cela même si vous n'en avez pas envie, et même si vous n'y allez que pour uriner quelques gouttes ou rien du tout. Pour vous aider, mettez une alarme régulière sur votre téléphone ou votre réveil. Il faut alors que vous obéissiez à ce rythme que vous vous êtes imposé. Si une envie survient avant le délai prévu entre deux passages aux toilettes, il faut résister :

- **tout d'abord, ne vous précipitez pas aux toilettes** ; allez-y d'un pas calme, même si l'envie est pressante ;

- **tentez de laisser l'envie passer**. Détournez votre attention, pensez à autre chose : par exemple, comptez à l'envers à partir de 100, récitez un poème (apprenez-en un pour l'occasion, si vous n'en connaissez pas), occupez-vous (faites vos comptes, allumez la télévision, bricolez, tricotez, jardinez, écrivez une lettre...), asseyez-vous et prenez cinq respirations profondes (concentrez-vous sur votre respiration et non sur votre vessie), avalez plusieurs fois votre salive...

- **essayez d'avoir des pensées positives** du genre : c'est moi qui commande, pas ma vessie ; je contrôle, je suis plus fort que ma vessie...

Si ça ne suffit pas, allez bien sûr uriner pour ne pas avoir de fuite, mais retournez-y en respectant l'horaire que vous vous êtes fixé. Après quelques semaines, vous arriverez à respecter l'intervalle que vous vous êtes imposé pour aller uriner. C'est alors qu'il faut progressivement élargir cet intervalle, de 15 à 30 minutes par semaine jusqu'à ce que vous puissiez attendre de 3 à 4 heures entre deux besoins d'uriner, ce qui est normal.

2/ Diminuez les urgences en développant la force de vos muscles pelviens. **Contractez vos muscles pelviens**, en serrant l'anus comme si vous reteniez un gaz. Effectuez des séries de 5 contractions rapides, laissez passer 10 secondes, et recommencez. Faites cela pendant 5 minutes, systématiquement le matin et l'après-midi, et dès que vous pouvez, en travaillant, en attendant le bus, ou en lisant ce guide...

Suivez vos progrès. Réalisez un calendrier mictionnel tous les mois : vous pourrez alors facilement vérifier le nombre de vos passages aux toilettes.

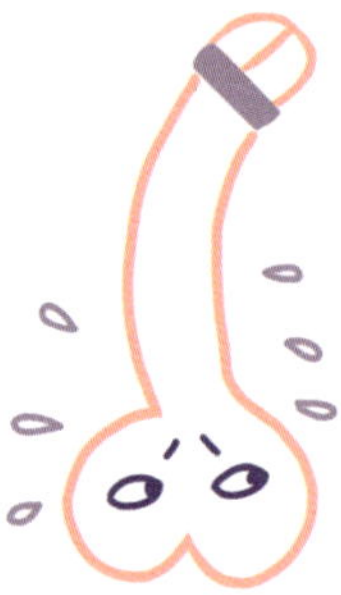

VOTRE PROSTATE REFLÈTE VOTRE FORME PHYSIQUE

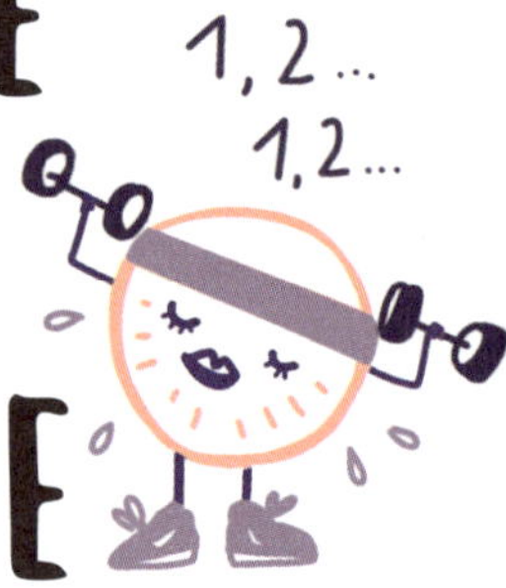

Il faut perdre du poids, si on est en surpoids, et faire de l'exercice : souvent l'adénome de la prostate fait partie d'un syndrome métabolique. L'ennemi numéro 1, c'est l'inactivité physique, et ça, on le sait depuis longtemps. Plus on passe du temps dans son canapé à regarder la télé, plus le risque d'adénome s'accroît et, donc, la perspective d'être opéré de la prostate.

LE CANAPÉ, VOILÀ L'ENNEMI !

Pour être précis, regarder la télévision plus que **40 heures par semaine**, soit **6 à 7 heures par jour**, multiplie ce risque par 1,5, alors que les hommes qui marchent de **2 à 3 heures par semaine** présentent 25 % de risque en moins d'être opérés de la prostate[24-25-26].

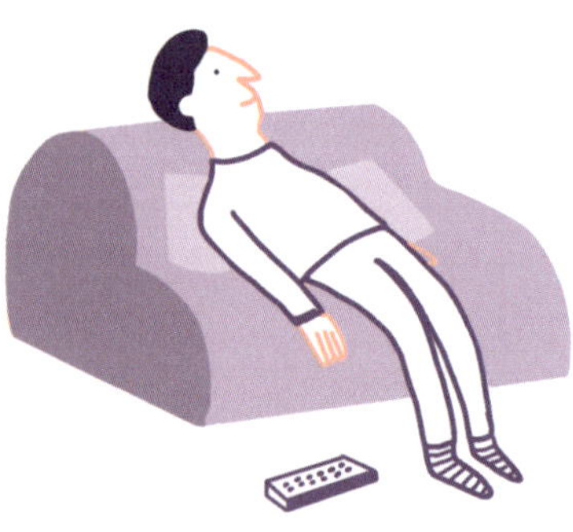

On n'a pas encore de données sur l'influence des **jeux vidéo** sur la prostate des jeunes générations, mais il est vraisemblable qu'un écran en vaille un autre... Pour les sédentaires, bouger va améliorer la situation. **Plus on bougera, moins on aura d'ennui avec sa prostate.**

Cela peut se traduire par des mesures simples adaptées à la vie de tous les jours : comme de descendre une station avant, si l'on prend les transports en commun pour aller travailler ou, si l'on dispose d'un chauffeur, comme m'avait répondu un patient, se faire déposer **1 000 m avant sa destination**.

LE POIDS DANS LA BALANCE

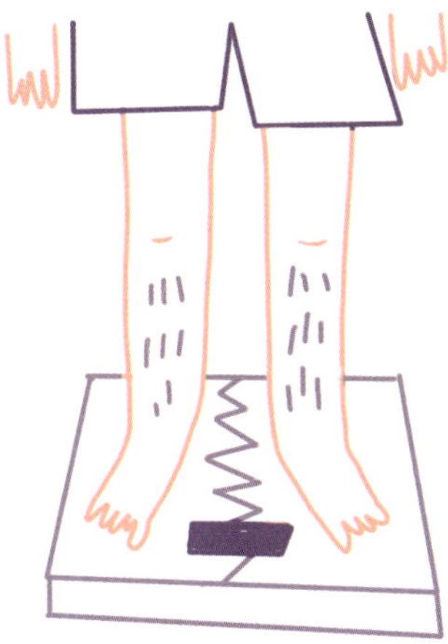

Perdre du poids est également recommandé. Depuis quelques années, on sait qu'il y a une relation entre le poids et le volume de la prostate : globalement, plus on est gros, plus la prostate est grosse. Pourquoi ? Une des explications, mais certainement pas la seule, est que le gras est un tissu actif hormonalement, une sorte d'organe surnuméraire. Un peu comme une glande, il sécrète des substances et en transforme d'autres. Ce n'est pas une masse inerte, mais dangereuse qui dérègle l'équilibre biologique de notre organisme. En particulier, pour la prostate, il transforme la testostérone en œstrogènes (estradiol). Il provoque aussi une résistance de l'organisme à l'insuline (favorisant la survenue d'un diabète), qui, par conséquent, déclenche une hyperproduction d'un autre facteur biologique (l'*insuline-like-growth factor* -1) ; avec l'estradiol, ce dernier fait grossir la prostate. C'est d'ailleurs vrai aussi pour les relations entre obésité et difficultés d'érection, et pour les mêmes raisons : le gras transforme et sécrète des substances qui influent négativement sur les érections.

Le problème, c'est qu'une fois que la prostate est grosse, favorisée par le surpoids, personne n'a pu montrer que la prostate redevenait petite en perdant du poids. Pourtant, les symptômes urinaires s'améliorent quand même par diminution du tonus du système nerveux sympathique. C'est également le cas dans les problèmes d'érection qui s'améliorent en perdant du poids.

DES BIENFAITS DES CURES THERMALES

Les premières mesures à prendre en cas de problème d'adénome sont donc de perdre du poids et de faire de l'exercice. Pour aider les patients dans cette démarche, j'ai créé avec trois amis une application qui permet de comptabiliser ses apports de calories, avec un objectif de perte de poids, et d'évaluer son activité physique (Kcalme, sur iphone®). C'est probablement à la fois en raison de la perte de poids, de l'exercice et des vertus des eaux que les cures thermales semblent bénéfiques sur l'adénome de la prostate.

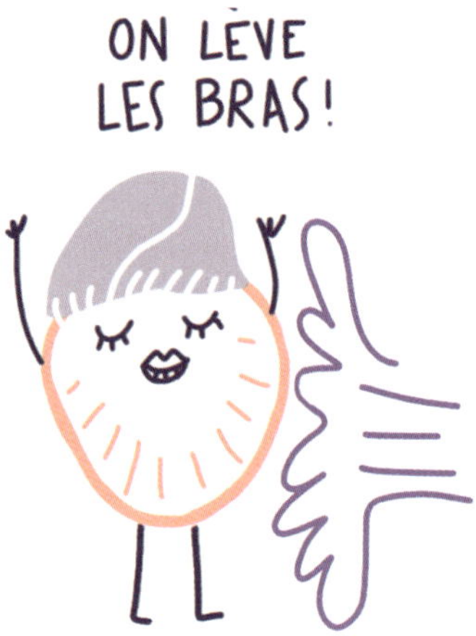

La crénothérapie n'est ni un traitement rapide, ni un traitement à faire en se garant, mais c'est l'utilisation des eaux thermales sur leur lieu d'émergence (du grec *Kréné*, « source »)... le nom savant des cures thermales. La cure thermale, c'est bon pour la prostate ! Certaines sources, comme celle de **La Preste** (62230), sont même particulièrement réputées. Dans ces établissements, on lutte contre le syndrome métabolique et on a vu son importance dans l'hypertrophie bénigne de la prostate : alimentation adaptée, réduction de l'apport calorique et exercice physique sont autant d'atouts qui, associés aux possibles vertus des eaux thermales, vont améliorer le quotidien des hommes qui ont des difficultés pour uriner.

Lors de la séance de la Société française d'hydrologie et de climatologie médicales du 12 février 1997, les docteurs P. Jeanjean et J. M. Benoit ont présenté leurs travaux sur ce sujet. Ils ont demandé à 61 hommes venant en cure à La Preste de mesurer leur débit d'urine (voir p. 52-53) à l'arrivée et au moment de leur départ. **En moyenne, ils gagnent 2,5 ml/sec de puissance de jet**, ce qui n'est pas du tout négligeable et superposable à l'effet des médicaments les plus efficaces dans l'adénome de la prostate.

Dans cette même séance (dont les travaux ont été publiés dans la revue *Presse thermale et climatique* en 1998), les mêmes auteurs ont présenté leurs résultats sur 53 patients ayant des prostatites aiguës récidivantes ou des prostatites chroniques (voir page 223). **Après deux cures, 67,7 % des patients qui avaient des prostatites aiguës n'ont pas eu de récidive** ; chez les 23 patients qui souffraient de prostatite chronique, la cure a permis une amélioration moyenne de 72,3 % de l'intensité de leurs douleurs, confirmant par là des résultats que les auteurs avaient déjà constatés lors d'études précédentes. Chez 13 patients, il a été possible d'analyser les sécrétions prostatiques, et cette analyse montre une augmentation de la quantité de zinc séminal au fil des cures, expliquant peut-être l'effet de l'eau de La Preste sur la prévention des récidives de prostatites.

Plus récemment, en 2015, l'observatoire de la Chaîne thermale du Soleil a analysé le suivi déclaratif de 243 curistes 9 mois après une cure pour pathologies de l'appareil urinaire. Il ressort de l'analyse de ces données que **les patients ressentent une amélioration dès le troisième mois et que 74 % des curistes déclarent une diminution de la fréquence et de l'intensité des épisodes douloureux 9 mois après la cure**, l'intensité des douleurs étant réduite d'un tiers. 54 %

des curistes peuvent ainsi réduire leur quantité de médicaments (www.chainethermale.fr/bienfaits-therapeutiques-appareil-urinaire).

QUID DU RÉGIME ALIMENTAIRE ?

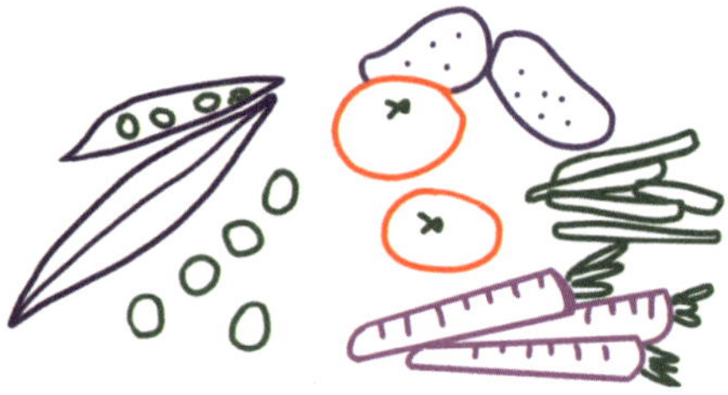

Il n'existe pas de régime alimentaire anti-adénome de la prostate à proprement parler. Les quelques données dont on dispose évoquent un risque plus élevé en cas d'apport plus important de protéines animales (volaille, bœuf, poisson, œuf), de céréales et de pain, et de produits laitiers, alors que les légumes cuits, les légumes à gousse (pois verts, haricots, lentilles) et les fruits seraient plutôt protecteurs. Tout compte fait, il est difficile d'utiliser ces données statistiques pour faire la cuisine tous les jours. Parmi les micronutriments, le lycopène semble protecteur, tout comme pour le cancer de la prostate (voir page 212).

ALCOOL ET TABAC, AVEC MODÉRATION

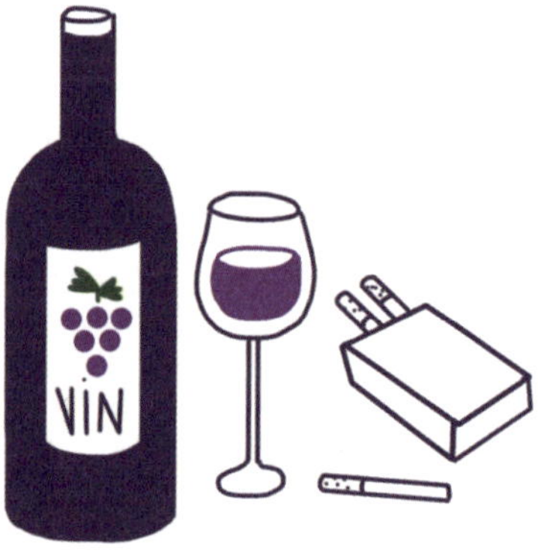

Ce qui vient maintenant est un peu provocateur : **l'alcool et le tabac semblent réduire le risque d'adénome de la prostate…** Attention, cela ne veut pas dire qu'en cas de problème de prostate il faut se mettre à boire et à fumer, mais il est montré dans la plupart des études, que les hommes qui boivent un peu d'alcool régulièrement, et qui fument un peu ont moins de risque d'adénome de la prostate que les autres. Ces données viennent du monde entier, aussi bien des États-Unis que de Suisse, d'Italie ou de Corée : consommer de **30 à 60 grammes d'alcool** par jour diviserait par deux le risque de problème d'adénome, sans que l'on sache bien pourquoi. C'est même contre-intuitif, car l'alcool apporte beaucoup de calories qui font prendre du poids, et il a un effet diurétique qui fait uriner davantage.

Pour savoir où vous en êtes, sachez qu'un verre de 100 ml de vin à 12,5° contient 10 g d'alcool et qu'une canette de 500 ml de bière à 5° en contient 20 g. En France, il n'y a que 19 % des hommes qui déclarent boire quotidiennement (et 7 % des femmes). La consommation moyenne déclarée est alors de 2,8 verres par jour, soit environ 30 g d'alcool (sources : alcool-info-service.fr).

Le conseil à donner n'est certainement pas de se mettre à boire : si les hommes qui boivent un peu d'alcool régulièrement ont moins de problème d'adénome que les autres, personne n'a montré que quelqu'un qui ne boirait pas, et chez qui des problèmes d'adénome arriveraient, pourrait s'en trouver guéri en se mettant à boire. Simplement, si l'on a l'habitude de boire un peu d'alcool de temps en temps, et que l'on a des problèmes d'adénome, ce n'est pas la peine de tout arrêter.

Pour le tabac, il est encore plus difficile à recommander quand on connaît les ravages que font les cigarettes sur la santé. Pourtant, si l'on observe les effets de la cigarette sur l'adénome, ils semblent plutôt protecteurs, quand on ne dépasse pas un paquet par jour. **Mais, là encore, la balance entre risques et bénéfices fait conseiller fortement d'arrêter de fumer.**[27]

SE SOIGNER PAR LES PLANTES

De grandes découvertes pharmaceutiques sont dues aux plantes : l'aspirine, antipyrétique et antiagrégant plaquettaire, dérivée de l'écorce du saule pleureur ; la quinine, antipaludéen extrait de l'écorce de quinquina d'Amérique du Sud ; la colchicine, utilisée pour traiter la goutte, est dérivée du colchique ; mais aussi des anticancéreux comme la Navelbine, utilisée contre les leucémies, dérivée de la pervenche de Madagascar, ou tout récemment le Taxotère, utilisé contre les cancers du sein et de la prostate et dérivé, lui, de l'écorce de l'if.

Pour soigner l'adénome de la prostate, il y a de nombreuses substances végétales disponibles en herboristeries ou sur Internet. Selon mon expérience en consultation, les patients sont très attachés aux graines de courges, au *Serenoa repens* (palmier de Floride) et au *Pygeum africanum* (prunier d'Afrique).

Les extraits de plante sont très populaires, puisqu'on estime que plus d'un patient sur deux soigné pour un adénome de la prostate en prend en complément des traitements que son médecin lui donne… et très souvent sans le lui dire. Ils bénéficient d'une excellente réputation de tolérance et d'innocuité. Leur mode d'action n'est pas connu en détail, mais le plus souvent les différents extraits de plante ont une action anti-inflammatoire et, pour certains d'entre eux, sur des cultures de cellules au laboratoire, de possibles actions antifibrotiques (*Pygeum africanum*), anti-5 alpha-réductase (Serenoa repens), ou antiproliférative (*Hypoxis rooperi*). Des preuves scientifiques de leur efficacité, il n'y en a pas beaucoup, mais il y en a pour au moins trois d'entre eux, le *Senenoa repens* (extrait des baies d'un petit palmier d'Amérique appelé aussi *saw palmetto*), le *Pygeum africanum* (extrait de l'écorce de prunier d'Afrique), qui tous deux, en France, sont commercialisés en pharmacie et délivrés sur prescription médicale (respectivement Permixon et Tadenan), et le bêta-sistostérol, phytostérol similaire au cholestérol, extrait d'une petite plante étoilée d'Afrique du sud (*Hypoxis rooperi*), et de certains pins et épicéas. À part le *Secale cereale*, qui n'est pas à proprement parlé un extrait de plantes, mais une préparation de pollen de huit différentes plantes de Suède et de Suisse, obtenue par digestion microbienne, dont le nom commercial est Cernilton. Là encore, son mode d'action n'est pas complètement clarifié (peut-être une réduction de l'activité 5 alpha-réductase en étude de laboratoire), ni d'ailleurs l'étendue de ses effets.

Que conseiller alors aux patients qui souhaitent se soigner eux-mêmes avec des plantes ? Cette démarche – qu'ils adoptent très fréquemment – peut améliorer leur situation, mais elle ne doit en aucun cas les détourner du cabinet de leur médecin car, en dehors des extraits de plante que l'on a cités, on ne connaît pas les effets à long terme de ces traitements sur l'adénome. Il faut que le médecin puisse évaluer s'il y a un risque ou non de blocage ou de détérioration de la vessie. En conclusion : se soigner soi-même, d'accord, mais pas tout seul !

Avant de commencer un traitement par les plantes, il faut avoir à l'esprit trois principes :

1. Tous les extraits commercialisés d'une même plante ne sont pas similaires : ils varient d'un fournisseur à l'autre, leur composition en principes potentiellement actifs dépendant de l'époque de la récolte, des conditions de séchage et de conservation.

2. Il peut y avoir un risque de contamination par d'autres plantes ou d'autres substances. On rappelle ce drame survenu en Belgique au début des années 1990, où de nombreuses femmes sont tombées malades après avoir pris un mélange d'herbes chinoises pour maigrir contenant, par erreur, une plante toxique pour les reins (*Aristolochia fangchi*)[28]. Il faut donc être très vigilant sur la source de production

et sur les contrôles des plantes que l'on prend. Dans ce contexte, avoir recours aux extraits de plantes délivrés en pharmacie sur ordonnance est un gage de sécurité.

3. Enfin, leur efficacité est individuelle. Chacun est son seul juge, et il faut être critique : si cela marche, on continue ; si cela ne marche pas, on arrête. Le principe est de faire un mois avec, un mois sans et de nouveau un mois avec : si on sent une différence, et qu'elle est en faveur du traitement, il faut le poursuivre ; sinon, en changer.[29]

Liste des extraits de plante utilisés dans le monde pour soigner l'adénome de la prostate, d'après Keehn A, *Can J Urol*, 2015.

Allium sativum	extrait d'ail
Althea officinalis	extrait de la racine de guimauve officinale, plante originaire d'Afrique
Arctostaphylos uva-ursi	extrait de busserole, buisson commun sous les latitudes septentrionales
Asteracantha longifolia	extrait des graines et des racines de Kokilaaksha, plante commune en Inde
Curcubita pepo	extrait des graines de cucurbitacées (courges)
Curculigo orchioides	extrait des fleurs de cette plante asiatique
Echinacea spp	extrait des racines de cette plante fleurie (astéracée) d'Amérique du Nord
Epilobium spp	extrait de cette plante fleurie des zones tropicales tempérées
Equisetum arvense	extrait de cette plante herbacée (prêle des champs) de l'hémisphère Nord
Ganoderma lucidum	extrait de ce champignon asiatique (reishi)
Hypoxis rooperi	extrait de cette plante fleurie originaire d'Afrique du Sud
Lactuca scariola	extrait de laitue sauvage, originaire d'Europe et d'Afrique du Nord
Lycopersicum esculentum	composé de la tomate, connu aussi sous le nom de lycopène
Opuntia ficus-indica	extrait du figuier de Barbarie, commun dans les régions semi-arides
Orbignya speciosa	extrait de l'écorce et des racines d'un palmier brésilien
Parmelia perlata	extrait de lichens des zones tempérées
Phellodendron amurense	extrait de l'écorce de l'arbre à liège
Pinus pinaster	extrait du pin maritime, commun dans le sud-ouest de la Méditerranée
Pygeum africanum	extrait de l'écorce de cet arbre à feuilles persistantes de l'Afrique sub-saharienne
Roystonea regia	extrait du palmier royal, originaire de Floride et du Mexique
Saxifraga stolonifera	extrait de cette plante vivace asiatique (saxifrage araignée)
Secale cereale	extrait du seigle
Serenoa repens	extrait des baies de ce palmier nain du sud-est des États-Unis
Telfairia occidentalis	extrait de cette plante ligneuse (et de ses graines) cultivée en Afrique de l'Ouest
Urtica dioica	extrait d'ortie (Europe et Asie)
Vaccaria segatalis	extrait de cette plante herbacée d'Eurasie
Zea mays	extrait de maïs

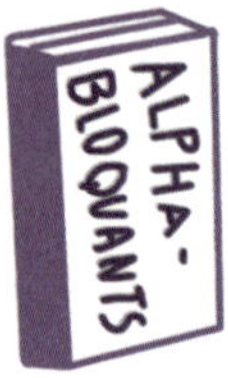

DES MÉDICAMENTS, POURQUOI FAIRE ?

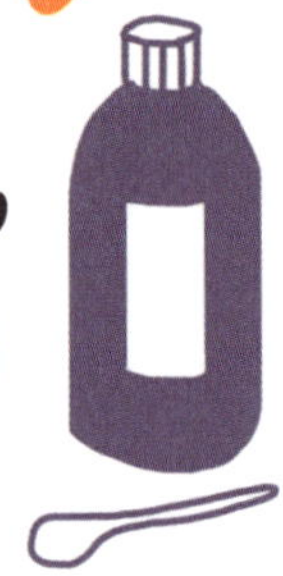

Tous les jours, en France, un peu plus d'un million quatre cent mille Français prennent un comprimé pour soigner leurs problèmes d'adénome de la prostate. Les médicaments les plus fréquemment utilisés sont les alphabloquants, qui représentent 60 % des prescriptions, et les extraits de plantes, qui représentent environ 30 % des prescriptions. Les 10 % qui restent se répartissent entre les autres molécules utilisables dans cette situation.[30]

TROIS FAMILLES DE MÉDICAMENTS

En dehors des extraits de plantes, il y a beaucoup de médicaments différents pour soigner l'adénome de la prostate. Ils se répartissent en trois familles.

• **Ceux qui agissent en décontractant les muscles prostatiques** : les alphabloquants, que l'on vient de citer, et les inhibiteurs de la phosphodiestérase de type 5 ;

• **ceux qui agissent en diminuant la taille de la prostate** : les inhibiteurs de la 5-alpha-réductase ;

• **ceux qui agissent en décontractant la vessie** : les parasympatholytiques et les beta2-sympato-mimétiques.

Ces trois familles de médicaments peuvent être associées entre elles, ce qui donne de nombreuses combinaisons possibles et augmente les chances de s'adapter aux symptômes de chaque patient.

Toutes les pommes ne sont pas rouges ni de même taille : nous ne sommes pas tous pareils non plus.

Dans la nature, il y a des pommes de toutes les couleurs et de toutes les tailles. De même, tous les êtres humains se ressemblent, mais **ils sont tous différents**. Cette diversité individuelle pose un problème quand on veut tester un médicament sur une maladie : il faut, en effet, que tous les malades testés se ressemblent le plus possible, soient tous bien portants, avec deux bons reins et un bon foie pour que le médicament soit bien transformé par l'organisme, n'aient pas d'autre maladie que celle sur laquelle on teste ce nouveau médicament, et ne prennent aucun traitement personnel avant de débuter l'étude.

Il faut donc sélectionner les patients pour avoir des malades « **parfaits** » pour l'étude. Cette sélection est très drastique : pour l'adénome de la prostate, sur 100 patients souffrant de cette maladie, seulement 16 sont « parfaits », remplissant toutes les conditions pour être inclus dans les protocoles d'étude. Ce sera sur ces 16 patients que le nouveau médicament de l'adénome sera testé. En fonction des résultats, si le nouveau médicament est efficace et bien toléré, il pourra être commercialisé et vendu au public. Ainsi, au bout de la chaîne, les patients « **tout venant** » prendront un médicament dont l'efficacité et la tolérance n'a été étudiée que sur 16 % d'entre eux, forcément non représentatifs de la totalité de la population. Il faut donc, après l'autorisation de mise sur le marché, encourager les registres d'étude d'efficacité et de tolérance de « vraie vie », qui, heureusement, sont régulièrement réalisés.[31]

VARIATION DU NOMBRE D'HOMMES TRAITÉS POUR LEUR ADÉNOME DE LA PROSTATE EN FONCTION DE LEUR RÉGION D'HABITATION. EN RÉGION PACA ON EST PLUS TRAITÉ QU'EN BRETAGNE : UNE SIMPLE QUESTION DE CLIMAT ? (VOIR PAGE 82)

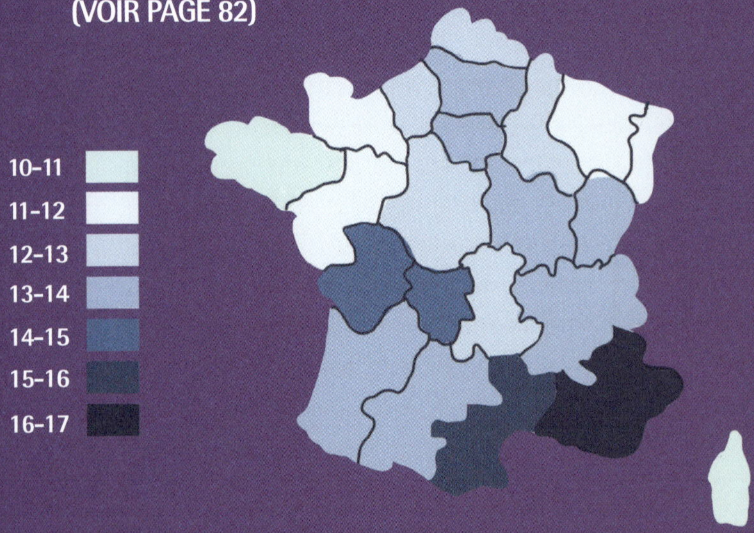

Taux de traitements médicaux pour 100 000 hommes de plus de 50 ans.

DÉCONTRACTER LES MUSCLES PROSTATIQUES

• Les alphabloquants : **alfuzosine, tamsulosine, doxasosine, térazosine, silodosine**

Ce sont des médicaments qui relâchent le tonus de base des muscles de la prostate. Ils agissent également sur les muscles de la paroi des artères.

D'ailleurs, au départ, ces médicaments avaient été développés pour soigner l'hypertension artérielle, mais leur efficacité dans l'**hypertension** n'est pas suffisante. En relâchant la contraction des muscles prostatiques, ils améliorent le passage de l'urine. L'augmentation de la force du jet est constatée presque tout de suite : 1 heure et demie après la prise du premier comprimé, le jet est déjà plus fort.

On en prend un comprimé tous les jours, le matin ou le soir. Ce sont des médicaments bien tolérés dans l'immense majorité des cas, mais qui peuvent parfois provoquer des sensations de vertiges ou des baisses de tension artérielle, avec des malaises quand on passe de la position couchée à la position debout. Cet effet est dû à la baisse de tension produite par ces médicaments qui, on le rappelle, étaient des antihypertenseurs au départ. Ces malaises peuvent entraîner des chutes, et de ce fait, augmenter le risque de fractures du col du fémur chez les personnes les plus âgées. Il faut donc débuter le traitement avec prudence, le temps que le corps s'adapte : quand on se lève, respecter un passage en position assise de quelques instants avant de se mettre debout.

Certains **alphabloquants** (**tamsulosine et silodosine**) retentissent sur l'éjaculation, en bloquant la contraction des vésicules séminales : la quantité de sperme est réduite lors de l'éjaculation, voire les éjaculations sont « sèches », sans émission de sperme du tout. Il s'agit d'une anéjaculation. Ces effets sont immédiatement réversibles à l'arrêt du traitement.[32-33-34]

• Les inhibiteurs de la phosphodiestérase de type 5

Le nom ne vous dit rien, mais si on vous révèle que c'est la famille du Viagra, cela vous parle déjà plus. Mais alors que vient faire un médicament qui améliore les érections dans le traitement de l'adénome ? C'est un nouveau traitement de l'adénome, que l'on l'utilise depuis quelques années seulement. S'il marche dans les problèmes d'érection, c'est parce

LA RÉPONSE EST DANS LES URINES...

Éjaculation rétrograde ou **anéjaculation** à cause des médicaments ? Pendant de nombreuses années, la question s'est posée : lorsqu'on prend certains alphabloquants (en particulier, la tamsulosine et la silodosine) pour traiter ses problèmes d'adénome de la prostate, et que l'on constate une réduction de la quantité de sperme, voire sa disparition complète, s'agit-il d'une éjaculation rétrograde, où le sperme existe mais ne sort pas car il est expulsé vers la vessie lors de l'orgasme ? Ou s'agit-il d'une anéjaculation où le sperme n'est plus fabriqué ?

Ce sont deux urologues de La Nouvelle-Orléans, en Louisiane, les docteurs **Wayne J. G. Hellstrom** et **Suresh C. Sikka,** qui ont apporté la solution : il s'agit d'une **anéjaculation.** Comment l'ont-ils prouvé ? Ils ont demandé à 48 volontaires rémunérés de se masturber, puis de prendre 4 jours d'un **alphabloquant** (tamsulosine ou alfuzosine), ou d'un placebo, et de se masturber de nouveau. À chaque fois, leurs urines étaient collectées immédiatement après l'éjaculation.

Avec la tamsulosine, la quantité de sperme au 5e jour est bien inférieure à celle du départ, et, pour un tiers de ces volontaires, il n'y a plus de sperme du tout, mais, en même temps, il n'y a pas de sperme dans les urines, ce qui prouve que cette réduction de la quantité de sperme n'est pas une éjaculation rétrograde (on aurait trouvé alors du sperme dans les urines), mais bien une anéjacuation induite par le traitement. CQFD. Avec l'alfuzosine ou le placebo, il n'y a pas de modification notable de l'éjaculation.

qu'il arrive à décontracter le tissu musculaire des corps caverneux de la verge. Cette décontraction musculaire permet au sang de mieux arriver et de plus rigidifier la verge. Des muscles de corps caverneux à ceux de la prostate, il n'y a, si l'on peut dire, qu'un pas. Et ce pas a été franchi : un médicament de cette famille, le tadalafil (vendu sous le nom de Cialis), est à la fois capable de décontracter les muscles des corps caverneux et ceux des muscles de la prostate, donc d'améliorer à la fois les problèmes d'érection et d'adénome de la prostate.

Pour le prouver, le **tadalafil** a été comparé à un alphabloquant (la tamsulosine) dans une grande étude portant sur 500 patients. Les deux traitements ont une efficacité similaire sur les problèmes urinaires mais, en plus, le tadalafil améliore les érections des patients. On ne peut utiliser que le tadalafil et pas les autres molécules de la même famille (sildénafil, vardénafil, avanafil), car le tadalafil est le seul à avoir une durée d'action assez longue pour permettre la prise d'un seul comprimé par jour.[35]

C'est un traitement bien toléré. Pendant des années, son prix élevé (environ 80 euros par mois, non remboursés par la Sécurité sociale) a limité son utilisation. L'arrivée de génériques moins chers laisse penser qu'il sera utilisé de plus en plus : en effet, un homme sur deux qui a des problèmes urinaires dus à un adénome a en même temps des difficultés d'érection, et ce médicament est efficace sur les deux à la fois.

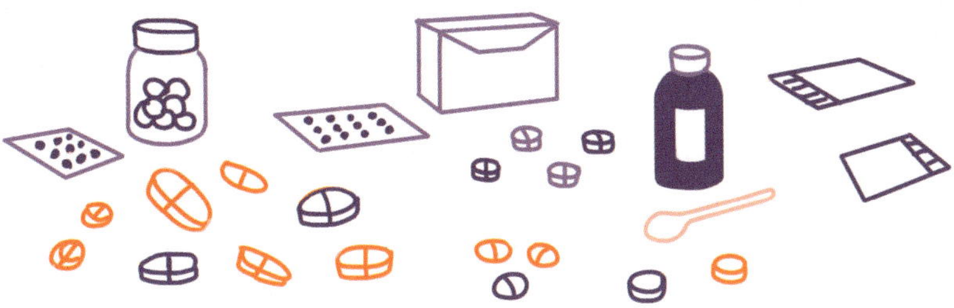

RÉDUIRE LA TAILLE DE LA PROSTATE : LES INHIBITEURS DE LA 5-ALPHARÉDUCTASE : FINASTÉRIDE ET DUTASTÉRIDE

Disons-le tout de suite, aucun médicament ne peut faire fondre la prostate et vous redonner une prostate de jeune homme. Au mieux, la famille de médicaments dont il s'agit ici arrive à réduire de 20 à 25 % la taille de la prostate. C'est déjà pas mal, et ça permet souvent d'améliorer la situation. Pourtant, quand ce médicament est apparu, après des années de mise au point, ce fut une révolution : ça y était, on avait réussi à trouver un médicament qui allait remplacer les opérations pour les adénomes de la prostate. Avec ce traitement, la prostate allait tellement diminuer que plus aucune opération ne serait nécessaire... On a un peu déchanté par la suite, lorsque de grandes études analysant plusieurs milliers de patients ont montré que, certes, la prostate diminuait de taille mais, d'une part, pas chez tout le monde, et d'autre part, quand elle se modifiait, c'était au maximum une réduction de 20 à 25 % de son volume. Ces mêmes études ont montré que ce traitement ne remplaçait pas la chirurgie, mais il permettait quand même de réduire le risque d'être opéré de 25 %.[36-37]

Les deux médicaments finasteride et dutasteride mentionnés réduisent également de 25 % le risque de rétention, ce qui est très appréciable quand on sait le drame que représente la rétention dans la vie d'un patient. À la dose d'un comprimé par jour, ces deux médicaments améliorent les symptômes urinaires, mais pas tout de suite. Contrairement aux alphabloquants, qui ont un effet immédiat, il faut attendre environ 6 mois – le temps que la prostate change – pour voir l'effet des inhibiteurs de la 5 alpha-réductase. Il est recommandé que le patient utilise un préservatif si sa partenaire peut être potentiellement enceinte, car des traces de médicaments sont retrouvées dans le sperme, ce qui peut provoquer des anomalies du développement des organes génitaux du fœtus.

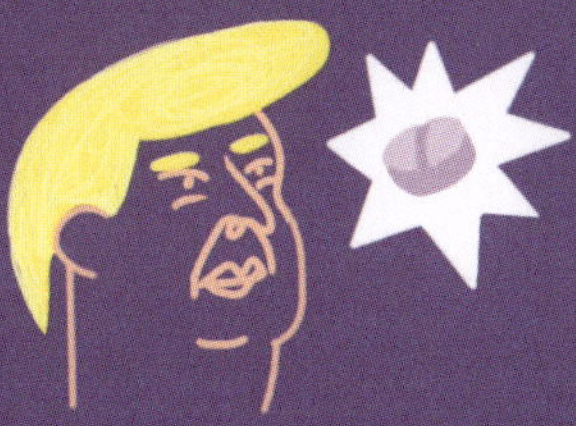

DU SECRET DES « MACHIHEMBRAS » DE RÉPUBLIQUE DOMINICAINE À UN MÉDICAMENT TRAITANT L'ADÉNOME DE LA PROSTATE… ET QUI FAIT REPOUSSER LES CHEVEUX DE DONALD TRUMP !

En 1974, le secret des « **Machihembras** » était découvert. Les Machihembras, littéralement « **d'abord femme, puis homme** », également appelés « **guevedoces** », signifiant « **pénis à 12 ans** », sont des pseudo-hermaphrodites vivant en République dominicaine. Nés avec des organes génitaux externes féminins, ils se masculinisent à la puberté avec l'apparition d'un pénis, mais gardent une prostate atrophiée toute leur vie. Jusqu'en 1974, personne ne savait pourquoi. Cette année-là, il a été montré que ce pseudo-hermaphrodisme était dû à un défaut congénital : une enzyme appelée la 5-alpharéductase, qui transforme la testostérone, hormone mâle, en dihydrotestostérone. C'est la dihydrotestostérone qui est active sur la prostate et la fait se développer. La constatation que ce manque de 5-alpharéductase était responsable chez les Machihembras parvenus à l'âge adulte d'une atrophie de la prostate a donné l'idée aux chercheurs de l'industrie pharmaceutique de créer un médicament bloquant cette enzyme, et qui pourrait être prescrit aux hommes pour faire régresser la prostate.

Dix-huit années ont été nécessaires pour qu'une molécule capable de la bloquer devienne un médicament : le finastéride, inhibiteur de la 5-alpharéductase. Après de nombreuses et très importantes études, sur plusieurs milliers de patients, le finastéride a été approuvé dans le traitement de l'HBP : sous finastéride, la prostate, n'étant plus stimulée par la testostérone, diminue effectivement un peu de taille, et les symptômes urinaires s'améliorent.

L'alopécie androgénétique est une autre anomalie liée à la testostérone qui peut être traitée par le finastéride : il s'agit de ces hommes jeunes, chauves avant l'âge, qui voient leur front se dégarnir à partir des golfes temporaux. De petites doses quotidiennes de finastéride, 1 mg/jour contre 4 pour la prostate, permettent de faire repousser leurs cheveux.

D'après les révélations du Docteur Harold Bronstein, rapportées par l'*Express* et non confirmées par la Maison-Blanche, **le président des États-Unis en prendrait depuis plusieurs années…**[38]

Les inhibiteurs de la 5-alpharéductase, comme leur nom l'indique, bloquent la 5-alpharéductase, cette enzyme qui transforme, dans les cellules de la prostate, la testostérone en dihydrotestostérone. C'est la dihydrotestostérone qui stimule la croissance des cellules prostatiques. Donc, en prenant un inhibiteur de la 5-alpharéductase, on bloque la croissance des cellules prostatiques. Cela se traduit par une baisse du PSA, le PSA étant le reflet de l'activité des cellules prostatiques. Sous traitement, le PSA est approximativement divisé par deux. Cette baisse du PSA ne masque pas un éventuel cancer sous-jacent. Au contraire, le PSA doit baisser sous traitement, et il ne doit pas remonter. S'il s'élève sous traitement, c'est là qu'il faut chercher un possible cancer.[39]

Cet effet sur le PSA est particulièrement utile en cas de **grosse prostate** avec un PSA élevé : si, sous traitement, le PSA baisse et ne remonte pas, l'élévation du PSA était bien due seulement à l'adénome ; si, au contraire, le PSA remonte après quelques mois de traitement, l'élévation du PSA est peut-être liée à un cancer associé, qu'il faut alors chercher.

Ainsi, les inhibiteurs de la 5-alpharéductase ne favorisent pas la survenue d'un cancer de la prostate ou ne le masquent pas : au contraire, ils semblent plutôt sensibiliser le PSA pour la détection d'un cancer préexistant. Un traitement par inhibiteurs de la 5-alpharéductase doit donc être suivi par des dosages réguliers du PSA, tous les 6 mois au départ, puis tous les ans après 2 ans. Malheureusement pour ces molécules, le fait de sensibiliser la détection du cancer a fait que, dans les études, on a trouvé plus de cancers agressifs chez les patients qui en prenaient que chez les patients qui n'en prenaient pas, et cette mention a été ajoutée dans les mentions légales, notes d'information destinées au public que l'on trouve dans les boîtes de médicaments. Sur ces notes on peut aussi lire qu'en les prenant, il y a un risque de cancer du sein. Si ce risque existe il est très faible, et les études récentes ne l'ont pas confirmé.

Ces médicaments peuvent interférer avec la sexualité : chez 20 % des hommes, ils provoquent des difficultés d'érection et une baisse de libido. Ces effets secondaires arrivent éventuellement dans les 6 premiers mois de traitement. Passé cette période, si le traitement est bien toléré, il le restera. Mais dans le cas où ces effets secondaires sont constatés, il faut immédiatement arrêter le traitement, car, dans certains cas, ils peuvent persister même après l'arrêt. Cette persistance est surtout mise en cause avec l'utilisation du finastéride à petite dose, utilisé pour faire repousser les cheveux (voir p. 75).

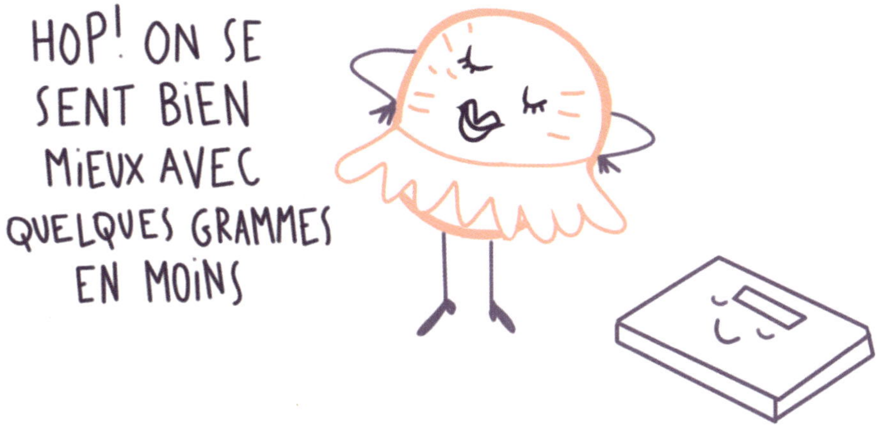
HOP! ON SE SENT BIEN MIEUX AVEC QUELQUES GRAMMES EN MOINS

DÉCONTRACTER LA VESSIE : LES PARASYMPATHOLYTIQUES ET LES BÊTA-2-SYMPATO-MIMÉTIQUES

Comme on l'a vu, en cas d'adénome de la prostate obstructif, la **vessie doit se contracter plus fortement pour se vider**, en faisant passer les urines au travers de la prostate. Ces fortes contractions répétées à chaque fois que l'on urine, tous les jours pendant des années, vont finir par modifier le comportement de la vessie : elle devient plus sensible, tolérant de moins en moins d'être remplie. Cela se manifeste par des envies plus fréquentes, pressantes, voire impérieuses, et il peut même y avoir des fuites tellement l'envie est forte et ne peut être retenue. Ces contractions ne peuvent plus être contrôlées, elles sont pour ainsi dire réflexes, survenant dès que l'urine commence à remplir la vessie.

Prendre des médicaments qui décontractent la prostate ou qui réduisent sa taille va améliorer le passage des urines au travers de la prostate, mais pas les anomalies des contractions vésicales – en tout cas pas rapidement ou pas complètement.

Pour contrer les contractions réflexes de la vessie, il faut donc avoir recours à des médicaments complémentaires. Il y a deux façons d'agir : soit bloquer la contraction, soit stimuler la relaxation. Et on a ainsi recours à deux types de médicaments agissant soit sur les nerfs qui commandent la contraction, soit sur ceux qui commandent la relaxation de la vessie.

Attention : bloquer la contraction ou stimuler la relaxation diminuera la puissance des contractions de la vessie et pourra provoquer un blocage. Avant de commencer ces traitements, il faut être sûr que la vessie se vide bien, c'est-à-dire qu'il reste moins de 200 ml d'urine dans la vessie après avoir fini d'uriner.

La contraction de la vessie est sous la dépendance du système nerveux autonome parasympathique : quand on bloque celui-ci, on bloque la contraction. C'est ce que font les médicaments dits « **parasympatholytiques** ». Ce sont les traitements les plus anciens des contractions vésicales inappropriées. Les molécules impliquées s'appellent oxybutinine, solifénacine, toltérodine ou chlorure de trospium. Ces médicaments sont très efficaces, mais ont des effets secondaires dus au fait qu'ils bloquent aussi d'autres fonctions du système parasympathique dans l'organisme. Ainsi, quand on en prend, on risque d'avoir la bouche sèche, car le système parasympathique commande la sécrétion salivaire, ou d'être constipé, car le système parasympathique commande les contractions de l'intestin.

Le système parasympathique est également impliqué dans la commande de certaines fonctions supérieures, et en particulier celle de la mémoire. Il faut être extrêmement prudent si l'on prend un parasympatholytique et que l'on souffre de la maladie de Parkinson ou que l'on a des problèmes de mémoire. Dans ces cas, ces médicaments peuvent aggraver les pertes de mémoire[40-41], et même augmenter – en quelques années – le risque de démence en cas de maladie de **Parkinson** (voir p. 80-81). Enfin, ces médicaments ne doivent pas être pris si on a un glaucome à angle aigu, c'est-à-dire une hypertension dans les yeux, car ils aggravent la situation.

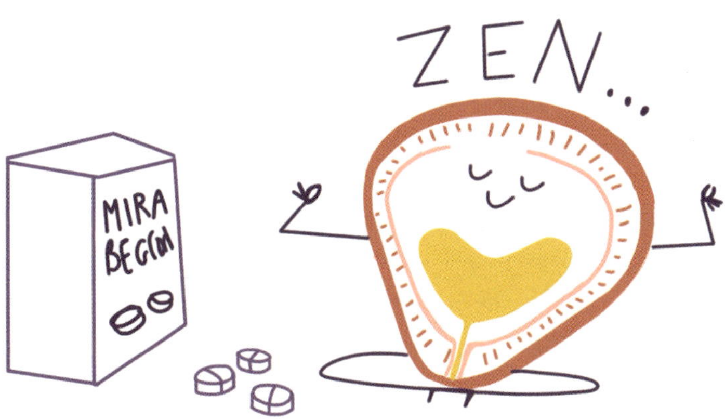

La stimulation de la relaxation de la vessie est sous la dépendance du système sympathique : quand on stimule ce dernier, la vessie se décontracte. C'est ce que fait le mirabegron, un agoniste des récepteurs sympathiques bêta-3. Il est, pour l'instant, le seul dans sa catégorie.

Le **mirabegron** (commercialisé sous le nom **Betmiga 50**, à la dose d'un comprimé par jour) semble être aussi efficace qu'un parasympatholytique, mais il n'en a pas les effets secondaires. Les patients le préfèrent souvent aux anticholinergiques. Il peut être associé aux parasympatholytiques pour plus d'efficacité, et peut marcher si les parasympatholytiques ne sont pas assez efficaces. Son non-remboursement par la Sécurité sociale en limite l'utilisation.[42-43]

ET SI C'ÉTAIT UNE MALADIE DE PARKINSON ET PAS UN PROBLÈME DE PROSTATE ?

La maladie de Parkinson est la seconde maladie neurologique dégénérative la plus fréquente après la maladie d'Alzheimer. Elle touche 2 % des hommes de plus de 65 ans, et les problèmes urinaires sont souvent présents (80 % des cas), à type de mictions fréquentes, d'envies impérieuses difficiles à contrôler ou de fuites.

Ces symptômes urinaires peuvent survenir à tous les stades de la maladie, même dès le tout début, voire être le premier signe révélateur de la maladie. L'homme se plaint d'uriner trop souvent et d'avoir du mal à se retenir… et on note un discret tremblement des mains ou une certaine rigidité pour se déplacer : ces signes font fortement suspecter le diagnostic qui, jusque-là, n'était pas connu.

La raison pour laquelle le patient a de telles envies fréquentes et pressantes est que la maladie de Parkinson implique une perte de certains neurones (dopaminergiques) qui commandent les mouvements, mais aussi les contractions de la vessie. Les problèmes de vessie vont disparaître avec le traitement de la maladie de Parkinson. Si ce n'est pas complètement le cas, il ne faut donner qu'avec prudence des médicaments anticholinergiques qui, en cas de maladie de Parkinson peuvent augmenter le risque de démence en quelques années. D'après une étude norvégienne déjà ancienne, lorsqu'on prend des antiparasympatholytiques et que l'on a une maladie de Parkinson, le risque de démence est multiplié par deux.[44] En alternative, on peut prendre un sympathomimétique, le mirabegron, qui n'a aucun effet secondaire sur les fonctions supérieures : aucun risque de perturbation de la mémoire ou de démence.

Enfin, un homme peut avoir à la fois une **maladie de Parkinson** et un **adénome de la prostate**. Dans ce cas, il a à la fois des envies fréquentes et un jet un peu faible, et le traitement de la **maladie de Parkinson** ne permet pas de faire cesser les problèmes urinaires. Dans ces conditions, attention : opérer de la prostate quand on a une maladie de Parkinson crée un grand risque d'incontinence après l'opération par mauvais contrôle des contractions vésicales. Pour faire la part des choses, on peut simuler l'opération en mettant un stent dans la prostate pour l'ouvrir : si, avec le stent, le patient va mieux et n'a pas de fuite, alors on peut l'opérer sans risque (voir page 100).

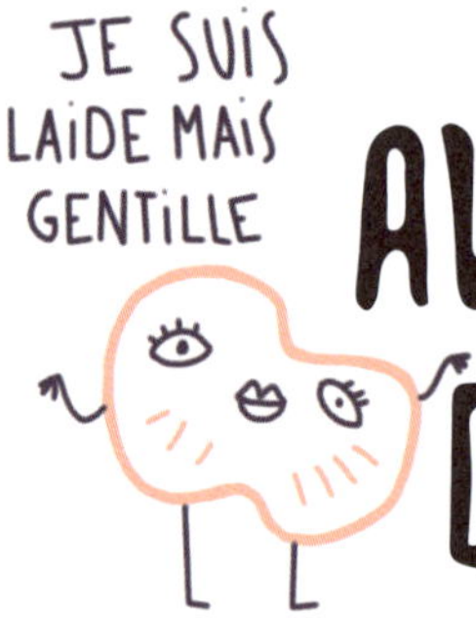

AVEZ-VOUS BESOIN D'ÊTRE TRAITÉ ?

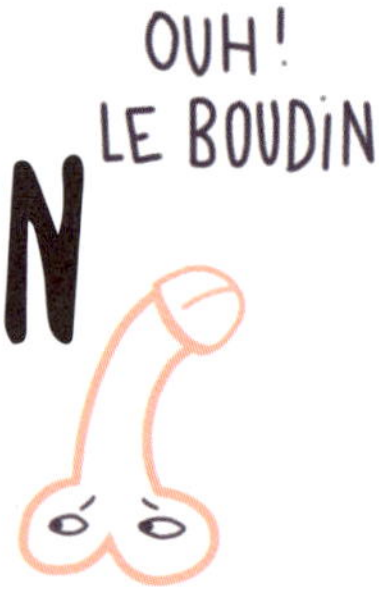

Le fait d'avoir un adénome de la prostate ne justifie pas en lui seul d'avoir un traitement : on ne traite pas une prostate simplement parce qu'elle est grosse. Un patient se traite seulement si sa grosse prostate le gêne, ce qui – nous l'avons vu – n'est le cas que pour environ 20 % des hommes qui ont une grosse prostate.

DIS-MOI OÙ TU HABITES...

De façon surprenante, le taux de traitement pour adénome de la prostate varie en fonction de l'endroit où l'on habite en France, alors que le risque d'avoir des symptômes gênants à cause de sa prostate ne dépend pas de ce même paramètre. Ne pas consulter le spécialiste pourrait s'expliquer par le manque d'urologues dans certaines régions ou par la moindre attention à leur santé de la part de nos concitoyens. (voir carte page 70)

COMMENT CHOISIR SON OU SES MÉDICAMENTS ?

En principe, on commence par un extrait de plantes sur ordonnance (*Pygeum africanum* ou *Serenoa repens*) ou un alphabloquant. Et si cela ne marche pas, on modifie le traitement.

• Si ça ne marche pas en raison de la persistance d'un jet faible et difficile, et que la prostate est grosse, **on associe alphabloquant et inhibiteur de la 5-alpharéductase**.

- Si ça ne marche pas en raison de la persistance d'envies fréquentes et pressantes, on associe alphabloquant et anticholinergique ou agoniste des récepteurs bêta-adrénergiques.

- Enfin, si ça ne marche pas en raison de difficultés d'érection persistantes, on remplace le traitement pas un inhibiteur de la phosphodiestérase de type 5.

FAUT-IL PRENDRE UN TRAITEMENT TOUTE SA VIE ?

Le but du traitement de l'adénome de la prostate est, bien évidemment, de soulager les symptômes dont on se plaint, mais aussi d'éviter que la situation ne s'aggrave et n'impose la nécessité d'une opération.

Pendant longtemps, on a cru qu'aucun médicament n'était capable de changer le cours des choses et que, si un patient devait être opéré de sa prostate un jour, il le serait quels que soient les médicaments que l'on puisse lui donner.

Les choses ont changé depuis une quinzaine d'années avec l'arrivée des inhibiteurs de la 5-alpharéductase qui diminuent le risque d'être opéré et celui de rétention, et avec le développement des alphabloquants qui sont capables de faire uriner à nouveau les patients qui sont en rétention.

La logique est donc de ne donner des médicaments de façon prolongée, c'est-à-dire toute leur vie, avant tout qu'aux patients qui sont à risque d'aggravation avec le temps, pour justement éviter cette aggravation. En clair, la logique ne serait donc de ne prendre un traitement à vie que si on a des risques d'aggravation avec le temps. Comme on l'a vu précédemment, ce sont les patients les plus âgés, qui ont les prostates les plus grosses, le débit urinaire le plus faible et le résidu post-mictionnel le plus important chez lesquels un traitement à vie est souhaitable.

« Officiellement et statistiquement », le risque augmente à partir de 62 ans, de symptômes mesurés par l'échelle IPSS supérieurs à 17, d'un volume de prostate > 31 g, avec un taux de PSA > 1,6 ng/ml, d'un débit maximal < 10,6 ml/sec, et d'un résidu post-mictionnel > 39 ml. Il faut souligner que, ces valeurs n'étant que statistiques, elles ne peuvent être appliquées directement à chaque cas particulier, et que le risque n'augmente que faiblement à partir de ces valeurs.

Il s'agit d'une tendance : **plus on est âgé et plus la prostate est grosse et gênante, plus il y a de risque de complications avec le temps, et plus on sera enclin à conseiller un traitement à vie.**

Dans les autres cas, avec le temps, la situation va soit rester la même, soit s'améliorer spontanément. Pour ces patients, qui n'ont que peu de risque d'aggravation dans la durée, il est possible de tenter d'interrompre le traitement après 3 mois, et de ne le reprendre que si les symptômes reviennent.

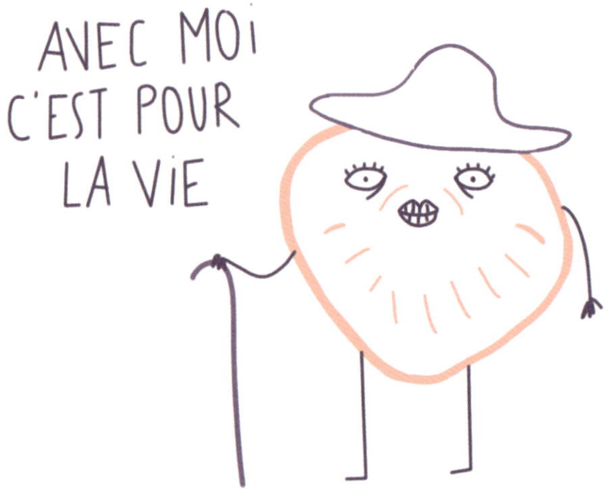

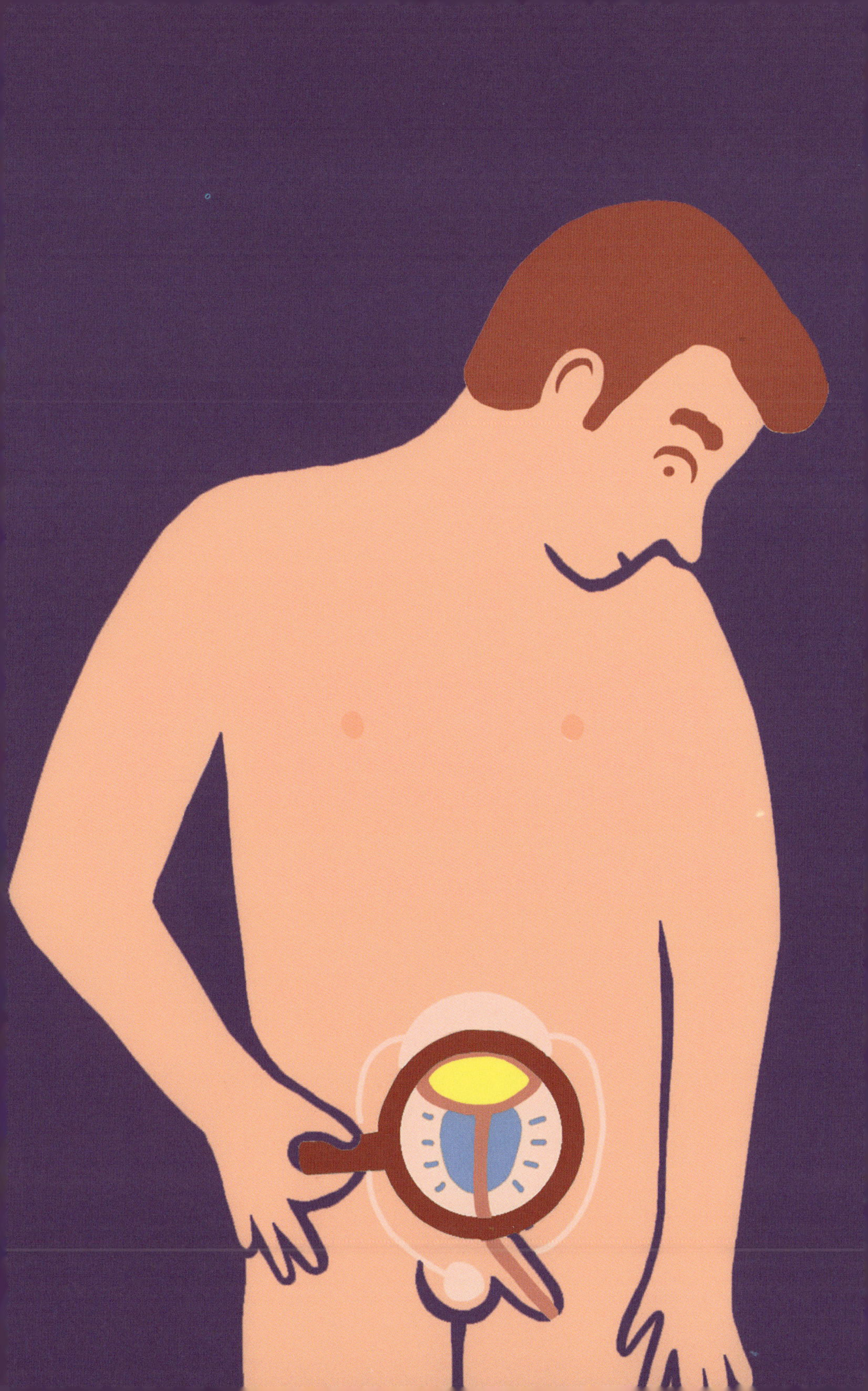

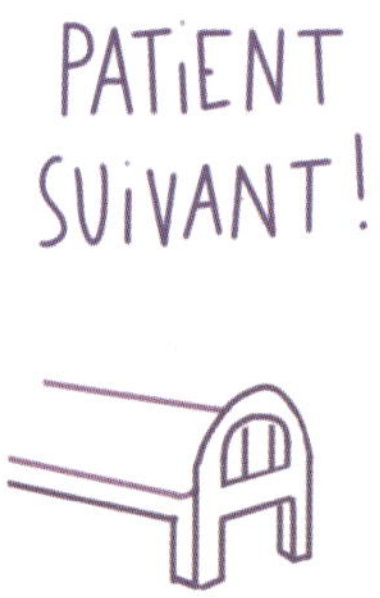

QUAND IL FAUT PASSER AU BLOC

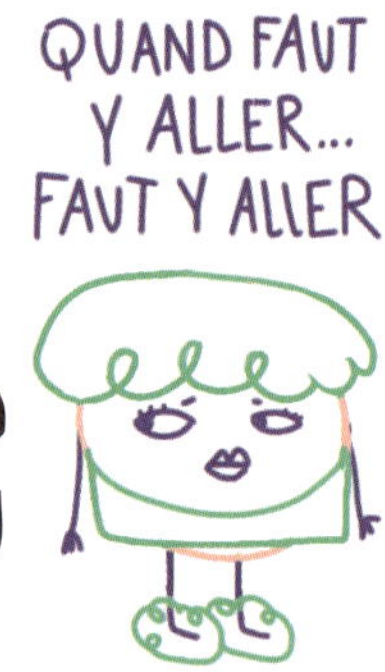

L'opération consiste à enlever l'adénome de la prostate, c'est-à-dire l'excroissance qui bloque la sortie de la vessie : on n'enlève donc pas toute la prostate, à l'inverse de ce que l'on fait en cas de cancer de la prostate, mais seulement l'adénome qui s'est formé en son centre. En effet, la limite entre l'adénome qui a poussé au centre de la prostate et le reste de la prostate qui est autour – et que l'on appelle, de ce fait, la prostate périphérique –, est bien visible.

FAUT-IL OPÉRER ?

Très schématiquement, il faut opérer dans deux situations :

1. **En cas de complications** (rétention complète, calculs de vessie, saignements importants ou infections répétées), ou de risque de complications (rétention chronique avec résidu post-mictionnel important. **C'est alors le médecin qui propose l'opération**.

2. En cas de persistance des symptômes urinaires gênants (pousser pour uriner, mictions fréquentes) malgré les médicaments. C'est alors le patient qui demande à être opéré, car il n'en peut plus de vivre comme ça.

FAUX ET USAGE DE FAUX : ATTENTION AUX FAUX RÉSIDUS POST-MICTIONNELS

Le résidu post-mictionnel est ce qui reste d'urine dans votre vessie après avoir uriné. Normalement, il doit rester moins que l'équivalent d'un verre (200 ml). Un volume de résidu élevé est le signe que la vessie a du mal à se vider et qu'elle s'abîme. Pour les urologues, c'est un élément de décision pour proposer une opération de l'adénome.

Alors, attention à ne pas fausser la donne si, comme on vous l'aura demandé, vous buvez d'un coup 1 litre d'eau avant l'examen pour que votre vessie soit bien pleine, lorsque le radiologue fera votre échographie ; elle sera distendue et aura du mal à se vider quand il vous demandera soudainement d'aller uriner et de revenir le plus vite possible pour mesurer ce qui reste dans votre vessie. Surtout si les toilettes donnent directement dans la salle d'attente et que tout le monde se demande quand vous allez sortir. Alors, vous aurez du mal à uriner, quelques gouttes seulement, et en revenant, comme il restera beaucoup d'urine dans votre vessie, le radiologue écrira sur le compte-rendu que le résidu est important.

Pourtant, vous irez de nouveau uriner, dès la sortie, dans le premier café venu et alors vous viderez complètement votre vessie. L'évaluation de votre résidu a été faussée par les conditions de l'examen, et vous risquez de vous faire opérer pour rien !

Pour mesurer un résidu, il ne faut pas que la vessie soit pleine avant l'examen. Ne buvez pas. Et si le radiologue vous gronde parce que votre vessie est vide et qu'il ne la voit pas, c'est gagné. C'est ce que vous vouliez savoir : vous n'avez pas de résidu.

EN QUOI CONSISTE L'OPÉRATION ?

Pendant mes premières années d'études de médecine, **je trouvais que les urologues étaient vraiment des chirurgiens très forts pour arriver à enlever l'adénome qui entoure le canal de l'urètre sans abîmer ce dernier**. J'ai été déçu en comprenant que le canal de l'urètre est, à cet endroit, au milieu de la prostate, formé par la prostate elle-même. Ce n'est pas un tube qui traverse la prostate, mais la prostate ménage un passage en son centre. Ainsi, quand la prostate grossit, ce passage se rétrécit. Pour dégager le passage, on supprime l'adénome et le canal s'en trouve immédiatement élargi, la nouvelle « paroi » du canal de l'urètre étant formée par la prostate périphérique qui reste.

Imaginez-vous dans un bateau sur le canal du Midi. Tout d'un coup, un éboulis des berges vous empêche d'avancer. Vous allez, avec pelles et pioches, creuser les berges pour les élargir afin de pouvoir passer, ou bien l'agence du canal du Midi va faire appel à un dragueur pour gratter les berges du canal. C'est, toutes proportions gardées, ce que font les urologues quand ils opèrent un patient de son adénome : ils remontent par le canal de l'urètre depuis le méat au bout du gland, et quand ils arrivent sur l'éboulis formé par l'excroissance de la prostate, ils n'utilisent ni pelles, ni pioches, ni dragueur, mais une petite anse électrique coupante et ils découpent, par l'intérieur, la prostate en petits copeaux pour élargir le passage. Cette opération s'appelle la « résection endoscopique de la prostate ». Les petits copeaux sont ensuite évacués avec une grosse seringue aspirante.

La résection endoscopique de la prostate est l'une des opérations les plus fréquemment réalisées en France : environ 60 000 Français sont opérés de leur adénome tous les ans. Le nombre d'opérations varie en fonction des différentes régions de France sans que l'on en connaisse précisément les raisons. On peut penser que, quelle que soit la région où l'on habite en France, on a le même risque d'être gêné des problèmes d'adénome de la prostate en fonction de son âge. Il y a pourtant de grandes différences d'une région à l'autre. Une explication possible serait un nombre insuffisant d'urologues disponibles dans certaines régions.

VARIATION DU NOMBRE D'HOMMES OPÉRÉS POUR LEUR ADÉNOME DE LA PROSTATE EN FONCTION DE LEUR RÉGION D'HABITATION : PRESQUE DEUX FOIS PLUS D'OPÉRATIONS POUR ADÉNOME DE LA PROSTATE EN CHAMPAGNE-ARDENNES QUE DANS LE NORD-PAS-DE-CALAIS VOISIN.

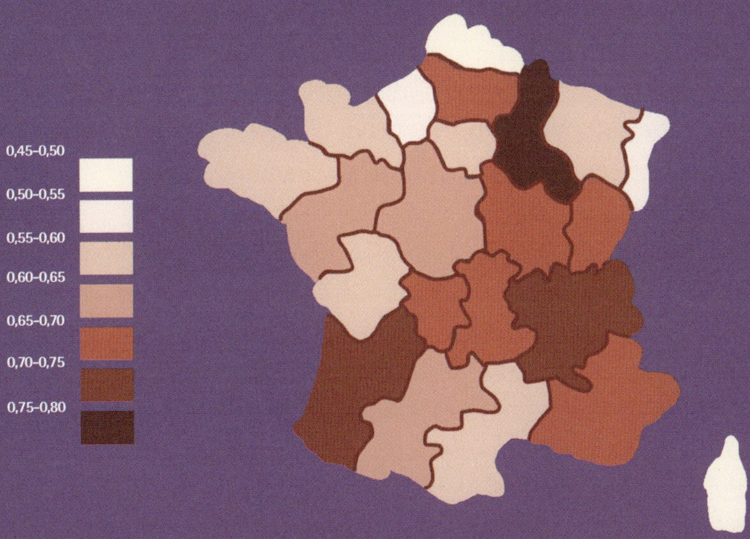

Taux d'opérations pour 100 000 hommes de plus de 50 ans.

LES OPÉRATIONS DE L'ADÉNOME EN PRATIQUE

Il existe deux façons d'opérer :

1 **La résection endoscopique de la prostate** : on en a vu le principe, c'est un grattage de la prostate fait par l'intérieur du canal de l'urètre. Effectivement, cette intervention s'appelle une résection (réséquer signifie « enlever ») endoscopique (c'est-à-dire « examen médical visuel de l'intérieur ») de la prostate. On peut remplacer le découpage en petits copeaux avec une anse électrique (résection) par une vaporisation de l'adénome avec un laser. Le principe est le même, ce qui change, c'est l'instrument qu'utilise le chirurgien.

C'est une opération qui se fait sous anesthésie complète ou du bas du corps (anesthésie rachidienne). Elle dure environ 1 heure et peut, dans certains cas, être réalisée en chirurgie ambulatoire, le patient rentrant chez lui le soir. En fin d'intervention, le chirurgien installe une sonde vésicale et, éventuellement, un lavage continu par la sonde avec du sérum physiologique le temps que le saignement s'arrête.

Lorsque la prostate est toute petite – cela arrive, car un adénome de petite taille « mal placé » peut aussi empêcher l'urine de passer –, l'intervention se limite parfois à une simple incision de la prostate. Le fait de fendre la prostate desserre l'anneau qu'elle forme et élargit son canal central, ce qui permet à l'urine de mieux passer. On appelle ceci une « incision cervico-prostatique » : « cervico » car, dans la même incision, le chirurgien incise le col de la vessie qui recouvre la prostate ; en effet, le col de la vessie peut, lui aussi, être trop serré.

LE LASER ET LA PROSTATE

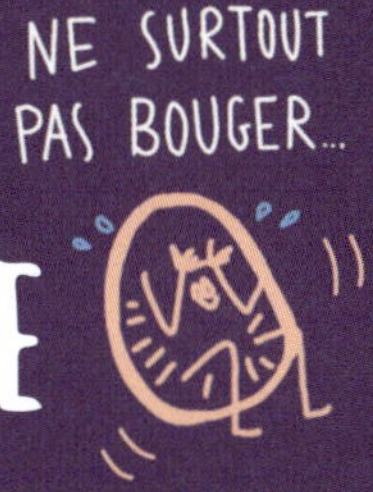

Le laser fait partie des grands mythes de nos sociétés modernes, à la fois symbole et synonyme de haute technologie et de garantie d'efficacité.

Un **laser** n'est, comme son nom qui est un acronyme (***light amplification by stimulated emission of radiation***) l'indique, qu'une lumière particulière, faite d'une seule couleur. Lorsque ce rayon lumineux rencontre un obstacle, l'énergie qu'il renferme est absorbée par cet obstacle et transformée en chaleur. Avec un laser, on peut donc brûler les tissus, mais il brûle tout sur son passage : rien ne doit s'interposer entre le rayon laser et la structure à brûler.

Appliqué à la prostate, il est parfaitement possible d'introduire une fibre laser dans un appareil passant par l'urètre pour venir au contact de la prostate et la brûler. En fait, plus qu'une brûlure, l'énergie délivrée est tellement importante que les tissus sont immédiatement vaporisés ; sous le faisceau laser, le tissu de la prostate disparaît comme gommé : par rapport à une résection électrique, il n'y a plus de copeau à enlever ; il n'y a plus de prostate, elle a été vaporisée... Du moins en théorie, car en pratique, de la prostate, il peut en rester : après une vaporisation laser de la prostate, un homme sur trois doit être réopéré pour une nouvelle obstruction prostatique dans les 5 ans, contre un homme sur dix sur toute une vie en cas de résection électrique.

Après vaporisation laser de la prostate, il y a souvent une période peu agréable avec sensation d'irritation dans le petit bassin, des envies impérieuses et des brûlures. Ces signes s'estompent en quelques semaines.

Dans les premières années après l'opération, la vaporisation laser est aussi efficace que la résection électrique, mais au long cours, on manque de données. Apparemment, le risque de retraitement est plus élevé (voir ci-dessus).

Le laser comme la résection électrique entraîne une éjaculation rétrograde mais ne modifie ni les érections ni les orgasmes. Alors pourquoi « opérer au laser » ? Le seul avantage prouvé du laser sur la résection électrique est la réduction du risque de saignement... mais on a vu que le risque de saignement d'une résection électrique ne dépassait pas en moyenne un don du sang.

Le cas particulier des patients devant prendre des anticoagulants est à part, car, dans certains cas l'utilisation du laser peut permettre de ne pas les arrêter.[45]

2 **L'adénomectomie transvésicale**. Cette opération ne représente qu'environ 10 % des opérations pour adénome de la prostate, car elle ne concerne que les très gros adénomes dont la résection endoscopique serait trop longue. Pour enlever l'adénome, on l'extrait par le haut, en ouvrant la vessie.

Cette intervention nécessite donc une ouverture de la peau. Il s'agit d'une incision verticale au milieu du bas ventre, débutant à la racine de la verge et s'étendant vers le nombril sur de 5 à 8 cm. Le chirurgien écarte les muscles, puis ouvre la vessie et, avec le doigt passé par la vessie, il extrait l'adénome, un peu comme on sort un œuf de son coquetier – l'œuf étant l'adénome, et le coquetier la prostate périphérique. Ensuite, le chirurgien referme la vessie, les muscles et la peau, et laisse une sonde vésicale de 4 à 5 jours. La convalescence est un peu plus longue qu'après une résection endoscopique, car il faut attendre quelques jours pour que la fermeture de la vessie cicatrise.

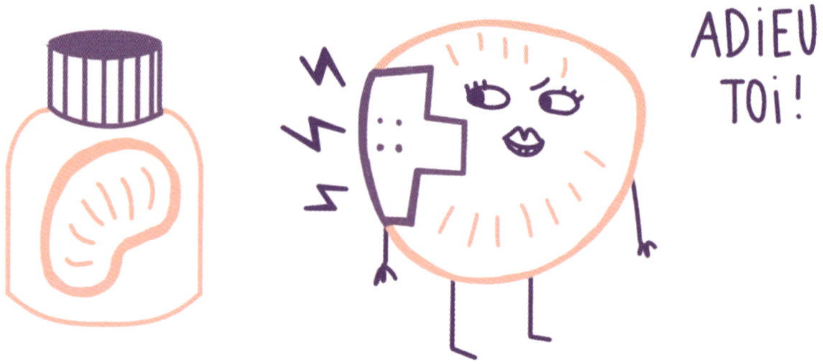

Une alternative existe pour énucléer les gros adénomes : **l'énucléation endoscopique**. Cette technique est peu répandue, car difficile à apprendre et longue à réaliser, alors que le bénéfice pour les patients reste à démontrer[46]. Elle consiste, en passant par l'urètre, à remonter jusqu'à la prostate et, en coagulant/en coupant les attaches entre l'adénome et la prostate périphérique, à déloger l'adénome de la prostate périphérique, comme le ferait le doigt du chirurgien dans l'adénomectomie transvésicale. Mais dans ce cas, la vessie reste fermée. L'adénome délogé est poussé dans la vessie, où il est découpé en petits morceaux pour être extrait.

LES MÊMES RISQUES DE COMPLICATIONS ET DE SÉQUELLES

En enlevant l'adénome de la prostate, on fait forcément saigner un peu. Mais ce saignement n'est pas important : le saignement total est en moyenne équivalent à ce qu'on prend lors d'un don du sang : de 400 à 500 ml.

Des hémorragies plus importantes peuvent néanmoins survenir, ce qui conduit le chirurgien à laisser la sonde vésicale et le lavage plus longtemps, voire – parfois – à opérer de nouveau pour coaguler le tissu, mais c'est rare.

En enlevant l'adénome, on libère des germes que la prostate peut contenir : les analyses d'urines montrent souvent la présence de germes après l'opération. Ce ne sont pas des infections nosocomiales à proprement parler, car le patient est arrivé à l'hôpital avec des germes dans sa prostate, sans le savoir. Parfois, on retrouve plusieurs années auparavant une histoire d'infection urinaire, de « prostatite » qui peut l'expliquer (voir p. 14), mais pas toujours.

À l'état normal, la prostate peut être colonisée par des germes sans que le patient en ait conscience. **C'est le cas chez environ 20 à 25 % des hommes qui sont opérés de la prostate. Ces germes sont des staphylocoques, des *Escherichia coli* ou des entérobactéries qui sont remontés le long de l'urètre et sont venus se loger dans la prostate, sans aucun bruit**. Ils sont là sans provoquer de gêne. L'opération les libère dans les urines. En quelques semaines, sans antibiotique ni aucun traitement, ces germes vont disparaître, et les urines vont redevenir stériles. Cependant, pour éviter tout risque de relargage dangereux de ces germes pendant l'opération, une dose préventive d'antibiotiques est injectée juste avant de commencer l'intervention[47-48].

Rarement, il peut y avoir malgré tout une « **vraie** » infection après l'opération, et cette infection peut remonter dans une bourse : c'est une épididymite (infection de l'épididyme, structure qui recouvre le testicule et qui conduit les spermatozoïdes du testicule vers la prostate). On ressent alors, dans les jours qui suivent l'opération, une vive douleur dans une bourse, qui est rouge et a augmenté de volume. Un traitement antibiotique de 2 à 3 semaines permet de tout remettre en ordre.

En enlevant l'adénome, on ne touche pas au sphincter urinaire. Le risque d'incontinence, qui fait si peur aux patients, est infime. Il faut quand même s'attendre à de possibles petits accidents dans les 6 à 8 semaines qui suivent l'opération : le temps que la prostate cicatrise, la zone est très irritée, et ça peut donner des envies subites et impérieuses d'uriner. Quand c'est le cas, il faut traiter par antibiotiques, s'il y a des germes dans les urines, et sinon prendre des anticholinergiques, médicaments qui paralysent les contractions de la vessie (voir p. 80-81).

En enlevant l'adénome, on ne touche pas aux nerfs de l'érection et il n'y a théoriquement pas de risque d'impuissance. En fait, certains patients voient quand même leurs érections diminuer après l'opération... pendant que d'autres les trouvent améliorées !

En Suisse, entre 2000 et 2005, 1 014 patients opérés de leur adénome de la prostate ont été interrogés sur leur vie sexuelle avant et après l'opération. Il ressort de cette étude, menée dans 14 établissements et publiée en 2007 par l'équipe de Zürich, qu'après une résection de la prostate, la moitié des patients n'ont pas de modification de leurs érections, mais que 20 % d'entre eux les trouvent moins bonnes, alors que, pour 30 % d'entre eux, elles sont de meilleure qualité. Il n'existe pas d'explication rationnelle pour ces dégradations ou améliorations : il y a sans doute des facteurs psychologiques intriqués.[49]

En enlevant l'adénome, le sperme ne sort plus lors de l'éjaculation : c'est **l'éjaculation rétrograde**. Le sperme se déverse dans la vessie. Ça s'explique par le fait que, pour que l'éjaculation se fasse vers l'extérieur, il faut que la jonction entre la prostate et la vessie soit fermée. Cette fermeture n'est possible que si la partie supérieure de la prostate se ferme hermétiquement en se contractant, et cette fermeture n'est plus réalisable après l'ablation de l'adénome qui ouvre largement la prostate pour que l'urine puisse bien passer.

Il faut considérer l'éjaculation rétrograde comme constante après l'opération, même si elle peut persister dans de rares cas. Si les hommes le déplorent, ce n'est qu'exceptionnellement un frein à l'opération, car déjà, en cas d'adénome, l'éjaculation est très perturbée (voir encadré p. 64). Nous devons bien insister sur le fait que, bien que l'éjaculation soit rétrograde, ni les érections - on l'a vu - ni le plaisir ne sont modifiés.

Après l'ablation de l'adénome, on ne peut plus avoir d'enfant. Le sperme, une fois dans la vessie, est secondairement évacué avec les urines, et c'est sans conséquence pour le fonctionnement de la vessie.

MAIS LA GUÉRISON DANS PRATIQUEMENT TOUS LES CAS...

... et c'est logique : **un adénome fait obstacle à l'écoulement des urines**. En supprimant l'obstacle, c'est-à-dire en enlevant l'adénome, on est guéri. Après l'opération, l'amélioration est donc spectaculaire, en particulier pour la force du jet. Là où on devait attendre pour que le jet arrive, tirer sur sa verge pour le faire venir, faire attention à ses chaussures tellement le jet est faible, pousser pour que ça vienne, y retourner à peine la braguette remontée, tout est ensuite différent : le jet est immédiat et puissant, comme avant. Les patients avaient oublié qu'on pouvait uriner comme ça, sans devoir y penser, comme on respire. D'ailleurs, dans l'immense majorité des cas, quand ils reviennent au contrôle postopératoire les patients me disent : « **C'est fantastique, j'aurais dû le faire bien avant !** »

L'opération guérit, et c'est le plus souvent pour la vie. Après l'opération, la prostate peut repousser, mais ça prend du temps, et ça prend encore plus de temps pour qu'elle soit de nouveau obstructive : le risque de devoir être réopéré avant la fin de ses jours ne dépasse pas les 10 %.

Parfois, après l'opération, il faut quand même continuer, au moins pour quelques mois, à prendre des médicaments pour relaxer la vessie (voir p. 78-80), car celle-ci, habituée à lutter contre l'obstacle prostatique, continue à se contracter trop souvent, même lorsque l'obstacle a été enlevé. Avec le temps, en quelques mois, la vessie redevient normale.

LES TRAITEMENTS INSTRUMENTAUX

« Décapité, vidé, plumé ? C'est ça que vous voulez ? »

(OSS 117 : Le Caire, nid d'espions)

La prostate n'est pas « **décapitée, vidée, plumée** » mais a été, est encore parfois et sera sans doute encore longtemps « **chauffée, brûlée, stentée, disloquée, alcoolisée, botoxée, écartelée, embolisée...** » pour, sans opérer vraiment, espérer garder des éjaculations tout en permettant aux urines de mieux couler.

Pouvoir bien uriner en gardant ses éjaculations… tous les patients le voudraient, tous les urologues souhaiteraient le proposer et tous les industriels aimeraient le vendre. Bref, tout le monde attend de découvrir ce Graal, cette nouvelle technique qui va révolutionner la prise en charge de l'adénome de la prostate.

Il y a eu beaucoup de prétendants, et il y en aura encore beaucoup. Depuis 25 ans, on a donc vu apparaître régulièrement de nouvelles techniques instrumentales promettant de faire aussi bien que les opérations traditionnelles, tout en permettant de garder des éjaculations.

On se souvient de ce qui, dans les années 1990-2000, avait été appelé les « **chauffes prostates** », sortes de micro-ondes miniatures que l'on introduisait par la verge et qui chauffait la prostate à une température juste un peu plus élevée qu'une grosse fièvre. Grands espoirs et vives déceptions pour cette technique guère plus efficace qu'un placebo.

Il y a eu ensuite des machines à ultrasons modèle réduit, introduites par le rectum pour, cette fois, chauffer la prostate non plus à 39°C, **mais à 100°C… Sans plus de succès.**

En parallèle, suivant le principe des stents dans les artères coronaires, des ressorts ont été produits pour être mis en place définitivement à l'intérieur de la prostate et en écarter le passage. Las, ces stents prostatiques définitifs ne tenaient pas toujours bien en place et se retrouvaient dans la vessie, ou au contraire s'incrustaient dans la paroi de la prostate et se bouchaient en quelques mois.

D'autres inventeurs ont imaginé pouvoir disloquer la prostate avec un ballon introduit par la verge et fortement gonflé à l'intérieur de la prostate. Leur idée était de rompre ainsi toutes les fibres circulaires qui réduisaient le passage de l'urine. Cela faisait saigner la prostate, mais ça n'arrangeait rien au passage de l'urine.

De l'éthanol, alcool pur, a même été injecté dans la prostate elle-même pour la faire fondre, sans succès et avec des risques de faire fondre la vessie juste au-dessus.

Le Botox, substance si populaire utilisée pour retendre les visages ridés, a aussi été injecté dans la prostate avec le même espoir de décontracter les muscles pour qu'ils se relâchent et laissent mieux passer l'urine : là encore, énorme enthousiasme de la communauté internationale jusqu'à ce qu'une comparaison avec un placebo ne donne que peu d'avantage au Botox.

Aucune de ces techniques n'a donc résisté à une comparaison sérieuse avec les **traitements chirurgicaux de référence** ou même avec un placebo, et toutes ont plus ou moins été abandonnées. En attendant les nouvelles inventions, qui ne manqueront pas de venir, il reste actuellement deux techniques instrumentales en lice : l'écartèlement de la prostate et son embolisation.

L'écartèlement de la prostate est, bien sûr, une image. Ce traitement consiste à écarter les deux lobes de la prostate en mettant dans chacun un élastique qui les rétracte. Les résultats présentés sont bons, aussi bien en termes d'amélioration du flux d'urine que de préservation des éjaculations, mais pour que les élastiques fonctionnent, il faut que la configuration de la prostate s'y prête, pas trop grosse et pas de lobe médian important… Et il faut aussi que les élastiques tiennent toute une vie.

L'embolisation de la prostate, elle, consiste à boucher ses artères principales. Le manque de sang la fait diminuer de taille, mais elle continue à vivre avec ses petites artères accessoires. Ce sont les radiologues interventionnels qui la pratiquent, habitués qu'ils sont à boucher d'autres artères bien plus délicates, comme les artères du cerveau, ou bien plus grosses, comme celles de l'utérus ou celles des reins. Ils introduisent **un cathéter dans une artère**, au pli de l'aine, et doucement dirigent ce cathéter vers les artères de la prostate, ce qui n'est pas si facile, car elles sont souvent tortueuses. Là, ils injectent des microsphères qui bouchent l'artère choisie. Puis, il faut faire l'autre côté. L'ensemble de cette manipulation, qui se déroule sous anesthésie locale, peut durer jusqu'à 2 heures.

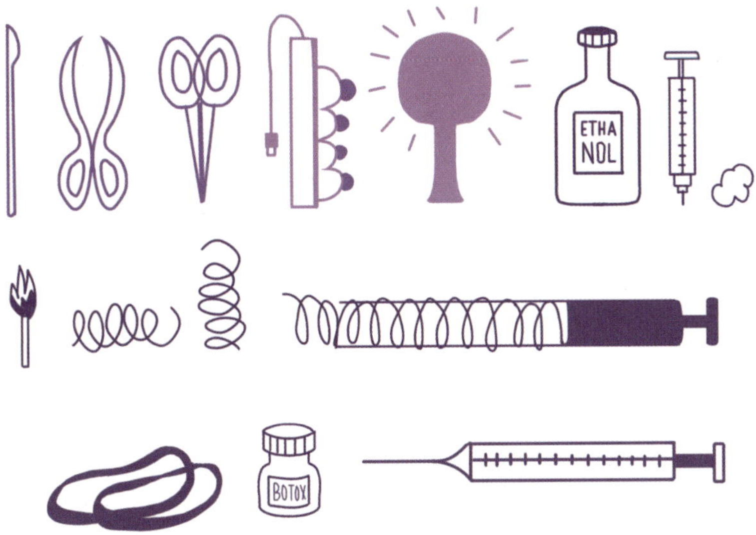

Le principe de cette technique n'est pas nouveau, et deux pays, la Corée du Sud et le Portugal, en ont été les pionniers il y a plus de 10 ans, la réservant aux patients trop fragiles pour être opérés. En France, les centres qui la pratiquent sont encore peu nombreux. Comme pour toute nouvelle technique, l'embolisation a été accueillie avec enthousiasme. Les études sont en cours pour savoir si l'embolisation peut vraiment remplacer une opération. Ce qui est sûr, c'est que, si l'embolisation ne marche pas, elle n'empêche pas d'opérer ensuite.

La prothèse endo-prostatique est à part car, contrairement aux deux précédentes, c'est une solution temporaire. Elle s'appelle « la spirale » ou prothèse de Fabian. Le docteur K.M. Fabian est un urologue américain, qui en 1978, eut l'idée du prototype d'une spirale métallique à introduire par la verge, dont la structure lui permettait d'être maintenue en place par elle-même grâce à un anneau placé sous le sphincter. Positionnée sous anesthésie locale au milieu de la prostate, cette spirale permettait le passage de l'urine en écartant les deux lobes de la prostate.

Le principe de cette spirale, qui a fait son succès, est qu'elle est interchangeable. Une fois en place, elle peut rester de 6 mois à 1 an, mais il faut au-delà la remplacer par une neuve, car des calculs se forment entre ses spires. Ce prototype a permis la production d'une prothèse qui est encore actuellement la prothèse prostatique la plus utilisée dans le monde. Ce n'est donc pas à proprement parler une alternative à la chirurgie, car cette prothèse n'est pas définitive et elle ne guérit pas l'adénome, mais le soigne.

Son utilité est évidente dans au moins deux cas de figure : en cas de rétention, si le patient est trop faible pour être opéré, la mise en place de cette spirale lui permet d'attendre pour aller mieux, sans être obligé d'avoir une sonde urinaire jusqu'à l'opération. Et en cas de doute sur la responsabilité de l'adénome ou de problèmes neurologiques dans les symptômes du patient, la spirale fait « comme si l'adénome avait été opéré » : si le patient va mieux avec la spirale, c'est que l'adénome était bien responsable de ses troubles urinaires et qu'il sera sans doute bien amélioré en étant opéré.

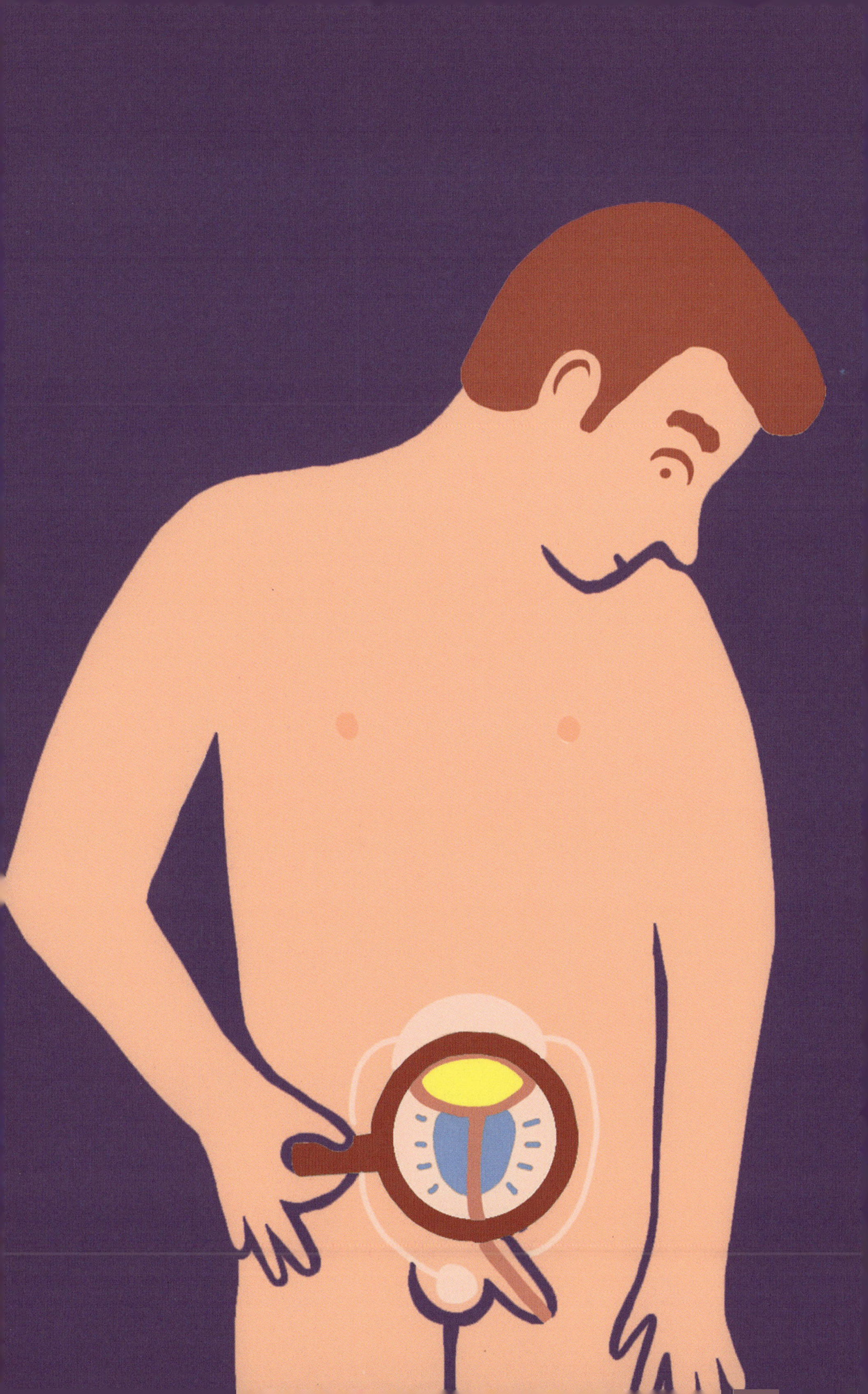

(2) QUAND C'EST CANCÉREUX

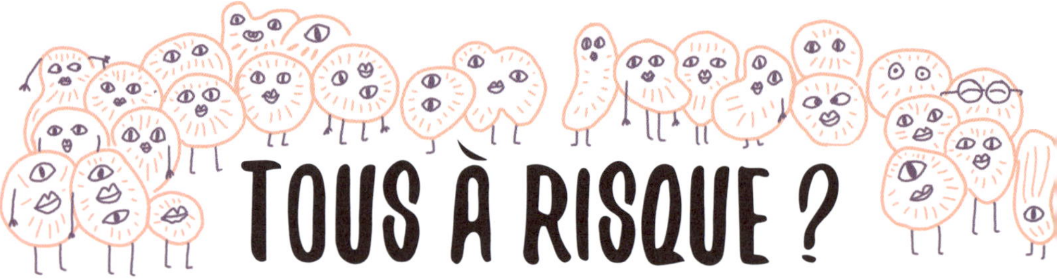

TOUS À RISQUE ?

Le cancer de la prostate est une tumeur maligne développée à partir des cellules des glandes prostatiques (alors que l'adénome de la prostate est une tumeur bénigne développée à partir du tissu fibreux et musculaire qui entoure ces glandes). C'est un cancer très fréquent : c'est même le plus fréquent des cancers chez l'homme, nettement devant les cancers du poumon et de l'intestin.

RESTONS OPTIMISTES... LES CHIFFRES LE DISENT !

On découvre environ **50 000 à 60 000 nouveaux cas de cancers de la prostate par an en France, et de 8 000 à 10 000 Français en meurent chaque année**. Cette grande différence montre à la fois que les traitements du cancer de la prostate sont efficaces, mais aussi que, même non traités, tous les cancers de la prostate ne sont pas mortels. Nous y reviendrons.

À titre de comparaison, en 2015, le nombre de nouveaux cas de cancer en France métropolitaine (tous les cancers confondus) est estimé à 385 000 (211 000 hommes et 174 000 femmes) et le nombre de décès par cancer à 149 500 (84 100 hommes et 65 400 femmes).

POURQUOI Y A-T-IL TANT DE CANCERS DE LA PROSTATE AUX ANTILLES ?

Le nombre de cas de cancers de la prostate est bien supérieur aux Antilles françaises qu'en France : l'incidence et la mortalité en sont environ deux fois plus élevées. Le cancer de la prostate y représente un cas de cancer sur deux, alors que les autres types de cancers y sont plutôt moins fréquents qu'en Métropole.

Deux facteurs peuvent possiblement expliquer cette grande fréquence du cancer de la prostate aux Antilles : tout d'abord, l'ascendance africaine de la population, chez laquelle une prédisposition génétique pour le cancer de la prostate peut être trouvée (variants sur le chromosome 8q24), et, ensuite, la pollution des sols par un insecticide utilisé dans les bananeraies, le chlordécone (interdit depuis 1993), qui a des propriétés hormonales œstrogéniques susceptibles de modifier la régulation des cellules prostatiques.

TARD DANS LA VIE

Le cancer de la prostate représente à lui seul environ un tiers des cancers de l'homme. C'est un cancer qui arrive tard dans la vie : l'âge moyen du diagnostic est autour de 70 ans, et plus des trois quarts des décès par cancer de la prostate arrivent après 75 ans.

Le plus souvent, ce cancer se développe en même temps à plusieurs endroits dans la prostate : on dit qu'il est multifocal. C'est la raison pour laquelle il faut, classiquement, traiter la prostate en entier et qu'on ne peut pas traiter uniquement la partie malade. En cas de cancer, toute la prostate est potentiellement malade : à côté de la tumeur qu'on vient de découvrir, il y a d'autres microscopiques cancers répartis dans toute la prostate. Tous ces foyers de cancer, dispersés à plusieurs endroits en même temps, naissent dans la partie la plus périphérique de la prostate (alors que l'adénome, lui, se trouve dans la partie interne proche du passage de l'urine).

Cette localisation du cancer le plus souvent au bord externe de la prostate rend plutôt tardifs les signes urinaires du cancer, car la tumeur doit grossir beaucoup pour gêner le passage des urines qui, lui, se produit au milieu de la prostate. À l'opposé, cette situation externe fait qu'un cancer de la prostate peut être senti facilement au toucher rectal : le médecin perçoit la tumeur sous la forme d'une petite induration alors que le reste de la prostate est souple.

Non traité, le cancer peut grossir progressivement et sortir de la prostate pour s'étendre dans la graisse qui est autour. Cette étape dans le développement du cancer est importante, car il est plus facile de soigner les cancers lorsqu'ils sont limités à l'intérieur de la prostate que lorsqu'ils en sortent : lorsque la tumeur dépasse les bords de la prostate, on parle de « franchissement capsulaire » ; on dit aussi que « la capsule est envahie », bien qu'il n'y ait pas à proprement parler de capsule autour de la prostate (on appelle donc « capsule » les bords de la prostate lorsqu'il n'y a pas à proprement parler de capsule fibreuse entourant la prostate).
À un stade ultérieur, une fois que le cancer est sorti de la prostate, il peut envahir les organes adjacents : vésicules séminales, vessie ou rectum. En parallèle, le cancer peut envoyer des métastases dans les ganglions ou dans des organes à distance, en particulier vers les poumons et les os.

LE CANCER DE LA PROSTATE EST-IL HÉRÉDITAIRE ?

Les facteurs héréditaires de prédisposition au cancer de la prostate existent mais ne représentent qu'environ 20 % des cas. Ce n'est pas parce que votre père est mort d'un cancer de la prostate à l'âge de 80 ans ou que l'on vient d'en faire le diagnostic chez votre grand frère de 65 ans que vous risquez particulièrement d'en avoir un, vous aussi. Les critères retenus pour suspecter une prédisposition familiale de cancer de la prostate sont assez stricts. Il faut remplir les conditions suivantes :

- trois cas de cancer de la prostate chez des apparentés du premier degré (père, fils ou frères) ou du deuxième degré (neveux, oncles du côté maternel ou paternel) ;

- deux cas de cancer de la prostate, diagnostiqués avant l'âge de 55 ans, chez des apparentés du premier degré (père, fils ou frères) ou du deuxième (neveux, oncles du côté maternel ou paternel) ;

- une mention particulière en cas de découverte d'un cancer agressif localement avancé ou métastatique avant 50 ans, qui doit faire rechercher en consultation spécialisée une mutation de certains gènes, HOXB13 et BRCA2, également impliqués dans certains cas de cancer du sein.

Dans tous ces cas de risque génétique élevé, une surveillance spécialisée est recommandée.

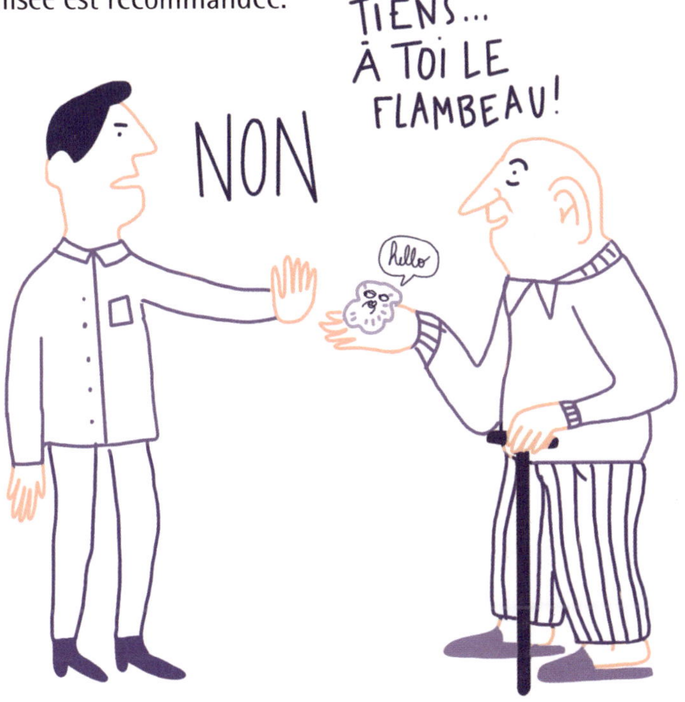

COMMENT SAVOIR SI ON A UN CANCER DE LA PROSTATE ?

Le plus souvent, on ne sent rien, et c'est par une simple prise de sang que tout commence, avec un résultat de taux de PSA anormal (voir page 76).

Vous vous sentez bien, très bien même. Vous n'avez aucun symptôme urinaire et vous voyez un urologue pour savoir si tout va bien, ou c'est votre cardiologue ou votre médecin généraliste, (parfois votre assureur ou votre banquier au moment d'un prêt...) qui a ajouté « PSA » sur la liste de la prise de sang qu'il vous demande de faire à titre de bilan de santé. On vous rend le résultat, et vous n'y croyez pas trop : votre taux de PSA dépasse la norme, et vous voilà embarqué dans une succession d'examens pour un risque de cancer de la prostate alors que vous avez une vie saine et aucun signe urinaire ni sexuel. Pourtant, tout un bilan va être nécessaire pour explorer ce PSA élevé. Se succèdent alors une suite d'examens auxquels vous vous soumettez toujours sans trop y croire...

LA PROSTATE ET LE CHIEN

Le chien est le seul être vivant, avec l'homme, qui peut avoir des problèmes de prostate en vieillissant. Indépendamment de ce point commun – et sans doute sans aucune relation directe –, on sait de longue date que le chien est le meilleur ami de l'homme. Et en matière de prostate, il le prouve encore : les chiens savent reconnaître les hommes qui ont un cancer de la prostate, simplement en reniflant leurs urines. Bien sûr, il faut les entraîner pour qu'ils y arrivent. Plusieurs équipes françaises et italiennes l'ont montré.

Les chiens ont un odorat très sensible et, par exemple, ils savent détecter la présence d'explosifs en infime quantité. Entraînés, ils deviennent capables de repérer la présence de substances volatiles dans l'urine des hommes qui ont un cancer de la prostate, et cela avec une exactitude proche de 100 %.

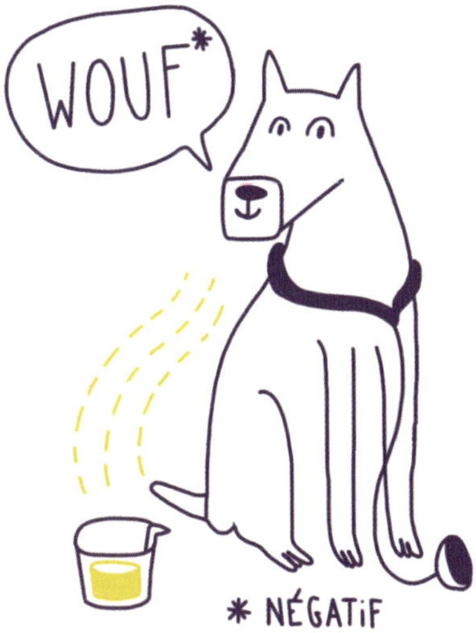

Les substances qu'ils reconnaissent ne sont pas encore connues avec exactitude, mais ces résultats donnent l'espoir de pouvoir obtenir bientôt un marqueur urinaire fiable, dosable dans les urines, sans pour autant devoir mettre un chien dans tous les laboratoires d'analyses médicales[50].

DÉPISTER OU PAS ?

Les débats ont été acharnés entre les « pour » et les « contre » le dépistage du cancer de la prostate, et les braises ne sont pas toutes éteintes. Retour sur une controverse en passe d'être résolue.

Au départ, le fautif en est le cancer lui-même, ce cancer de la prostate dont beaucoup de formes ne sont pas graves. Les dépister peut conduire quand même à les traiter : ce qu'on appelle un « sur-traitement », avec ses risques de conséquences sur les fonctions urinaires et sexuelles, mais aussi ses répercussions psychologiques.

C'est pour éviter ce sur-traitement que les deux camps se sont affrontés, chacun se basant sur les données de deux grandes études de dépistage, l'une américaine et l'autre européenne. Le principe de ces deux études était le même : proposer un dépistage par un dosage du PSA à un groupe formé d'un grand nombre d'hommes, pendant qu'un second groupe (au nombre d'hommes identique au premier) ne recevait, lui, aucune invitation pour faire ce dosage ; puis voir, plusieurs années après, si le dépistage permettait de réduire la mortalité par cancer de la prostate.

Deux études apparemment semblables mais avec, à l'arrivée, des résultats opposés. Pour les Américains, il n'y avait aucune différence, alors qu'en Europe, on montrait que le dépistage permettait de réduire la mortalité, au prix cependant de nombreux traitements : il faut traiter 27 hommes pour sauver une vie, car, encore une fois, tous les cancers de la prostate ne sont pas mortels ; donc, les dépister et les traiter ne change rien.

La différence des résultats n'a été comprise et admise que quelques années plus tard : aux États-Unis, même les hommes qui, dans le cadre du dépistage, n'avaient pas reçu leur ordonnance pour faire un dosage de PSA l'avaient quand même effectué par l'intermédiaire de leur médecin (les États-Unis étant beaucoup plus avancés que les Européens dans la généralisation du PSA). Bref, dans l'étude américaine, on avait comparé des hommes ayant eu un dosage du PSA dans le cadre du dépistage collectif organisé à des fins de recherche à des hommes ayant eu un dosage du PSA dans le cadre d'un dépistage individuel demandé par leur médecin. C'était ainsi normal qu'à la fin il n'y ait eu aucune différence entre les deux groupes sur le risque de mortalité par cancer de la prostate, puisque, encore une fois, tous avaient été dépistés. La preuve statistique a été donnée en 2017 par une réévaluation des résultats de cette étude ; en tenant compte de ce biais, l'étude américaine arrive à la même conclusion que l'étude européenne – le dépistage réduit la mortalité

par cancer de la prostate.[51]
Si l'on se tourne maintenant vers l'étude européenne, le dépistage permet donc de réduire le risque de mourir d'un cancer de la prostate, mais au prix de beaucoup d'hommes à dépister et de beaucoup d'hommes à traiter : il faut dépister 781 hommes et en traiter 27 pour sauver une vie.

Pour répondre à cette situation, les urologues français ont proposé une stratégie dite « de détection précoce », basée sur une information complète des patients sur leurs possibles risques familiaux, sur ce qu'est le cancer de la prostate, et, pour éviter tout sur-traitement, en favorisant la surveillance active d'un éventuel cancer découvert lorsqu'elle est possible.[52]

Les grands principes de cette détection précoce, basée sur le dosage du PSA, sont : débuter à partir de 50 ans en absence de facteur de risque (à 45 ans en cas de facteur de risque familial ou ethnique), répéter ensuite le dosage du PSA tous les deux ans et arrêter les dosages systématiques à 75 ans.

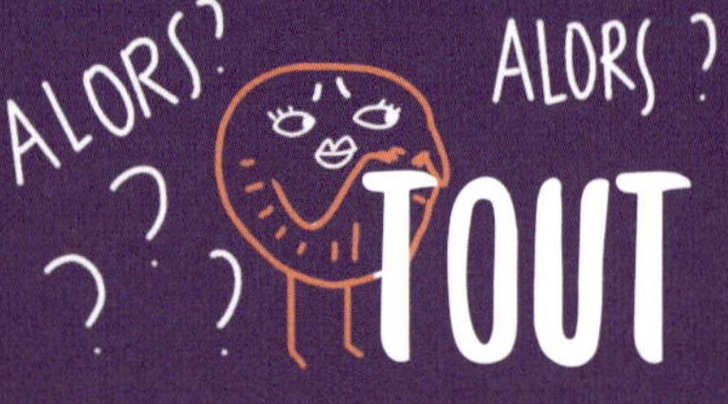

TOUT SUR LE PSA

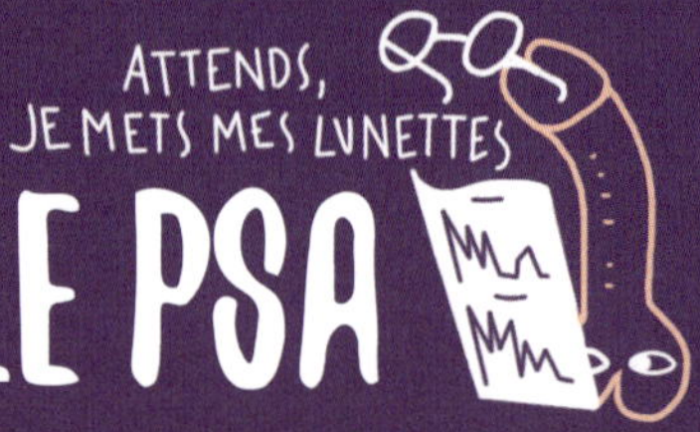

Pour les néophytes, PSA évoque avant tout un grand groupe automobile... Pour les médecins, c'est différent : PSA est l'acronyme de l'anglais *Prostate Specific Antige*, qui en français signifie « antigène spécifique de la prostate ».

QU'EST-CE QUE C'EST ?

Le PSA est une protéine secrétée par la prostate et qui sert à la liquéfaction du sperme après l'éjaculation. Le sperme contient donc de très grandes quantités de PSA. Ce dernier est officiellement spécifique de la prostate, ce qui signifie qu'il n'y a que la prostate qui le sécrète et qu'on ne trouve de PSA dans aucun autre organe du corps humain. En fait, on en trouve aussi des traces chez la femme, dans les glandes de Skene, mais également dans certaines tumeurs de la surrénale, de la vessie, du sein, dans le liquide céphalo-rachidien et dans la salive, ce qui fait dire qu'il faudrait renommer le PSA, d'antigène spécifique de la prostate en antigène sécrété par la prostate.

À l'état normal, une petite quantité de PSA peut passer dans le sang, et le taux de PSA est normalement fluctuant, variant en fonction des jours avec des modifications spontanées qui peuvent atteindre plus ou moins 20 %. En cas de cancer de la prostate, le taux de PSA dans le sang est plus élevé, dépassant la valeur moyenne normale qui est de 4 ng/ml. Mais on peut avoir un taux de PSA supérieur à 4 ng/ml sans cancer, car l'adénome de la prostate élève aussi le PSA. D'ailleurs le taux de PSA normal dans le sang suit approximativement la taille de la prostate. Un adénome de la prostate peut élever le PSA jusqu'à 10 % de son volume : en clair, une prostate de 50 centimètres cubes peut expliquer un PSA jusqu'à 5 ng/ml sans trop craindre un cancer sous-jacent, une prostate de 80 centimètres cubes, un PSA à 8 ng/ml, etc.

Et comme la taille de la prostate grossit normalement avec l'âge, on trouve sur les feuilles de rendu d'examen des normes de PSA en fonction de l'âge : CQFD ! À l'inverse, un taux normal de PSA n'élimine pas la présence d'un cancer. Cependant, le plus souvent lorsque le PSA est inférieur à 4 ng/ml et qu'il existe un cancer, il s'agit alors d'un cancer de la prostate très débutant et peu agressif. Enfin, en dehors de l'adénome de la prostate et du cancer de la prostate, les infections prostatiques (prostatites) peuvent également élever le PSA.

En cas d'élévation du PSA, il y a donc trois causes possibles : adénome, cancer ou prostatite. Les éjaculations peuvent élever le PSA, de même qu'un toucher rectal, mais il s'agit de variations très minimes. À l'inverse, les biopsies de la prostate ou l'échographie transrectale qui écrase la prostate peuvent provoquer des élévations importantes du PSA... de même que certaines pratiques sexuelles endo-anales « soutenues ».

Il n'est pas nécessaire de respecter trois jours d'abstinence sans éjaculation avant de faire le dosage de PSA... et le vélo n'en modifie pas le taux (voir page 199). Le PSA peut atteindre des taux très élevés, soit en cas d'infection, soit en cas de cancer très avancé : il n'est pas rare de constater chez certains patients des taux de 100 à 300 ng/ml, voire même de 1 000 à 3 000 ng/ml, voire plus.

Le PSA n'est, de toute façon, pas une substance toxique : un taux élevé n'est pas dangereux en soi, mais il l'est par la diffusion du cancer de la prostate qu'il peut traduire.

COMMENT A-T-IL ÉTÉ DÉCOUVERT ?

La découverte du PSA ne doit rien au hasard : au début des années 1970, les polices scientifiques du monde entier veulent obtenir un marqueur absolument sûr de présence de sperme pour les affaires du viol, même en absence de spermatozoïdes – le violeur pouvant être vasectomisé ou azoosperme (pas de spermatozoïde dans le sperme).

Plusieurs équipes de chercheurs se mettent donc au travail en même temps sur ce sujet, et deux équipes, au Japon et aux États-Unis, réussissent à montrer, presque simultanément, qu'il existe dans le sperme une protéine inconnue jusqu'alors. Les Japonais (équipe du professeur Mitsuwo Hara du département de Médecine légale de Kurume, à l'ouest du Japon) et les Américains (équipe de Richard Joel Albin, professeur dans le département d'immunologie du Memorial Hospital de Springfield dans l'Illinois, aux États-Unis) publient chacun leur découverte en 1970 et 1971. Les Japonais en japonais, ce qui fait que leur découverte est très peu reprise, car la langue principale des sciences est l'anglais, alors que l'Américain Richard Joel Albin publie sa découverte en anglais et utilise pour la première fois le fameux terme *Prostate Specific Antigen*. Les deux équipes constateront par la suite qu'ils décrivaient la même protéine !

Dans sa publication, R. J. Albin remercie les médecins du Roswell Park Cancer Institute de Buffalo de lui avoir fourni une partie des échantillons de prostate sur lesquels il a travaillé. Peut-être a-t-il regretté ensuite ces remerciements ? Car cette protéine sera finalement purifiée non pas par R. J. Albin, mais par Wang et Chu du Roswell Park Cancer Institute de Buffalo ! Les professeurs Wang et Chu montreront également sa présence dans la prostate. Leur découverte, publiée en 1979, était si importante que le même article sera publié à l'identique 23 ans plus tard dans une revue scientifique prestigieuse.

Finalement, le brevet de la découverte du PSA sera déposé en 1984 par TM Chu qui, au passage, fera fortune et remerciera Albin pour ses travaux... Des scènes de viol aux maladies de la prostate, le chemin n'était pas évident. Il passait encore une fois par Buffalo : c'est encore là, au Roswell Park Cancer Institute, dans l'équipe de TM Chu que, pour la première fois en 1980, la présence de PSA était détectée dans le sang de patients ayant un cancer de la prostate métastasé.

L'histoire quitte alors la région des grands lacs pour se transporter en Californie, et c'est Thomas Stamey de Stanford qui, en 1987, a jeté les bases de l'utilisation actuelle du PSA en médecine, en montrant que le taux de PSA dans le sang était lié à l'avancée du cancer et qu'après l'ablation totale du cancer, le PSA disparaissait du sang. Il a fait ainsi de ce dosage un marqueur de cancer que l'on a cru alors idéal pour diagnostiquer les cancers de la prostate par une simple prise de sang et pour suivre leur évolution sous traitement. Depuis, l'histoire a montré que, telle la langue d'Esope, le PSA pouvait être la meilleure et la pire des choses...
40 ans après sa découverte, R. J. Albin, l'un de ses découvreurs, exprime ses regrets pour sa découverte dans le *New York Times*.

« Les hommes américains ont 16 % de chance d'être diagnostiqués d'un cancer de la prostate au cours de leur vie, mais seuls 3 % d'entre eux en mourront. De fait, le cancer de la prostate évolue lentement et il est plus fréquent de mourir de vieillesse que de ce cancer. Plus encore, le PSA non seulement ne permet pas de détecter un cancer, mais surtout il ne peut pas faire la distinction entre les deux types de cancer, le mortel et celui qui ne l'est pas. Ce test ne révèle que le taux d'antigène prostatique dans le sang, lequel peut être augmenté par la prise de médicaments comme l'ibuprofen, la prostatite et l'adénome de la prostate.»

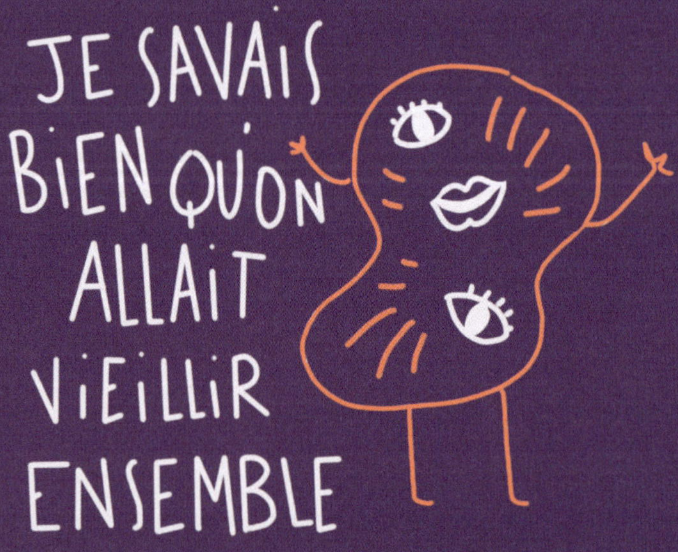

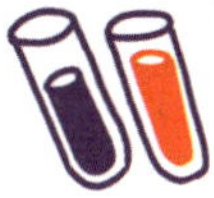

ET VOUS, DOCTEUR, AVEZ-VOUS FAIT VOTRE DOSAGE DE PSA ?

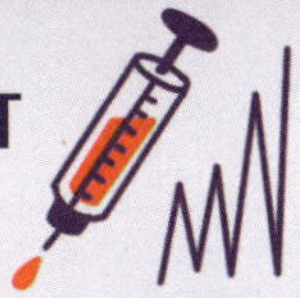

Les patients font (en principe) ce que leur médecin leur dit de faire. Alors, si en France, selon l'Institut national de veille sanitaire, le nombre d'hommes de 50 à 69 ans sans cancer connu, qui ont eu un dosage de PSA, s'écroule actuellement, passant de 77 %, dans la période 2008-2010, à 62 % entre 2012 et 2014, c'est sans doute parce que les médecins le prescrivent moins. Les controverses des dernières années autour de l'intérêt du dépistage et du risque de sur-traitement en sont la cause. On peut penser que la clarification de la place du PSA dans le diagnostic précoce et l'individualisation des prises en charge en cas de découverte d'un cancer, avec le développement des stratégies de surveillance pour éviter les sur-traitements, permettra de nouveau de couvrir une plus grande partie des hommes dans leur période de risque. Aux États-Unis, la baisse des dosages de PSA, survenue pour les mêmes raisons, a entraîné une augmentation du nombre d'hommes chez lesquels le cancer était découvert tard, à un stade métastatique.

S'ils ne le demandent pas pour leurs malades, les médecins le demandent-ils pour eux-mêmes ? Il n'y a que peu de données sur ce sujet. Une étude, mais déjà un peu ancienne, avait montré que les urologues le font pour eux-mêmes, comme d'ailleurs ils le font pour leurs patients (les urologues sont les plus « gros » prescripteurs de PSA en France) : 95 % des urologues interrogés lors d'un sondage national aux États-Unis ont déclaré avoir eu un dosage du PSA dans le cadre du dépistage du cancer de la prostate... mais seulement 43 urologues avaient répondu sur les 98 interrogés ! [53-54]

Le dosage personnel du PSA chez les urologues, et chez les médecins en général, est un sujet qu'on aborde peu. Certes, quand on en parle entre confrères urologues, oui, ils en ont fait un et en annoncent le taux quand il est bas comme pour mieux justifier que... c'était il y a plusieurs années et qu'ils ne l'ont pas refait depuis !

Un dosage de PSA ? Oui, c'est fait. Mais un dosage tous les deux ans, comme c'est recommandé ? Là, souvent, la conversation change de sujet...

Mais chacun sait que l'exemplarité ne fait pas partie du serment d'Hippocrate : le médecin n'est pas un appartement témoin.

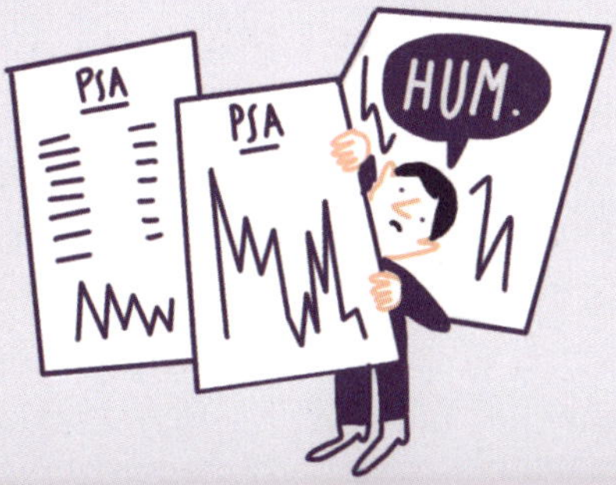

LE DIAGNOSTIC, PRUDENCE ET RAISON

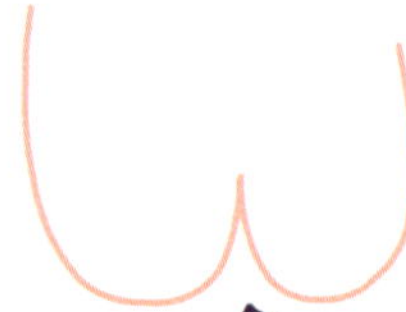

STRAIGHT TO THE POINT

Il se fait en 5 étapes, avec un examen clé : la biopsie. La prudence s'impose dans les conclusions à tirer. Dans tous les cas, le patient doit être accompagné psychologiquement.

ÇA COMMENCE PAR UN TOUCHER RECTAL (VOIRE DEUX !)

Le toucher rectal (voir page 40) peut relever une anomalie dans la prostate : typiquement, s'il y a un cancer, une induration est perceptible au doigt, alors que le reste de la prostate est souple, mais, quand la tumeur est grosse, elle peut se traduire par une prise en masse de la prostate, qui est indurée dans sa totalité avec, parfois, la perception que l'induration tumorale « dépasse la capsule », sort de la prostate latéralement. Mais le toucher rectal peut-être normal : en effet, au début, quand la tumeur est petite, souvent, on ne la sent pas au toucher rectal.

Pourquoi deux toucher rectaux ? Lorsque le premier médecin qui le fait n'en est pas un spécialiste, souvent, il préfère que son toucher rectal (ou TR, qui se prononce « TéAir ») soit confirmé par un urologue qui, lui, en est le spécialiste. Les conséquences de l'interprétation du TR sont importantes, et le doute n'est pas permis : il vaut mieux deux TR qu'une erreur d'interprétation. Untel sentira une tumeur, que l'urologue ne confirme pas et le patient pourra alors éviter beaucoup d'examens inutiles ; à l'inverse, un toucher considéré à tort comme normal peut faussement rassurer et faire prendre du retard au diagnostic.

QUELS SONT LES SYMPTÔMES DU CANCER ?

Les symptômes liés au cancer de la prostate sont plutôt tardifs, lorsque la tumeur est déjà volumineuse ou qu'il existe des métastases.
Lorsque la tumeur est volumineuse, les signes révélateurs peuvent alors être des saignements dans les urines ou des difficultés pour uriner. Parfois, il s'agit de la présence de sang dans le sperme (hémospermie).
Les signes dus à des métastases sont avant tout des douleurs osseuses, voir des fractures pour des efforts minimes, car le cancer de la prostate métastase préférentiellement dans les os, qui sont alors fragilisés. Peuvent s'y associer une fatigue générale ou une perte de poids. Dans tous ces cas, le PSA sera élevé conduisant à une imagerie par IRM et à une scintigraphie ou TEP-Scan, et à des biopsies.

LE CONTRÔLE DU PSA

Le PSA est normalement fluctuant et, avant d'aller plus loin, si le toucher rectal ne montre pas d'anomalie, il faudra refaire ce dosage et ne poursuivre que si l'élévation est confirmée sur ce contrôle.

L'IMAGERIE : ÉCHOGRAPHIE PROSTATIQUE OU IRM DE LA PROSTATE

Qu'il soit normal ou pas, le TR est suivi d'examens d'imagerie prostatique si le PSA est confirmé comme élevé. Il existe deux types d'imageries de la prostate : l'une, déjà ancienne et fonctionnant avec des ultrasons, est l'échographie ; l'autre, plus récente et fonctionnant avec un champ magnétique puissant, est l'imagerie par résonance nucléaire (IRM).
L'échographie est pratiquée par voie transrectale, c'est-à-dire que la sonde d'échographie est introduite dans le rectum, comme pour un toucher rectal. De là, la sonde est déplacée pour couvrir tout le volume

de la prostate et l'analyser en détail. Le problème, c'est que certains foyers du cancer peuvent ne pas être visibles en échographie.

L'IRM peut être effectuée avec une sonde externe ou, comme pour l'échographie, avec une sonde transrectale. C'est de loin la meilleure façon de mettre en évidence un cancer de la prostate. Réalisée selon un protocole soigneux, l'IRM permet de voir plus de 90 % des cancers de la prostate, et les moins de 10 % qui restent ne sont pas des cancers très dangereux.

LA BIOPSIE DE LA PROSTATE

C'est la seule qui permette de savoir de façon certaine si vous avez ou non un cancer de la prostate. En réalité, on ne fait pas une biopsie de la prostate, mais une série de biopsies – de 6 à 20 en fonction des cas. Chaque biopsie est un petit prélèvement cylindrique, comme une carotte de forage géologique, de 1 cm de long et de 1 mm de diamètre, réalisé avec une aiguille creuse : ce sont ces prélèvements qui seront examinés au microscope par un médecin anatomopathologiste, et qui seuls permettent de savoir s'il y a cancer ou pas. Les résultats sont donnés quelques jours plus tard, le temps de préparer les prélèvements et de les analyser : cancer ou pas, et, s'il s'agit d'un cancer, son grade de Gleason.

Ces prélèvements sont donc réalisés en piquant dans la prostate à différents endroits. Pour atteindre la prostate, l'aiguille est le plus souvent introduite par l'anus au contact d'une sonde transrectale d'échographie qui sert à repérer l'endroit que l'on pique (biopsies transrectales), et l'on enfonce l'aiguille dans la prostate en passant au travers de la paroi du rectum. Plus rarement, les aiguilles peuvent être introduites dans la prostate en piquant la peau entre les bourses et l'anus (biopsies transpérinéales).

Plus récemment, les progrès de l'imagerie permettent de faire des biopsies dites « ciblées », c'est-à-dire qu'on ne biopsie que la zone où l'image anormale a été trouvée. Il est certain que les biopsies ciblées vont rapidement remplacer les biopsies en série, ce qui signifie qu'à terme on ne fera des biopsies de prostate que lorsque l'IRM montrera une anomalie, ce qui évitera les biopsies multiples et inutiles.

LES VRAIS/FAUX DES BIOPSIES DE LA PROSTATE

1 La biopsie peut disséminer le cancer ?

Faux
Aucun cas de dissémination de cancer de la prostate le long du trajet des aiguilles n'a été rapporté alors que depuis plus de 50 ans, des millions de biopsies ont été faites de par le monde.

2 Il faut être endormi pour avoir une biopsie de la prostate ?

Faux
Dans la plupart des cas, une anesthésie locale suffit. Ce n'est pas confortable, mais ce n'est pas douloureux.

3 La biopsie peut faire saigner ?

Vrai
Et ce saignement, qui vient de la prostate, peut se voir dans les urines, les selles ou le sperme, et peut durer plusieurs jours après les biopsies, voire plusieurs semaines. Rouge au début, le sang devient brunâtre après quelques jours, puis disparaît. Il n'y a rien à faire d'autre que d'attendre que ça s'arrête tout seul. Ça ne signifie rien de particulier et ne doit pas faire craindre qu'il y ait plus de risque de cancer.

4 La biopsie peut provoquer des infections ?

Vrai

Pour enfoncer les aiguilles dans la prostate quand on passe par l'anus, on peut entraîner des bactéries normalement présentes dans le rectum. Ces bactéries risquent de contaminer la prostate, provoquant une prostatite. Pour l'éviter, il est recommandé de prendre un antibiotique en prévention du risque d'infection, le matin des biopsies. Dites à votre urologue si vous avez voyagé en Afrique ou en Asie les jours qui précèdent les biopsies ou si vous avez pris un antibiotique pour une autre cause (abcès dentaire, otite...), car, dans ces cas-là, il se peut que l'on soit obligé de changer le type d'antibiotiques de prévention : un voyage lointain ou la prise d'antibiotiques pour quelle que raison que ce soit modifient les germes de votre intestin et peuvent rendre inefficaces les antibiotiques que l'on vous donne le matin des biopsies.

5 La biopsie augmente le risque d'adénome de la prostate

Faux

Mais il a fallu attendre 2014 pour le savoir, car jusqu'à ce que les équipes d'urologie et de bio-statistiques de San Francisco le montrent[55], nous étions nombreux à donner foi à des travaux plus anciens et à penser que l'inflammation prostatique déclenchée par les biopsies pouvait augmenter à terme le volume de la prostate et provoquer un adénome.

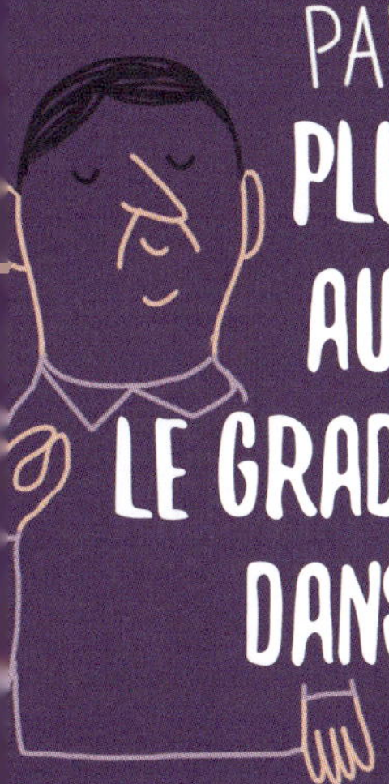

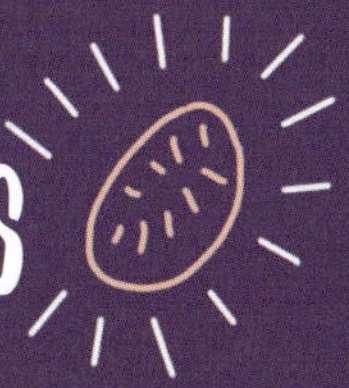

PLUS DE 50 ANS ET TOUJOURS AU SOMMET DE SA FORME : LE GRADE DE GLEASON, INCONTOURNABLE DANS LE CANCER DE LA PROSTATE

C'est en 1966 que le docteur Donald F. Gleason, anatomopathologiste à Mineapolis, a établi le score qui porte son nom et qui décrit l'aspect au microscope du cancer de la prostate. Gleason avait remarqué qu'en fonction des endroits où il regardait, le cancer n'avait pas le même aspect. Parfois, la tumeur ressemblait encore un peu à de la prostate normale ; parfois, il s'agissait, au contraire, d'une accumulation de cellules anormales ne ressemblant plus du tout à de la prostate normale.

Ce score décrit en 5 grades l'hétérogénéité de l'aspect de la tumeur, partant de l'aspect qui ressemble le plus à de la prostate normale, cancer peu agressif de grade 1, à l'aspect le plus éloigné de la prostate normale, avec de nombreux critères d'agressivité : grade 5.

Son score, qui rend compte de l'aspect global de la tumeur, est la somme des deux grades les plus représentés, avec le grade prédominant en premier : le score de Gleason s'étalait donc de 2 (grade 1 + grade 1) à 10 (grade 5 + grade 5), en passant par toutes les autres possibilités : comme 3 + 3 s'il n'y a que du grade 3, 3+4, 4+3, 4+4, etc. Rapidement, il s'est rendu compte que la survie des patients ayant un cancer de la prostate était liée à ce score. Le score de Gleason s'est alors progressivement imposé comme étant le meilleur facteur de pronostic du cancer de la prostate.

Le docteur D. F. Gleason est décédé en 2008, mais son score est encore utilisé dans le monde entier pour définir l'agressivité d'un cancer de la prostate, même si quelques modifications y ont été apportées au fil du temps pour le rendre encore plus pertinent, en supprimant par exemple, en 2005, le score 2 (1+1), dont l'aspect n'était désormais plus considéré comme correspondant à des lésions de cancer. Actuellement, les scores de Gleason sont répartis en groupes pronostics, du plus favorable (groupe 1) au plus risqué (groupe 5), de la façon suivante :

Groupe 1 : score de Gleason 6 (3 + 3) ;
Groupe 2 : score de Gleason 7 (3 + 4) ;
Groupe 3 : score de Gleason 7 (4 + 3) ;
Groupe 4 : score de Gleason 8 (4 + 4, 3 + 5 ou 5 + 3) ;
Groupe 5 : score de Gleason 9 ou 10.

L'intérêt de ce score est fondamental, car il dirige la prise en charge des patients. Autant on pourra envisager de surveiller sans traiter un patient ayant un cancer de la prostate de groupe 1, autant dans les autres cas, un traitement curatif sera envisagé, dont les modalités précises dépendront du niveau du groupe. Il faut donc que chaque patient, chez lequel le diagnostic de cancer de la prostate est porté, connaisse son score de Gleason.

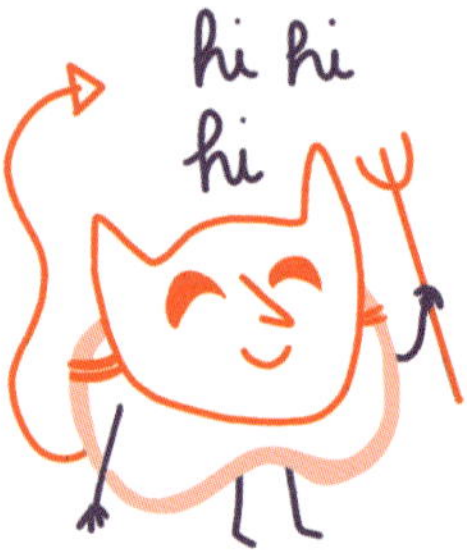

EST-CE GRAVE ?

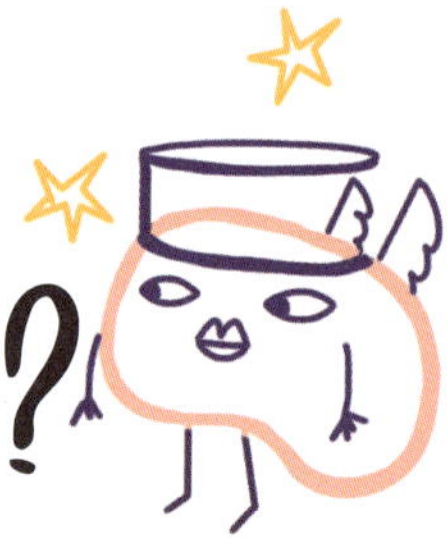

Le mot cancer fait tellement peur que cette question peut paraître provocatrice. Pourtant, elle se pose dans les cancers de la prostate débutants. Pourquoi ? Parce qu'il n'y a pas une, mais deux formes de cancer de la prostate très différentes, et que la gravité du cancer dépend aussi de l'âge du patient.

QUAND C'EST JUSTE VIEILLIR QUI EST EN CAUSE...

Le cancer peut exister sous une forme très peu agressive, qui représente environ la moitié des cancers débutants diagnostiqués actuellement. Elle peut être considérée, pour simplifier, comme une forme normale de vieillissement de la prostate. Même non traité, ce cancer ne tue pas, ou rarement : environ 5 % de risque de décès à 10-15 ans s'il n'est pas soigné. Ce qui signifie que, si l'on traite tous les patients qui ont cette forme de cancer, beaucoup d'hommes risquent alors d'être traités pour rien ; c'est ce qu'on appelle le sur-traitement. Le rôle du médecin est, dans ces cas, de s'assurer que le patient chez lequel une forme peu agressive vient d'être diagnostiquée ne fait pas partie des 5 % d'hommes qui risquent d'en mourir, et qu'il faut donc traiter.

Certains cancers de la prostate seraient-ils une conséquence normale du vieillissement de la prostate ? C'est tentant de le croire si l'on se reporte aux séries d'autopsies publiées depuis les 60 dernières années ! Cinq chercheurs australiens et canadiens (Sydney et Calgary) ont compilé les données d'autopsies de personnes décédées d'autre cause que d'un cancer de la prostate, publiées depuis 1940. Un travail de compilation gigantesque : 8 776 prostates de 20 pays différents découpées en fines lamelles de 2,5 à 5 mm d'épaisseur et analysées au microscope. Dans un grand nombre d'entre elles, on a trouvé un cancer. La présence du cancer augmente progressivement avec l'âge, passant de 5 % avant 30 ans à 59 % à partir de 79 ans. Dès 30 ans, le risque de cancer de la prostate double tous les 14 ans, sans différence entre les populations masculines d'Europe, de Chine, du Japon ou des États-Unis. L'âge est donc le facteur de risque le plus important de survenue du cancer de la prostate. Dans la plupart des cas, il s'agit de cancers peu agressifs, et d'ailleurs, les patients étudiés sont décédés d'autres causes.

TOUS LES CANCERS DE LA PROSTATE NE SONT PAS MORTELS, MAIS CERTAINS LE SONT : CE SONT EUX QU'IL FAUT TROUVER ET TRAITER

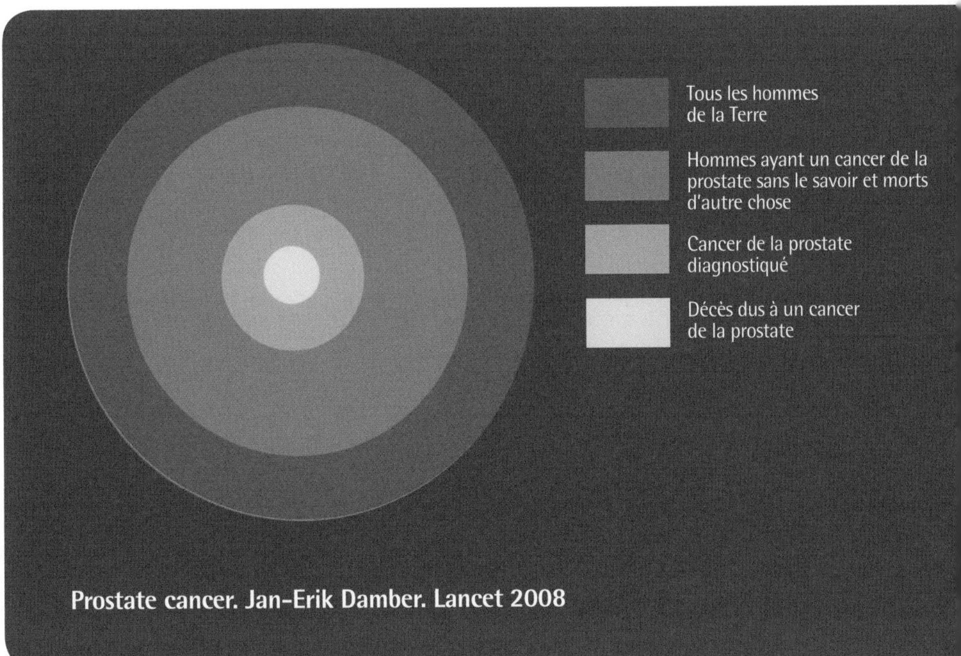

Prostate cancer. Jan-Erik Damber. Lancet 2008

DANS LE PIRE DES CAS

Malheureusement, le cancer peut aussi survenir sous une autre forme, agressive, voire très agressive. Non soigné, ce type de cancer de la prostate peut entraîner le décès en quelques années. C'est la raison pour laquelle il faut en faire le diagnostic le plus tôt possible surtout, chez les hommes jeunes, car, si l'espérance de vie du patient ne dépasse pas une dizaine d'années, en raison d'un mauvais état général ou de maladies associées, les quelques années que le cancer mettra à évoluer seront suffisantes pour que le patient meure de sa belle mort sans jamais entendre parler de son cancer de la prostate. Ainsi, il n'est généralement pas recommandé de chercher, ni de traiter un cancer de la prostate débutant chez les hommes dont l'espérance de vie ne dépasse pas 10 ans. Dans tous les autres cas, un cancer de la prostate débutant agressif doit être cherché et traité.

Pour résumer, en cas de cancer non agressif trouvé à un stade débutant, la question qu'il faut se poser est : faut-il le traiter ? En d'autres termes, est-on sûr que ce petit cancer ne va pas faire partie des 5 % des cas qui risquent de mal évoluer avec le temps. Alors que, pour le cancer agressif, il n'est pas question de ne pas traiter si le patient a plus de 10 ans d'espérance de vie devant lui. Il faut, dans ce cas, réfléchir au traitement le plus adapté.

C'est la différence entre ces deux formes de cancers qui est à l'origine de tous les malentendus autour de la prise en charge du cancer de la prostate et du bien-fondé de son dépistage. Ainsi, il y a quelques années, j'avais participé – avec le *Magazine de la santé* – à une campagne d'affichage concernant le cancer de la prostate afin de sensibiliser les hommes et de les encourager à consulter. En haut de cette affiche, le slogan un peu potache visait à dédramatiser la démarche de la consultation : « Ne passez pas à un doigt du diagnostic », en référence au toucher rectal ; et en bas de cette affiche était écrit : « Tous les cancers de la prostate ne doivent pas être traités, mais tous doivent être dépistés.»

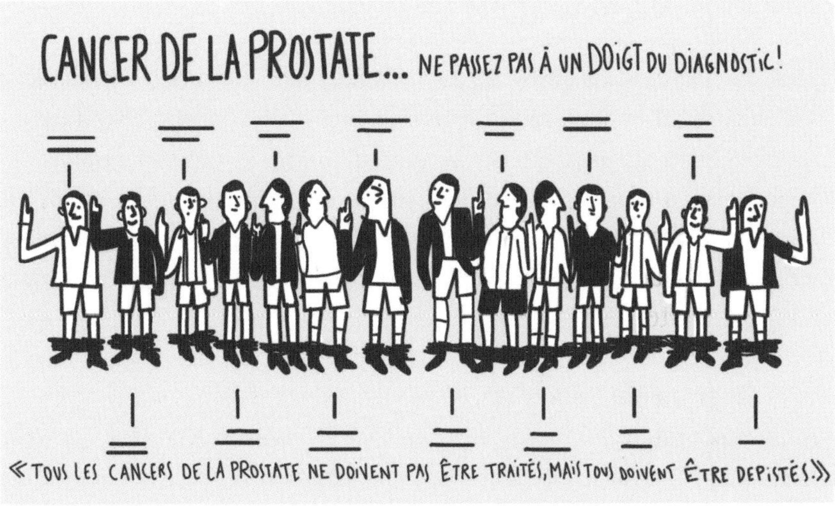

Nous avions lancé cette campagne, car le dépistage est la seule façon de trouver les cancers agressifs à un stade localisé où le cancer, encore de petite taille, n'entraîne pas de symptôme, et peut être guéri par le traitement ; et nous voulions en même temps sensibiliser les hommes au risque de sur-traitement de cancers localisés non agressifs, que l'on peut simplement surveiller. Ce message était clair et très fort. À mon avis, c'était la première fois que l'on disait qu'il ne fallait pas traiter tous les cancers. Pourtant, le retour fut cinglant, et nous fûmes accusés de faire la promotion du sur-traitement du cancer de la prostate, les gens n'ayant lu que la phrase en haut de l'affiche.

La situation est différente pour les formes agressives des cancers de la prostate ou les cancers de la prostate métastasés qui sont graves et qui doivent être traités, quel que soit l'âge du patient.

Alors grave ou pas grave ? Une classification, une formule biologique et, bientôt, des tests génétiques peuvent aider à le savoir.

LA CLASSIFICATION DE D'AMICO

Dans les cancers localisés de la prostate, trois groupes d'agressivité croissante sont définis : faible, intermédiaire et élevé. Cette classification porte le nom du professeur Antony d'Amico, le radiothérapeute de Boston qui l'a définie, en 1998, et testée sur 1 872 hommes ayant été traités d'un cancer de la prostate. Cette classification en 3 niveaux permet d'évaluer les risques de persistance ou de récidive du cancer, malgré le traitement.

• Le risque faible (moins de 25 % de risque d'échec 5 ans après le traitement) est défini par un taux de PSA inférieur à 10 ng/ml, un score de Gleason 6 et une petite tumeur perceptible au toucher rectal, ou aucune anomalie de la prostate à la palpation par le toucher rectal.

• Le risque intermédiaire (de 25 à 50 % de risque d'échec 5 ans après le traitement) est défini par un taux de PSA entre 10-20 ng/ml ou un score de Gleason 7, ou une tumeur que l'on sent bien au toucher rectal et qui occupe toute une moitié de la prostate.

• Enfin, le risque élevé (plus de 50 % de risque d'échec 5 ans après le traitement) est évoqué lorsque le PSA est supérieur à 20 ng/ml ou que le score de Gleason est égal ou supérieur à 8, ou qu'au toucher rectal, la tumeur occupe toute la prostate, voire la déborde.

La classification de d'Amico est de loin la classification la plus utilisée actuellement pour apprécier la gravité d'un cancer de la prostate localisé. Pour tenter de personnaliser un peu plus l'évaluation du risque pour un patient donné, d'autres tests sont disponibles ou le seront bientôt.

DIFFÉRENTS TEST EN ÉVALUATION

Ils pourraient aider à savoir si un cancer de la prostate est dangereux ou pas : un dosage sanguin et des tests génétiques.

1 Le dosage sanguin : l'index PHI

Le PSA existe dans le sang sous les différentes formes qui sont les étapes de sa constitution : on trouve le proPSA, précurseur du PSA, le PSA libre, non fixé à des protéines, et le PSA lié, qui, comme son nom l'indique, est un PSA lié à des protéines. Le PSA total est la somme des PSA libre et PSA lié. C'est lui que l'on dose en routine dans le sang pour la détection du cancer de la prostate.

L'index PHI, pour ***Prostate Health Index*** (Index de santé prostatique) conjugue le dosage de ces plusieurs formes de PSA, le proPSA, le PSA libre et le PSA total, selon la formule : Index PHI = proPSA/PSA libre) x PSA total.

L'index PHI se fait par une prise de sang au pli du coude. Ce dosage est commercialisé dans le monde entier par la société américaine Beckman Coulter. Il coûte un peu moins de 100 euros, non remboursés par la Sécurité sociale.

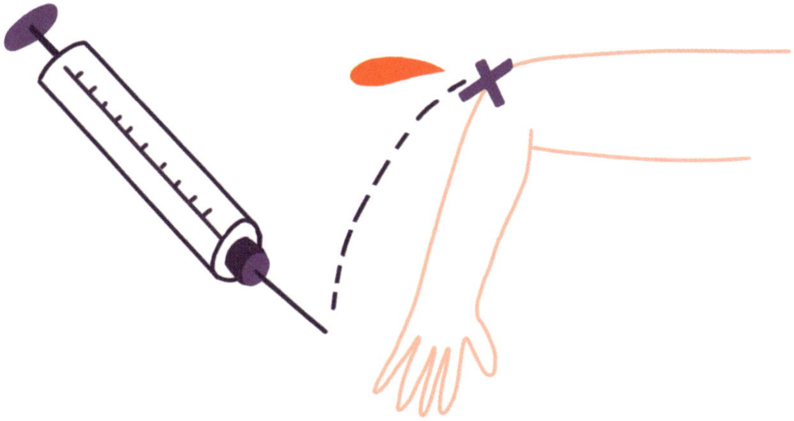

Même si cette formule semble à peu près incompréhensible pour un être humain normal, pour les chercheurs et les statisticiens, c'est clair : un index PHI bas pourrait éviter de faire des biopsies, car la prostate serait alors normale ou ne contiendrait que des foyers de cancers non significatifs (petits et de faible agressivité) ; au contraire, si l'index PHI est élevé, on serait en présence de possibles cancers agressifs. Ce test n'est pas encore utilisé en routine.

2 Le test Decipher

Parmi les tests génétiques, le plus avancé, voire prometteur, mais qui n'est pas encore en usage quotidien en France, est certainement le test **Decipher** (en français, *decipher* signifie « déchiffrer », « décoder »), qui consiste à analyser sur les biopsies du cancer l'expression de 22 gènes impliqués dans les capacités de métastaser des cellules de ce cancer. Ce test, développé par la société **GenomeDx Biosciences** aux États-Unis, évalue le risque de métastases à distance et de décès dû au cancer malgré les traitements initiaux de référence, chirurgie ou irradiation. Il n'a, pour l'instant, été évalué que sur de petits groupes de patients. D'après les premiers résultats, lorsque le patient est considéré comme à haut risque par ce test génétique, son risque d'avoir des métastases

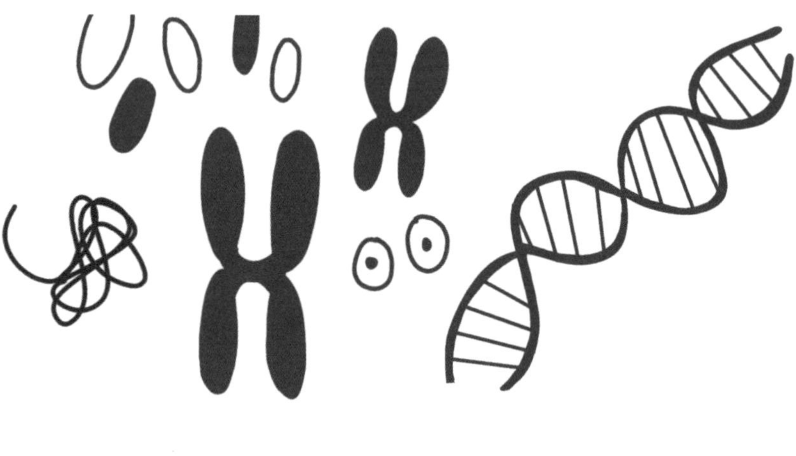

à 5 ans est de 21 % et celui de mourir de ce cancer dans les 5 ans de 9,4 %. Le principe de l'utilisation de ce test, si ces résultats sont confirmés à grande échelle, pourra faire bénéficier ces patients à haut risque de traitements complémentaires, chimiothérapie par exemple, avant que la tumeur n'évolue.

L'ADMETTRE ET EN PARLER POUR BIEN GUÉRIR

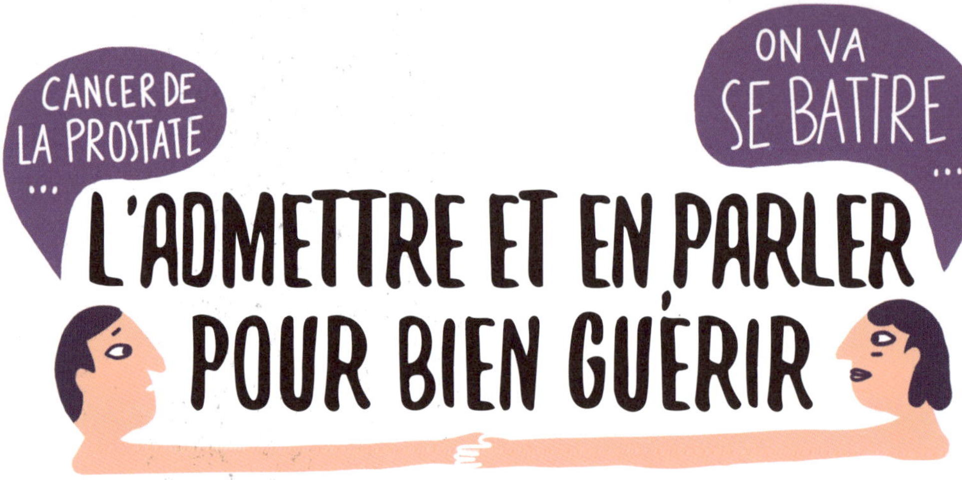

L'annonce du diagnostic d'un cancer de la prostate est, comme l'annonce de tout cancer, un moment difficile pour les patients qui ont l'impression que le ciel leur tombe sur la tête, que tout se dérobe sous leurs pieds. Il y a des phases d'abattement et des phases de révolte, de refus. Des visions de mort, de vie brisée : le mot cancer fait peur et, parfois, un état de sidération prend possession du patient qui, après avoir entendu ce mot, n'entend plus ce que vous lui dites.

ACCOMPAGNER LE PATIENT

Il faut toutefois trouver les mots appropriés pour que le patient comprenne ce qui lui arrive, qu'il ne soit plus effrayé et qu'il admette être malade. En effet, pour bien guérir, il faut accepter qu'on soit malade, et ce n'est pas simple pour le cancer de la prostate : le plus souvent, on l'a déjà dit, les patients ne se sentent pas malades ; ils ont eu un dosage de PSA comme bilan de santé, puis une IRM et des biopsies, et voilà qu'on leur annonce qu'ils ont un cancer, alors qu'ils vont bien. C'est difficile, dans ces conditions, de rentrer dans la peau d'un malade prêt à adhérer à son traitement, à en admettre les possibles difficultés, douleurs et autres désagréments, sorte de prix à payer pour guérir, car pourquoi vouloir guérir si l'on n'est pas malade ? Sans cette prise de conscience de la maladie, les traitements seront mal vécus, ressentis comme une injustice dont, parfois, le patient rendra coupable son médecin.

J'ai ainsi le souvenir d'un patient chez lequel la perception d'un petit nodule dans la prostate m'avait fait porter le diagnostic de cancer alors que son taux de PSA était très bas, à 1,7 ng/ml. Son laboratoire d'analyse médicale lui avait dit qu'avec un taux si bas, il n'était pas possible qu'il ait un cancer de la prostate. Le patient se sentant bien, pas malade du tout refusa de croire au diagnostic, évoqua une erreur d'identité sur les prélèvements ; mais de nouvelles biopsies furent faites, qui confirmèrent le diagnostic et permirent de le traiter avec succès.

Cet autre cas illustre bien également le bouleversement que l'annonce d'un cancer de la prostate peut provoquer : ce patient de 57 ans est venu après un bilan de santé systématique révélant un PSA élevé qui conduira à la découverte d'un cancer de la prostate débutant mais agressif. Méthodique, ce patient classe soigneusement dans un classeur les examens des différentes étapes : résultats biologiques, résultats des examens d'imagerie, comptes rendus des biopsies et de la réunion de concertation pluridisciplinaire, horaires des différents rendez-vous de consultation. Tout est bien écouté, compris, rangé, selon les habitudes prises dans son métier de chasseur de têtes. Son dossier est complet, classé, mais est étranger à lui-même. On se met d'accord pour une date d'intervention. Son hospitalisation se déroule sans problème, mais c'est une fois rentré chez lui qu'il prend conscience, en voyant la cicatrice de l'opération, que c'est à lui que ça arrive. Cette prise de conscience brutale, malgré toutes les précautions prises durant les semaines précédentes pour le préparer, provoque une dépression profonde : 15 jours d'hospitalisation en service de psychiatrie sont nécessaires pour qu'enfin, il admette la maladie et qu'il puisse s'en sortir. Ce déni de la maladie survient typiquement chez ces hommes habitués à tout contrôler dans leur vie : ce cancer qu'ils n'ont pas prévu et qu'ils ne s'expliquent pas les déstabilise profondément.

NE PAS CULPABILISER

Au début d'un cancer de la prostate, on n'a aucun symptôme, on ne ressent aucune gêne. En cas de cancer du poumon, il peut y avoir des crachats sanglants, en cas de cancer du côlon, du sang dans les selles ou des douleurs dans le ventre ; là, il n'y a rien, le patient ne sent rien. Il est là, devant vous, à écouter toutes les informations que vous lui donnez, mais il pourrait s'agir d'un ami ou d'un cousin, pour lequel il viendrait prendre conseil, ce serait pareil : ça ne concernera le patient que s'il décide de l'accepter.

Il faut donc prendre du temps pour tout expliquer et surtout ne pas le culpabiliser : même s'il existe des facteurs de risque ou des facteurs qui le réduisent, avoir un cancer de la prostate est avant tout la faute à pas de chance. Ce n'est ni un échec personnel ni un châtiment divin. L'aide d'un psycho-oncologue est donc dans tous les cas essentiel : la survenue d'un cancer conduit à faire le bilan de sa vie et peut faire remonter des choses enfouies profondément. Il faut que toute frayeur ait disparu au moment du traitement. Je travaille pour cela avec Catherine Nisak, psycho-oncologue, et les patients reviennent transformés des entretiens qu'ils ont avec elle. La parole se libère, les angoisses diminuent à force d'être verbalisées (voir page 135).

Je conseille également aux patients de lire *La Solution intérieure* de Thierry Janssen, petit livre publié il y a une dizaine d'années, facilement disponible en format Poche, qui analyse les ressources que l'on a en nous-mêmes pour guérir, en complément de la solution « extérieure » que sont les médecins. Au début des années 2000, Thierry Janssen était urologue, comme moi, et devait devenir professeur d'urologie à Bruxelles, et moi à Paris. Nous avons travaillé et opéré souvent ensemble, mais, si moi j'ai poursuivi dans ma voie, Thierry, de retour à Bruxelles, a trouvé de plus en plus sa place en parlant avec les malades plutôt qu'en les opérant. Après plusieurs années, il est devenu un psycho-oncologue de renommée internationale, auteur de nombreux ouvrages.

Dans l'épreuve majeure que le patient doit traverser, parler fait partie du traitement. Dans son livre, Thierry Janssen rappelle, par exemple, l'expérience scientifique suivante : si des chercheurs greffent un cancer sur un rat et que ce rat est laissé enfermé dans sa cage et seul dans une pièce, il mourra plus vite que des rats auxquels on a greffé la même tumeur, mais que l'on enferme, dans la cage toujours, mais à plusieurs dans une même pièce. Cette expérience montre qu'il y a des choses que l'on n'explique pas encore, mais qui passent par la communication entre les individus, ce dont, de façon intuitive, chacun d'entre nous est intimement persuadé.

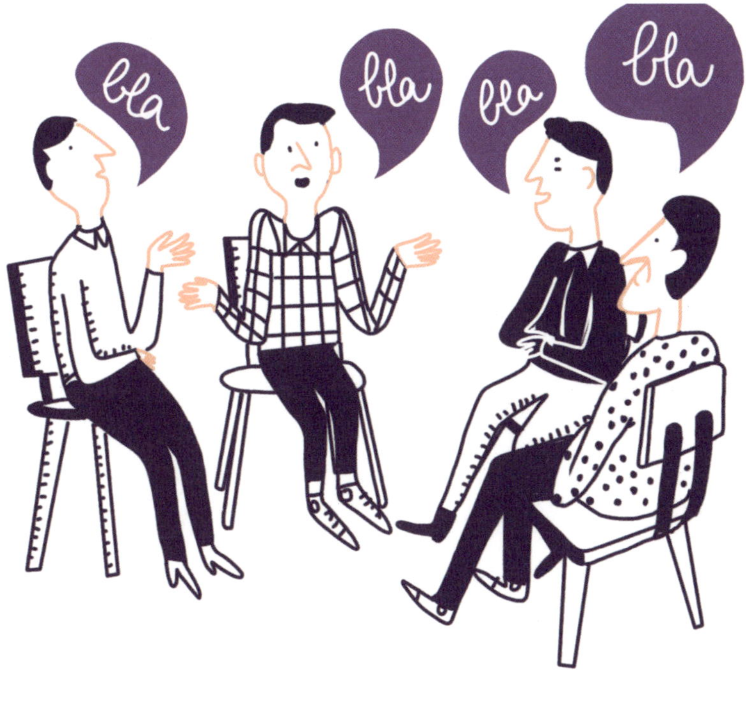

EN PARLER, CERTES, MAIS AVEC QUI ?

Pour moi, il ne faut en parler qu'aux personnes qui peuvent vous aider, à l'exclusion de toutes les autres. À son conjoint et à ses enfants, certainement, mais une fois que l'étape de frayeur a été remplacée par la phase de pensée positive du projet de traitement pour ne pas transmettre cette frayeur à l'entourage, qui risque de la réfléchir en boomerang. Éviter d'en parler à tous les autres, et en particulier au travail : la réaction habituelle des gens « bien portants » est de juger les gens qui tombent malades : « Qu'est-ce qu'il a bien pu faire pour attraper ça ? » Ce n'est pas méchant, c'est un réflexe de défense. Sous-entendu : moi, qui ne l'ai pas fait, je ne l'aurai pas. L'exemple le plus fréquent est celui du cancer du poumon et la fameuse question que pose le bien portant pour se rassurer : « Est-ce qu'il fumait ? » Sous-entendu : « Moi, qui ne fume pas, je ne l'aurai pas. »

La deuxième raison est qu'on guérit d'un cancer de la prostate, mais, dans l'esprit des gens, vous serez à jamais celui qui en a eu un. Donc on vous en parlera, même des mois après quand vous aurez tourné la page, ou on vous dénigrera si vous êtes moins performant : ce sera bien sûr « à cause de ce cancer qu'il n'est plus le même »...

Il faut donc admettre être malade pour bien guérir et savoir en parler, mais n'en parler qu'aux plus proches qui peuvent vous aider.

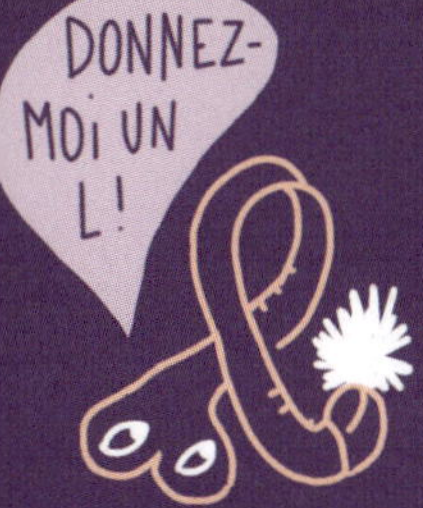
DONNEZ-MOI UN L!

PETIT ABÉCÉDAIRE DES MOTS DE PATIENTS

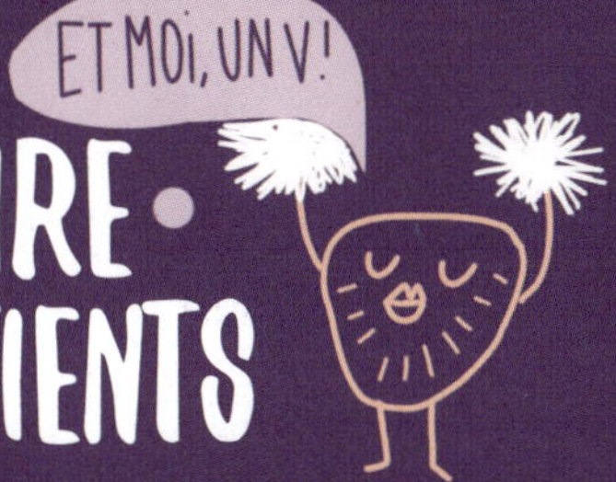
ET MOI, UN V!

Phrases entendues et relevées en consultation de psycho-oncologie par Catherine Nisak, Psychologue clinicienne, Psychanalyste D.U Psychanalyse et cancer, Université Paris Diderot.

A comme annonce

/Qu'avez-vous pensé ou ressenti au moment où le chirurgien a prononcé le mot « cancer » ?
Rien, j'en étais sûr !
/Quand j'ai appris mon cancer, j'ai pensé à André Schwartz-Bart qui a écrit : Sur cette terre, il y a toujours un Juste pour prendre la douleur des autres.
/Franchement, entendre le mot « cancer » m'a soulagé. Il y a trop longtemps que ma vie était de plus en plus compliquée, je ne savais plus où j'allais affectivement et professionnellement, c'était une fuite en avant à laquelle je ne voyais pas d'issue heureuse. Désormais, tout est simple : je suis malade, je vais me soigner et penser à mon avenir.
/Je me suis dit m... ! Mon safari africain en 4X4 avec mes copains dans six semaines ! Heureusement, la prostate, ce n'est pas un cancer grave, ça devrait être réglé d'ici là.
/Je suis puni par où j'ai péché... Ahahah !! C'est ce que j'aurais aimé répondre au chirurgien, mais j'ai eu soudain une énorme boule dans la gorge qui m'a coupé la parole, puis la vision d'un gouffre immense qui s'ouvrait sous mes pieds.

/L'annonce m'a libéré de l'angoisse, car la surveillance active pendant 4 ans, c'était juste un horrible compte à rebours. J'ai compris tout le sens de l'expression « épée de Damoclès ». On ose à peine vivre, on se dit que tout peut avoir des conséquences désastreuses sur le taux de PSA : boire ceci, manger cela, faire la peinture du garage ou 50 km à vélo... et même s'engueuler avec sa femme...

/J'ai immédiatement pensé au pire moment de mon enfance, le cancer du sein qu'avait eu ma mère. J'ai été confié dans la famille, le temps de sa maladie. Toute ma vie en a été bouleversée. La peur d'une séparation définitive était omniprésente, mais j'avais gardé tout cela pour moi.

Adulte, je suis devenu un grand anxieux, je contrôle tout, mon stress permanent embête mon entourage que je voudrais avoir sans cesse sous les yeux. Être touché à mon tour a ravivé cette angoisse de la mort et je me suis sérieusement demandé si l'opération suffirait à me guérir.
/Le mot cancer m'a tétanisé. Moi aussi, ai-je pensé. Alors c'est bien vrai, il faut mourir un jour ! J'ai eu la vision du corps des gens en fin de vie, des corps suppliciés sur l'autel de la médecine moderne... Privés de leur possibilité de choisir leur fin. Dès le lendemain, j'ai acheté un revolver et je m'en servirai si cela tourne mal, je ne veux ni souffrir, ni perdre ma dignité. Après moi, le déluge !

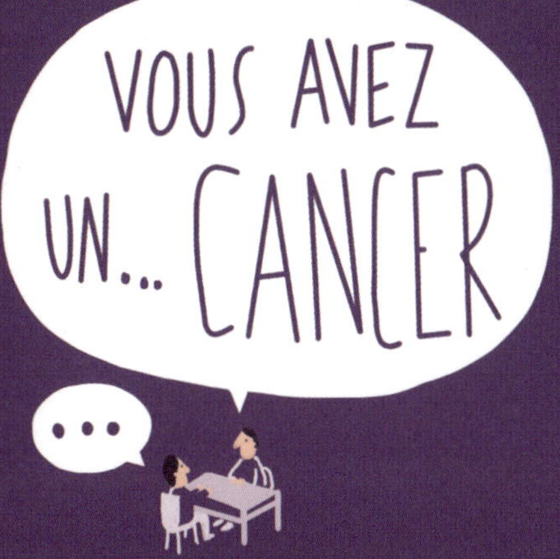
VOUS AVEZ UN... CANCER
...

C comme cause

/Il n'y a aucune cause à ce cancer de la prostate. Je ne veux rien entendre qui m'en rendrait en quoi que ce soit l'auteur ou le responsable. Je sens que je pourrais être physiquement violent avec quiconque mettrait en cause mon mode de vie.

/Le chirurgien m'a dit : « c'est la faute à pas de chance », quand jei lui ai demandé le pourquoi de la maladie. Mais comment accepter cette loterie ? Aujourd'hui, tout a une cause avec les avancées des savoirs scientifiques : on ne peut se contenter de l'inexplicable, comme ferait un mouton. Si j'accède à du rationnel, j'ai l'impression que cela m'aidera à mobiliser et à structurer une volonté de guérir.

/J'ai travaillé autant qu'il le fallait, j'ai respecté mon épouse et donné une éducation correcte à mes enfants, j'ai accompagné la fin de vie de mes parents, j'ai même pris ma mère chez moi. J'étais, enfin, tranquille depuis quelque temps, et voilà ma récompense ! J'ai été trop conformiste, j'ai souvent ravalé ma colère par peur du conflit : je crois que je le paie aujourd'hui.

/Mon grand-père, mon père, mon oncle sont morts de ce cancer... J'ai passé ma vie à attendre et à redouter ce diagnostic. En revanche, je suis sûr que moi je survivrai grâce la médecine actuelle et aux multiples traitements qu'elle offre désormais. Et je suis père de trois filles, les veinardes !!

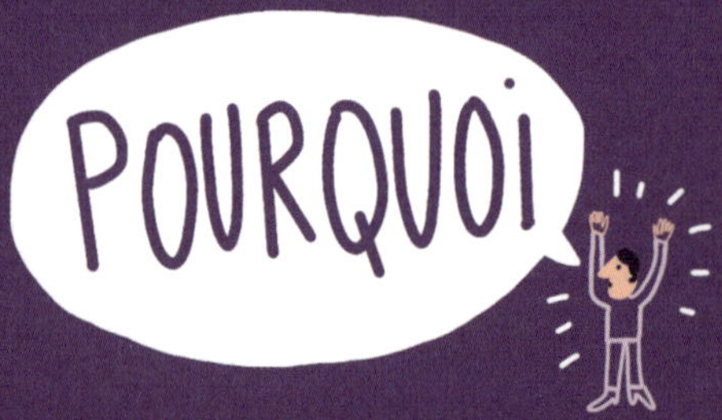

C comme chirurgien

/C'est un bon copain qui m'a dit « va voir celui-là : un, il aime la bonne bouffe et deux, je bande encore » !
/Quand je l'ai vu, j'ai eu immédiatement confiance en lui avant même qu'il n'ouvre la bouche. C'est évidemment irrationnel, mais ça ne se discute pas. Du coup, je l'ai choisi, alors que mon médecin traitant en préconisait un autre.

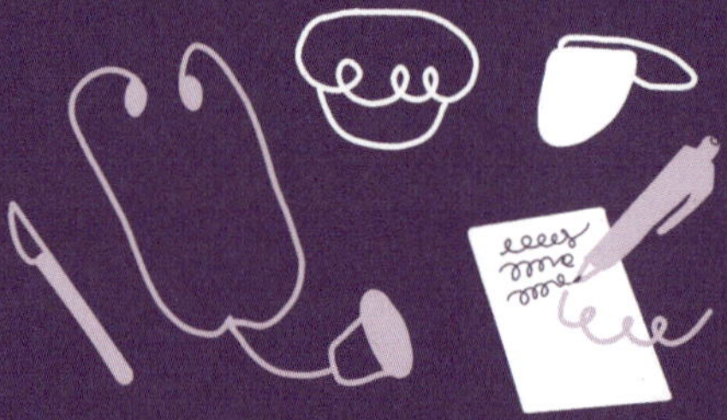

/J'ai regardé sur Google, j'ai fait une vraie enquête sur ce cancer et sur ce chirurgien. J'y allais d'abord pour l'écouter, mais ce qui m'a convaincu, c'est le temps qu'il a passé à me faire un tableau comparatif des différentes options thérapeutiques. Je me suis dit : « c'est bien à moi qu'il parle, c'est mon cas qu'il considère et pas des statistiques.» Il n'a finalement pas choisi l'opération, et je peux dire qu'on l'a fait d'un commun accord.

/C'est un ami ministre qui me l'a conseillé...

E comme épouse

/Mariés pour le meilleur et pour le pire, dit-on, et bien le pire, j'y suis !

Être atteint d'un cancer donne à mon épouse une opportunité sans précédent de me traiter comme un enfant, maintenant qu'il n'y en a plus à la maison. À peine sortis de la consultation, elle m'a dit : « Tu mets ton écharpe, tu fermes ton

manteau et à partir de maintenant, tu vas faire ce que je dis ».
Elle s'est sentie investie d'une mission, l'énergie qu'elle y met est considérable ! Je n'ai même plus accès à mon dossier médical... Heureusement, il y a mon humour, mais ce sera ma seule rébellion !
/Quand le chirurgien m'a suggéré de voir une psychologue, j'ai accepté volontiers. Mais j'avais une arrière-pensée, il fallait que ma femme soit présente. Nous sommes allés ensemble à ce rendez-vous où mon épouse a très vite parlé des effets de mon cancer sur elle, qui est fragile psychologiquement. L'entretien lui a permis de verbaliser qu'elle ne se sentait pas capable de m'épauler et que, depuis l'annonce du cancer, parfois, elle songeait secrètement à me quitter. Ses émotions ont été mises à plat, dédramatisées, et je vais me faire opérer l'esprit tranquille.

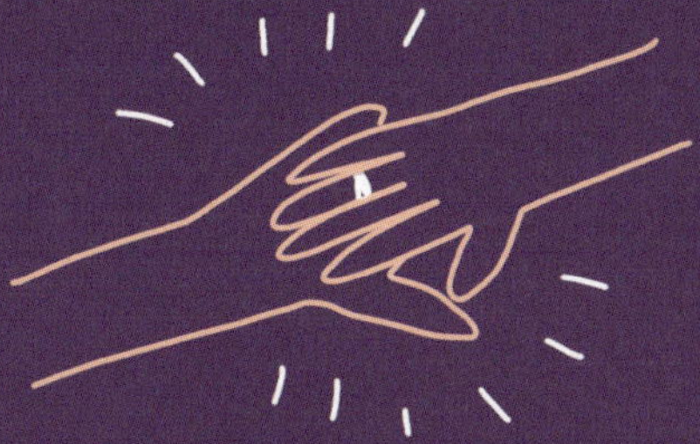

/Je vivais avec mon épouse une routine confortable et appréciée. Ensemble, nous avons construit une belle vie, une belle famille. Mon cancer nous a secoués. À l'annonce, on a beaucoup pleuré, ensemble et séparément, puis on n'en a plus parlé pendant quelques jours.

C'est elle, un soir, qui a ouvert le dialogue avec un tact extraordinaire. Elle m'a dit que, sans prostate, je resterai le même, qu'elle ne changerait pas son regard sur moi. Que nous étions riches de notre histoire, histoire qui ne s'arrêterait pas là. Depuis, je l'ai prise au mot, j'ai mis notre couple au centre de mes préoccupations. Il y a nous, et plus loin, une sorte de périphérie.

F comme fuites

/J'ai bien écouté le chirurgien et ce que j'ai retenu, c'est la probabilité non négligeable de fuites urinaires après l'intervention et pendant une durée qu'on ne peut définir de façon certaine. Cela peut sembler fou, dérisoire, comparativement à l'idée d'être atteint d'un cancer, mais je ne pourrais pas les supporter.
/Je ne veux pas porter de couches. Je ne veux pas risquer de connaître la honte en société, devant ma femme et au travail, moi qui, toute la journée, monte et descends sur de grosses machines industrielles. Se pisser dessus comme un gosse, pour moi, c'est pire que l'impuissance !

/Les fuites urinaires, ça ne devrait pas durer, mais cela m'angoisse. L'autre jour, au café, j'entendais deux jeunes gars parler ainsi de quelqu'un : « C'est un vieux, gâteux à se pisser dessus... ». J'ai pensé, qui sait, ce sera peut-être moi ce type hors-jeu. Ça m'a obsédé plusieurs jours, au point d'annuler d'importants rendez-vous professionnels et un week-end entre amis.
/J'ai encore des fuites, six mois après : moins nombreuses, plutôt rares même, mais au mauvais moment... Car j'ai de nouveau des érections, c'est la bonne nouvelle, mais elles s'accompagnent d'une petite émission d'urine qui n'est pas du tout du goût de ma compagne. Elle a un mouvement de recul, à cet instant-là, qui me froisse profondément. J'ai l'impression d'être un blessé de guerre, en tout cas pas celle d'être un objet sexuel désirable. Je me dis qu'elle éprouve de la compassion à mon égard, alors je m'isole dans le silence, sans oser en parler avec elle.

I COMME INTERNET

/J'ai beaucoup regardé Internet, j'y ai passé des heures depuis que connais le diagnostic. Cela me permettra de mieux comprendre ce que dira le chirurgien. Même si je ne sais rien de la fiabilité de ces informations et que cela augmente nettement mon angoisse, j'aurais un peu débroussaillé le terrain.

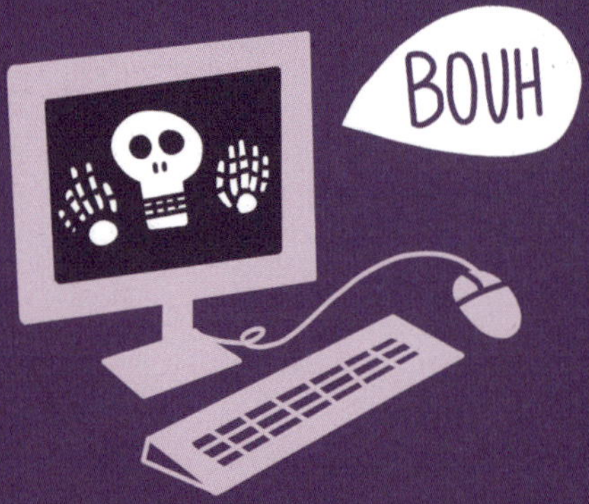
BOUH

O COMME OPÉRATION

/Comme j'ai hâte d'être opéré ! Ne plus avoir cette saleté dans le ventre, ne plus l'imaginer en train de se propager sans que j'y puisse quoi que ce soit... Je veux bien souffrir un peu pour cela !

/J'ai peur de l'opération. Très peur même, mais je ne peux le dire à personne. C'est à ma mère que j'aurais voulu en parler, mais je dois la laisser tranquille, non ? Je pense que je lui dirai après...

/Ma crainte est de deux ordres : qu'en ouvrant, le chirurgien trouve des métastases qu'on n'aurait pas vues lors des examens, et puis de souffrir, car je sais d'expérience que je ne suis pas un malade facile : je n'ai aucune patience et j'ai une fâcheuse tendance à agresser mon entourage.

/Lorsque j'en parle avec l'équipe médicale, tous les paramètres de l'intervention ont l'air sous contrôle, mais si ce ne sont pas les mêmes personnes le jour J ? Comment être sûr que ce sera bien ce chirurgien-là qui va opérer ? Après tout, il ne m'a peut-être pas apprécié...

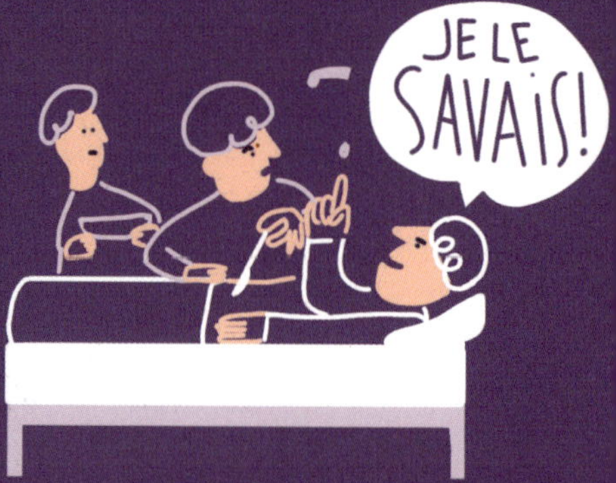
JE LE SAVAIS!

R COMME RADIOTHÉRAPIE

/Comme je refuse absolument l'opération, j'accepte volontiers la radiothérapie. Mais les préparatifs à exécuter chaque matin pour avoir l'intestin vide et la vessie à moitié pleine, quelle corvée... Si le passage par la case laxatif est une douloureuse obsession, en revanche, je vais directement à mon travail ensuite, et je ne ressens pour l'instant ni effets secondaires, ni fatigue particulière, c'est une surprise. Internet est assez complet sur les conséquences à plus long terme, mais je me laisse le temps de les découvrir au fur et à mesure. Pour l'instant, j'apprécie cette vie presque normale.

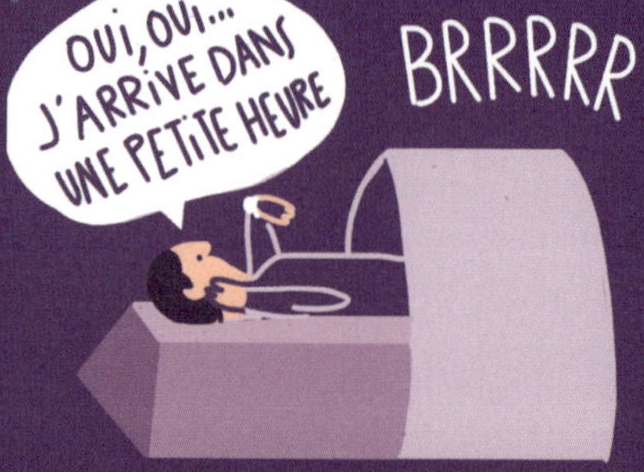
OUI, OUI... J'ARRIVE DANS UNE PETITE HEURE
BRRRRR

S comme sexualité

/Les femmes sont le sel de ma vie. J'ai été marié plusieurs fois et je le suis de nouveau. J'ai même de très jeunes enfants. J'ai refusé l'opération, car je ne peux accepter l'idée d'être impuissant. Tant pis, je prends ce risque. Je veux pouvoir m'asseoir à la terrasse d'un café, près d'une jolie fille, et me dire que, si je voulais la séduire, je pourrais aller jusqu'au bout...

/Le sexe, j'en ai bien profité. Alors, si cela ne marche plus après l'opération, ce sera sûrement un cap compliqué à passer, mais voir grandir mes petits-enfants est plus important pour moi. Le temps sera venu de caresser mes souvenirs...

/J'ai encore des relations sexuelles avec ma femme : c'est aussi important pour elle que pour moi. C'est généralement comme cela qu'on commence le week-end. Si je n'ai plus d'érections correctes après l'opération, cela va tout déstabiliser. Je n'en ai pas vraiment parlé avec le chirurgien, mais à ce que m'ont dit des amis opérés, il y a quand même des solutions. Et le désir mutuel fera le reste. C'est le moment pour explorer de nouveau la sexualité !

/J'ai connu des femmes du monde entier, dans le monde entier. Je suis un libertin parfaitement assumé et nullement prêt à renoncer. Le chirurgien va tenter de protéger mes nerfs érecteurs ; sinon, j'utiliserai tout ce qui existe pour rester actif, car je suis, par ailleurs, en très bonne santé. Ce sera juste un peu moins spontané. Je sais que j'ai des gênes extraordinaires, alors je vais même faire un don de sperme avant l'opération, si cela peut rendre service à quelques femmes en mal d'enfant !

/L'impuissance possible ou probable ne me tracasse pas. Ma partenaire ne m'intéressant plus sexuellement depuis longtemps, je dirai même qu'elle m'arrangera, j'aurais ainsi un motif imparable pour me défiler si, subitement, elle était prise de désir pour moi !

/On est des hommes tout de même : sans en être obsédé, je déteste l'idée de renoncer au sexe. C'est le grand saut dans la vieillesse, personne ne fait ça d'un claquement de doigts. J'avais déjà peiné à accepter la retraite et l'horizon qui rétrécit. On est sensible aussi : se montrer diminué de cette façon à une femme, je n'oserai sûrement pas. Je prendrai sûrement des comprimés. Pourtant, je n'irai peut-être pas jusqu'aux piqûres dans la verge, il me semble que ce serait du sexe trop triste.

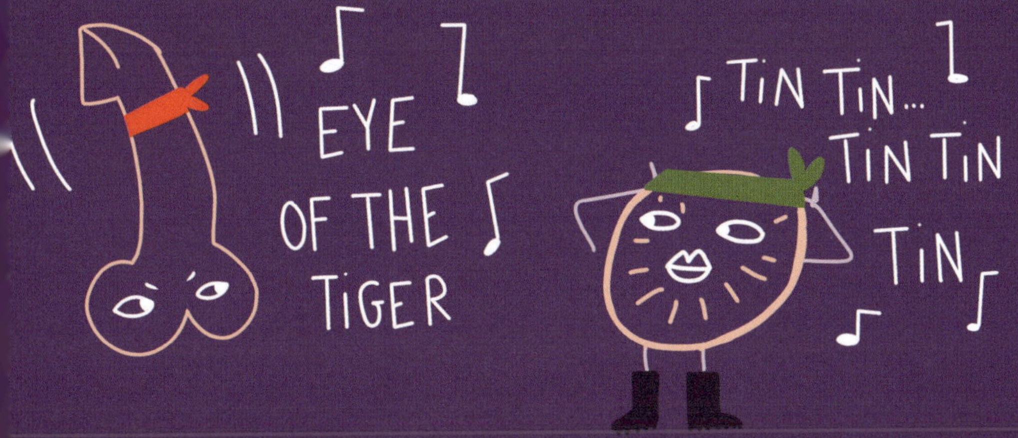

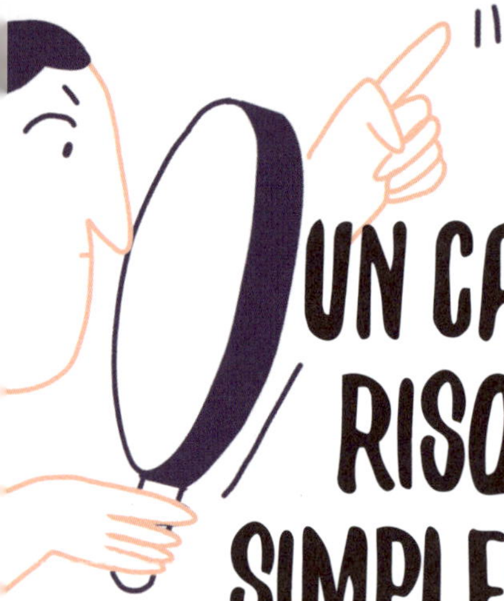

UN CANCER À FAIBLE RISQUE PEUT ÊTRE SIMPLEMENT SURVEILLÉ

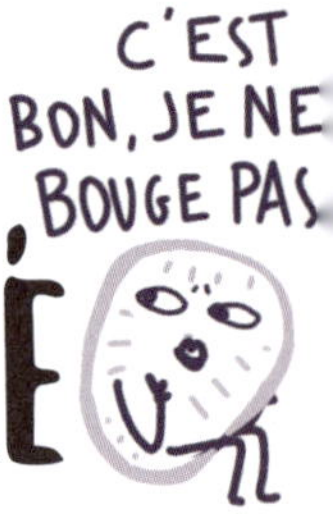

Lorsque le cancer est découvert tôt, qu'il ne sort pas de la prostate (cancer localisé), il peut être simplement surveillé s'il est peu agressif, ou traité. Cette surveillance est dite « active », puisqu'on organisera un traitement uniquement si le cancer évolue, ce qui ne sera pas le cas 70 fois sur 100.

INDIVISUALISER LE TRAITEMENT

Il s'agit de ne traiter que les patients pour lesquels un traitement est indispensable, c'est-à-dire environ un sur trois. Beaucoup de ces cancers dits « à risque faible » peuvent être considérés comme de simples lésions dues au vieillissement de la prostate et n'ont pas la gravité des autres formes de cancer. Ils représentent à peu près la moitié des cancers de la prostate découverts actuellement en France.

PRENDRE LE TEMPS D'OBSERVER

Pour surveiller un cancer de la prostate, la première étape est de bien le connaître : être sûr qu'il s'agit bien d'un cancer à faible risque. C'est le but de la première année de surveillance. Pendant cette année, des dosages du PSA seront effectués tous les trois mois pour savoir s'il augmente ou non au cours du temps. L'évolution du PSA peut être considérée comme un baromètre de l'évolution du cancer et, s'il s'élève, il peut donner des informations sur le risque d'aggravation avec le temps.

Il faudra ensuite faire réaliser une IRM de contrôle pour savoir si la tumeur a grossi, ainsi que des biopsies de contrôle pour s'assurer qu'il n'y a pas de foyer de cancer plus agressif associé : un cancer de Gleason 6 (peu agressif et susceptible d'être surveillé) ne se transforme pas avec le temps en cancer plus agressif, de Gleason plus élevé, mais les deux peuvent coexister, d'où la nécessité des biopsies de contrôle.

Habituellement, l'IRM et les biopsies de contrôle sont organisées un an après le diagnostic, mais, dans certains centres, ces examens peuvent être réalisés plus tôt. Ensuite, quand on a acquis la certitude que le cancer est bien peu agressif et qu'il est peu évolutif, on poursuivra la surveillance par des dosages du PSA, en les espaçant. La décision d'un traitement reposera sur la constatation, au cours du temps, d'une aggravation des paramètres de surveillance : taux de PSA et/ou volume de la tumeur sur l'IRM ou au toucher rectal.

RESTER CONFIANT

Bien sûr, il faut l'adhésion du patient à cette prise en charge, et le simple fait de surveiller un cancer peut être mal vécu par les patients, qui peuvent vivre cette surveillance comme une épée de Damoclès au-dessus de leur tête. En fait, d'expérience, les patients adhèrent dans leur immense majorité à la surveillance active, mais, pour cela, il faut qu'ils aient reçu les informations adéquates et des preuves qu'ils ne risquent rien, qu'ils ne perdent pas de chance de guérison et que, s'ils finissent par être traités, ce traitement n'arrivera pas trop tard.

Des preuves il y en a beaucoup, à commencer par les données de ce registre américain publiées en 2009 dans le *Journal of American Medicine*[56], montrant que, sans aucun traitement, et sans surveillance, le risque de mourir d'un cancer de la prostate lorsqu'il est peu agressif ne dépasse pas 10 % à 10 ans. Tout le principe de la surveillance est de détecter les patients qui risquent de faire partie de ces 10 % afin de les traiter avant que la tumeur n'évolue et, au contraire, de ne pas traiter les 90 % des patients qui n'ont aucun risque d'en mourir.

LA SURVEILLANCE DU CANCER, UNE SITUATION « CONFORTABLE » POUR 84,9 % DES PATIENTS

Se mettre à la place d'un patient auquel on annonce qu'il a un cancer, qu'un traitement n'est a priori pas nécessaire, mais qu'il faut quand même le surveiller ! Comment réagirions-nous psychologiquement face à cette situation ? Assez bien, si l'on en croit les diverses études publiées sur ce sujet.

Il ressort d'une étude réalisée à Vancouver que 84,9 % des patients trouvent cette situation confortable[57]. Selon une autre étude, menée à Rotterdam sur 150 patients, la majorité des hommes en surveillance active ont un niveau d'anxiété et de dépression inférieur à la population générale. Voici quelques-uns des facteurs d'anxiété et/ou de dépression relevés : l'impression que la décision a été prise principalement par le médecin, un mauvais état général de santé, un PSA élevé et, surtout, une personnalité névrotique[58]. Autrement dit, les patients qui se sentent anxieux ou dépressifs en surveillance active sont soit insuffisamment informés, soit ils n'ont pas pris part au choix de leur traitement, soit enfin, étant névrosés, ils seront toujours angoissés quel que soit le traitement qu'ils auront, et ce indépendamment du fait de la surveillance active.

SI ON FINIT PAR ÊTRE TRAITÉ, EST-CE QU'ON EST TRAITÉ TROP TARD ?

La réponse est non. Elle est avancée, entre autres, par le professeur Peter Scardino, chirurgien urologue du prestigieux Memorial Sloan Kettering Cancer Center de New-York, avec lequel j'avais eu la chance de travailler il y a quelques années, qui a montré que lorsqu'un traitement était décidé après une phase de surveillance, les résultats de la chirurgie d'exérèse du cancer étaient les mêmes que pour les patients traités d'emblée[59].

Enfin, tout récemment ont été publiés les résultats à 20 ans d'une étude réalisée, elle aussi, aux États-Unis et qui a comparé, par tirage au sort, l'ablation de la prostate à « rien du tout » (aucun traitement) chez des patients ayant un cancer de la prostate sans métastase : 364 patients ont été opérés et 367 ont simplement été suivis. Vingt ans plus tard, pour les patients qui avaient un cancer à faible risque, il n'y avait aucune différence entre « rien du tout » et l'ablation de la prostate ! Même durée de vie, et pas plus de risque de métastase[60].

C'est un argument très fort pour dire aux patients qu'en cas de cancer à risque faible, la question n'est pas de savoir comment il faut les traiter, mais avant tout s'il faut les traiter ! C'est certainement ici que la surveillance active prend toute son importance.

LE PROFESSEUR LAURENCE KLOTZ DE TORONTO (CANADA) : UN PIONNIER DE LA SURVEILLANCE ACTIVE DES CANCERS DE LA PROSTATE

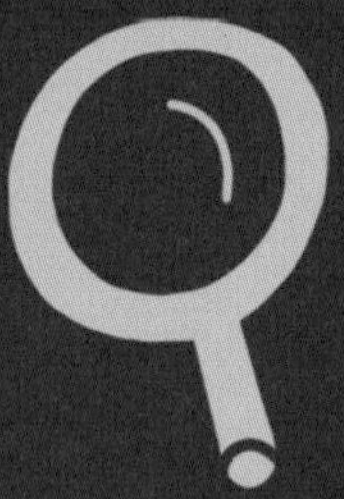

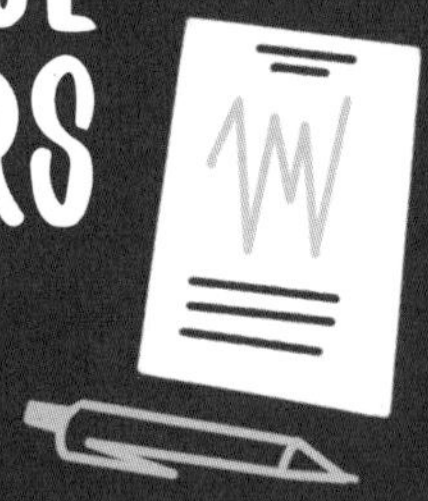

Constatant que certaines formes de cancer de la prostate étaient très fréquentes et non mortelles (50 % des hommes de 50 ans ont des foyers de cancer de la prostate selon des autopsies de patients décédés pour d'autres causes que ce cancer ; et le risque pour un Américain de se voir diagnostiquer un cancer de la prostate au cours de sa vie est de 18 % alors que celui d'en mourir n'est que de 2,8 %), le professeur Laurence Klotz, professeur d'urologie à l'université de Toronto, a initié dès 1995 une stratégie de simple surveillance des formes de cancer de la prostate les moins agressives et de traitement différé en cas d'évolution. L'idée était donc d'individualiser le traitement du cancer de la prostate en ne traitant que les patients qui en avaient besoin.

En 1995, il fallait du courage pour monter une telle étude, car il n'était pas de mise à cette époque de considérer qu'un cancer de la prostate pouvait ne pas être traité. Au contraire, le PSA était utilisé alors à grande échelle, et les cancers de la prostate dépistés par un dosage anormal surgissaient de partout. Le dogme était alors que tout gros cancer avait commencé petit et que donc tout petit cancer, découvert par le PSA, devait être traité car il deviendra gros si on ne faisait rien. Il n'y avait pas de place pour autre chose que de traiter activement tout le monde. Ce raisonnement était faux. Klotz et d'autres confrères allaient le montrer.

Ces pionniers qui allaient donc à contre-courant ont publié leurs résultats en 2002 (R. Choo, L. Klotz, C. Danjouwx et *al. Journal of Urology,* 2002), puis en 2010

(L. Klotz, *Journal of Clinical Oncology*, 2010) concernant 450 patients surveillés pendant 10 ans. Ils ont ainsi ouvert la voie à la surveillance active de certains cancers de la prostate, en montrant qu'avec cette stratégie de surveillance, seuls 30 % des patients avaient besoin d'être traités et que le risque de mourir du cancer de la prostate (2,5 % à 10 ans) était 18,6 fois moins élevé que celui de mourir d'une autre cause (avant tout, de maladie cardio-vasculaire).

Ces résultats ont profondément changé les modes de prise en charge du cancer localisé de la prostate dans le monde : les équipes de Baltimore (2011) Chicago, Miami, Cleveland et Vancouver (2013), Londres (2013), puis les équipes européennes ont progressivement adopté ce concept, et leurs résultats sont venus confirmer ceux de Laurence Klotz.

Actuellement, surveiller un cancer localisé de la prostate peu agressif est recommandé par toutes les sociétés scientifiques urologiques mondiales comme alternative possible à tout autre traitement.

QUAND IL N'Y À PLUS RIEN D'AUTRE A FAIRE… TRAITER

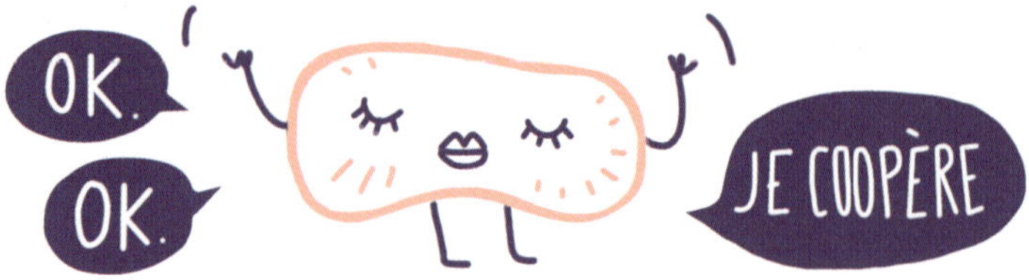

Il y a de nombreuses façons de traiter un cancer de la prostate et leurs mises en œuvre dépendent de l'âge et de l'état général du patient ainsi que du type de cancer dont il s'agit : localisé à la prostate ou métastasé et, pour les cancers localisés, de son agressivité, c'est-à-dire de son risque d'aggravation avec le temps. Les traitements de référence du cancer localisé sont la prostatectomie radicale ou l'irradiation.

LA PROSTATECTOMIE RADICALE

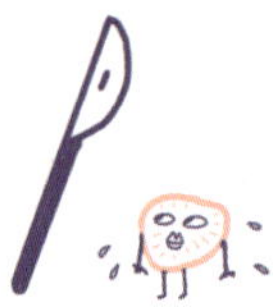

Il s'agit de l'ablation de la prostate et des vésicules séminales, une intervention chirurgicale qui dure environ 2 heures. Pourquoi enlever toute la prostate si le cancer ne touche qu'une partie de la glande ? Parce que, souvent, à côté du foyer principal de cancer trouvé, il existe de nombreux petits foyers de cancer secondaires, microscopiques, disséminés dans le reste de la glande, et que, techniquement, il est très difficile de n'enlever qu'une partie de la prostate. Des tentatives ont été faites, il y a de longues années, qui se sont soldées par des échecs sur le cancer et d'importants risques d'incontinence.

POURQUOI ENLEVER LES VÉSICULES SÉMINALES EN MÊME TEMPS ?

Parce que le cancer peut s'y propager et que, laissées en place, elles ne serviraient, de toute façon, plus à rien. Les vésicules séminales se trouvent immédiatement en arrière de la prostate. Leur rôle est la fabrication du liquide séminal (voir page 11), qu'elles déversent par un petit canal qui passe dans la prostate. L'ablation de la prostate supprime ces canaux. Les vésicules ne peuvent donc plus se vider si la prostate est enlevée.

C'est le fait d'enlever toute la prostate et les vésicules séminales qui justifie que la prostatectomie s'appelle « radicale ». Elle aurait pu s'appeler « totale élargie » : totale, pour toute la prostate, et élargie pour l'ablation des vésicules ; mais le terme « radical » a été préféré, venant de l'anglais *radical prostatectomy*.

Pendant le même temps opératoire, le chirurgien enlève les ganglions lymphatiques de drainage de la prostate : c'est ce qui s'appelle « le curage ganglionnaire ». Ces ganglions filtrent toute la lymphe de la prostate. Ils sont situés de part et d'autre de la prostate, collés aux parois internes du bassin et se présentent sous la forme de petites boules de 1 à 2 cm, collées les unes à côté des autres. Très faciles d'accès pendant l'opération, ce n'est pas difficile de les enlever. Pour l'organisme, la suppression de ces ganglions ne change rien, mais parfois après les avoir enlevés un écoulement de lymphe peut arriver localement et durer plusieurs jours avant de s'arrêter (c'est une « lymphorhée »). Les chirurgiens laissent des drains pour que l'éventuel écoulement de lymphe puisse sortir à l'extérieur. Ces drains sont rapidement retirés (de 24 à 48 heures après l'opération) si rien ne coule. L'intérêt d'enlever ces ganglions est de pouvoir les examiner au microscope pour savoir s'ils contiennent ou non des cellules cancéreuses venant de la prostate. S'il y en a, il s'agit de métastases ganglionnaires et leur constatation va faire changer le suivi après l'opération, la surveillance – qui sera plus rapprochée – et, parfois même, modifier la stratégie de traitement, car s'il y a des cellules néoplasiques dans les ganglions, il existe un risque qu'il y en ait également ailleurs dans le corps.

DEUX TECHNIQUES

Cette opération peut être faite de deux façons : « à la main » ou « à distance » avec de longs instruments chirurgicaux.

1 Pour la première façon, quand on opère « à la main », il faut pratiquer une incision verticale de la peau, longue de 5 à 6 cm, qui débute à la racine de la verge, devant le pubis et s'étend vers le nombril (elle ne se voit pratiquement plus quand les poils repoussent) : par cette incision, le chirurgien travaille directement avec ses mains. Cette façon d'opérer est également appelée « poétiquement » à « ciel ouvert ».

1 L'autre façon d'opérer – à distance avec de longs instruments chirurgicaux – nécessite plusieurs petites incisions (de 5 à 6) de 1 cm, réparties en arc de cercle sur le ventre autour du nombril ; pour opérer, le chirurgien glisse par ces incisions des instruments longs (ciseaux, pinces, coagulations, clips chirurgicaux...) sous le contrôle d'une caméra : c'est une technique dite « laparoscopique » (*laparo-* signifie « paroi », et -scopique veut dire « voir », donc littéralement « voir à travers la paroi »). Pour rendre l'opération plus confortable, le chirurgien peut s'aider d'un système de contrôle des instruments que l'on appelle « robot ». C'est cette dernière technique qui s'est surtout développée ces dernières années.

Faut-il préférer l'une ou l'autre de ces techniques ? En fait, il n'y a pas de différence de résultats entre ces techniques, ni pour le contrôle du cancer, ni pour le risque de séquelles après l'opération. La seule différence consiste, avec la voie laparoscopique, dans un moindre saignement car, pour voir dans le ventre, il faut le gonfler avec du gaz carbonique et la pression de ce gaz comprime, pendant l'opération, de petits vaisseaux qui, sinon, pourraient saigner.

Comme pour toute opération chirurgicale, la prostatectomie radicale peut entraîner des complications, mais il ne s'agit pas d'une opération risquée à proprement parler. C'est une opération très fréquente dans le monde et en France, où environ 20 000 hommes sont opérés par an. L'Association française d'urologie a édité un dossier d'information sur cette opération, disponible sur son site Urofrance (www.urofrance.org).

QUELLES SÉQUELLES ?

Pendant l'opération, c'est le risque de saignement qui domine, qui peut entraîner une transfusion sanguine, mais à distance de l'opération, ce sont surtout les risques de séquelles urinaires et sexuelles qui inquiètent les patients. Le risque d'incontinence urinaire après l'opération est d'environ 10 % et le risque de séquelles sexuelles est important, avec en particulier un risque de dysfonction érectile autour de 50 % [61-62-63].

Après l'ablation de la prostate, le taux de PSA doit être nul : il est dit indosable, car les machines qui le dosent ne peuvent pas le détecter. Le PSA n'étant sécrété dans l'organisme que par la prostate, la suppression de celle-ci supprime toute sécrétion du PSA qui, progressivement, en 3 à 5 semaines après l'opération, diminue et reste ensuite à zéro. En cas de récidive de maladie, on voit le PSA monter doucement. Cela survient dans de 20 à 25 % des cas. On explique la récidive par le fait qu'au moment de l'ablation, des cellules tumorales avaient déjà quitté la prostate. Ces cellules, invisibles au moment de l'opération, mettent ensuite plusieurs semaines, plusieurs mois, voire des années, à reformer de petits foyers tumoraux dans la zone où se trouvait la prostate, et, à leur tour, sécréter du PSA. Lorsque le taux de PSA dépasse 0,2 ng/ml, on parle de récidive biochimique, et un traitement de rattrapage peut être organisé.

Le traitement de rattrapage, qui consiste à irradier cette zone, donne de nouveau environ 80 % de chance de succès, mais avec quelques risques de séquelles (voir les complications de la radiothérapie, page 157).

L'INCONTINENCE URINAIRE APRÈS PROSTATECTOMIE RADICALE : LA COMPRENDRE, LA PRÉVENIR, LA GUÉRIR

Pour la comprendre, il faut savoir que la continence urinaire normale chez l'homme repose sur deux systèmes musculaires complémentaires : le sphincter urinaire proprement dit et le col de la vessie.

Le sphincter urinaire est situé à la sortie de la prostate et fixé en avant au pubis. Lors de l'ablation de la prostate, les attaches qui relient le sphincter au pubis sont rompues, et le sphincter devient alors mobile. Il n'a plus d'ancrage et, même si l'opération en elle-même ne l'abîme pas, cette perte d'ancrage altère son étanchéité.

LES ROBOTS SONT EN SALLE D'OPÉRATION

Disons-le tout net : dans la chirurgie robotique, il n'y a rien d'automatisé. Ce n'est pas la machine qui vous opère, mais le chirurgien. Il pilote en permanence les déplacements de ses instruments avec de petits joysticks, comme on en trouve sur les consoles de jeux vidéo. Il regarde le champ opératoire sur un écran, et la transmission de ses gestes se fait par un système de câbles et de poulies. Il n'est pas habillé de façon stérile, car il ne touche jamais le patient : il est assis derrière la console, à 2 m de son patient. En revanche, son aide est habillé comme un chirurgien, et c'est lui qui, au cours de l'intervention va changer les instruments – s'il faut, par exemple, remplacer une pince par une autre.

Ça n'a donc rien à voir avec ce que l'on peut se représenter d'un robot : une machine qui opère seule, comme sur les chaînes de montage automobile. Le grand avantage du robot, c'est le confort du chirurgien qui opère assis. Pour le patient, il n'y a guère de différence avec la chirurgie plus traditionnelle.

Le robot chirurgical, tel qu'on le connaît actuellement, puise ses racines au milieu des années 1980 quand la NASA et l'armée américaine ont développé le concept de chirurgie à distance. L'idée était, par exemple, sur une zone de conflit, de parachuter un robot dans un container pour que les blessés y soient opérés sur place alors que le chirurgien, lui, était en sécurité à l'arrière du front, voire resté chez lui dans le Minnesota, ou ailleurs. Il fallait, sur place, l'aide d'un infirmier capable de mettre le robot en marche et d'assister le chirurgien lorsqu'il fallait changer les instruments.

L'heure de gloire du concept de chirurgie à distance avec assistance robotique a été l'« opération Lindbergh », du nom de l'aviateur Charles Lindbergh qui, en 1927, a été le premier à traverser l'Atlantique en solo en avion (de New-York à Paris en 33 heures). Pendant cette opération, le 7 septembre 2001, un chirurgien français, le professeur Marescaux, grand pionnier de la téléchirurgie (il a créé à Strasbourg l'IRCAD – *Institute for Research into Cancer of the Digestive System* et l'EITS – European Institute of Telesurgery), a opéré une patiente distante de lui de 10 000 km[64]. Lui se trouvait à New York, dans un immeuble de Manhattan, devant l'écran de contrôle d'un système de chirurgie robot installé, lui, à Strasbourg, où la patiente était endormie sur une table d'opération. Il s'agissait d'une ablation de la vésicule biliaire chez une patiente de 65 ans. La liaison entre le professeur Marescaux et le robot était assurée par de nombreuses fibres optiques mobilisées par France Télécom permettant l'aller-retour de l'information entre New-York et Strasbourg en moins de 200 millisecondes. Sur place à Strasbourg, les professeurs J. Leroy et M. Gagner se tenaient prêts à intervenir directement en cas de complication. Il n'y en a pas eu et, en 45 minutes, la vésicule biliaire était enlevée.

Depuis cet exploit, le concept de chirurgie à distance a été plus ou moins abandonné, mais la technologie était créée et elle s'est améliorée progressivement, aboutissant aux robots chirurgicaux actuels. Le chirurgien n'est plus à 10 000 kilomètres de son patient, mais à seulement quelques mètres. Avec le robot, la vision sur écran 3D est devenue très bonne et les gestes très précis. Il a fallu longtemps pour savoir si une opération avec assistance robotique était plus sûre qu'une opération à « ciel ouvert ». La réponse est non, c'est pareil ; ce qui compte, c'est l'expérience du chirurgien.

Il faut que les patients en aient bien conscience, car l'espoir créé par le côté « haute technologie », voire « magique », du robot peut être à l'origine de déconvenues pour les patients. Ceux-ci sont persuadés qu'après l'intervention, tout sera comme avant. Malheureusement, robot ou pas, une opération pour ablation de la prostate reste une opération pour ablation de la prostate, avec les mêmes risques de séquelles post-opératoires. Et une fois opérés, constatant leur état sans s'y être suffisamment préparés, quatre fois plus de patients regrettent leur opération avec le robot à la place de celle au « ciel ouvert ».[65-66]

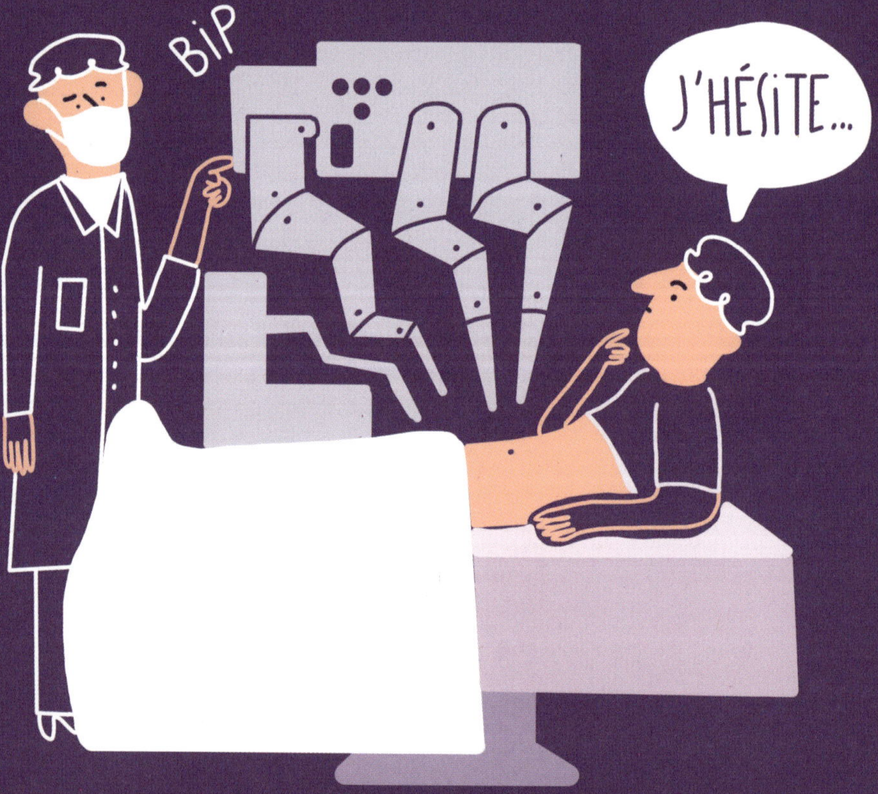

Le deuxième facteur du risque d'incontinence urinaite est le col qui relie la vessie à la prostate. C'est une structure très musclée qui participe à la continence. Lors de l'ablation de la prostate, le col de la vessie peut être distendu, ce qui lui fait perdre son potentiel de continence.

Environ 10 % des hommes ont des fuites d'urine après l'ablation de leur prostate. Typiquement, il s'agit de fuites survenant à l'effort : le système sphinctérien a perdu de sa force et lorsqu'il est soumis à plus de pression (lors d'un effort, la pression dans le ventre s'élève et appuie sur la vessie), il ne peut plus suivre, et les fuites arrivent.
Pour réduire ce risque, il existe des techniques chirurgicales qui permettent de refixer le sphincter au pubis et de préserver le col de la vessie, mais si les fuites arrivent quand même, le premier traitement est la rééducation périnéale... et le temps.

Le principe de la rééducation périnéale est de renforcer les muscles du périnée pour bloquer le sphincter urinaire en bonne position lors des efforts. Pour cela, il faut contracter les muscles pelviens, en serrant l'anus comme pour retenir un gaz. Il faut faire des séries de cinq contractions rapides, laisser passer 10 secondes et recommencer. Faire des séries de 5 minutes systématiquement le matin et l'après-midi et dès qu'on peut : en travaillant, en regardant la télé, en attendant le bus.
Quand on contracte l'anus, on contracte tous les muscles pelviens qui sont liés entre eux et également le sphincter urinaire. Le mieux, c'est d'effectuer cette rééducation avant l'opération, avec l'aide d'un kinésithérapeute spécialisé qui dispose d'un système d'enregistrement de pression permettant d'être sûr que l'on contracte les bons muscles. La rééducation périnéale avant l'opération réduit les fuites ou, si elles arrivent quand même, leur durée.

L'âge est un facteur de continence post-opératoire : plus on prend de l'âge, plus la force musculaire diminue. C'est un processus de vieillissement normal, qui concerne également les sphincters : ainsi, un homme de plus de 65 ans a 23 % de risque supplémentaire d'avoir des problèmes de fuite d'urine après l'ablation de la prostate qu'un homme plus jeune.

La taille de la prostate est un autre facteur de risque de fuites post-prostatectomie : plus elle est grosse, plus le col de la vessie sera difficile à préserver, car il est déjà distendu par le gros volume de la prostate qu'il doit couvrir. Chez les patients âgés et/ou qui ont une grosse prostate, il faut donc discuter les alternatives à la chirurgie en raison d'un risque plus élevé d'incontinence urinaire post-opératoire.

D'habitude, quand il y a des fuites, il s'agit de fuites minimes (quelques gouttes à l'effort ou survenant dans certaines positions), pour lesquelles soit les hommes n'ont pas besoin de protection, soit ils portent une protection de sécurité (une par jour) occasionnellement ou plus régulièrement. Plus rarement, les fuites peuvent être plus importantes. Dans tous les cas, il y a bien sûr des traitements. Ils sont mis en œuvre dès que les espoirs d'amélioration spontanée sont passés (quand les fuites persistent plus d'une année après l'opération) et qu'après un bilan complet (endoscopie et enregistrement des pressions de la vessie et du sphincter - bilan urodynamique) le mécanisme des fuites est bien précisé et confirmé (il s'agit bien de fuites par défaut du sphincter). On peut alors renforcer le sphincter par l'injection endoscopique de matériel inerte (billes de Teflon) pour le rendre plus jointif (un peu comme on gonfle les lèvres en y injectant du silicone), par des ballons insérés et gonflés de part et d'autre du col de la vessie, ou par une bandelette qui vient le cravater. Dans les cas les plus difficiles, on peut mettre en place un sphincter artificiel. Bref, on ne laisse pas les hommes avec des fuites d'urine.

Il y a, en ce moment, quelques essais d'injection de cellules-souches qui, au contact des cellules musculaires du sphincter urinaire, se transforment à leur tour en cellules musculaires et, ainsi, le renforcent. Les résultats préliminaires ne disent pas encore s'il s'agit ou non d'une solution pour l'avenir.

Parfois, les fuites sont d'un autre type, survenant non plus à l'effort mais après une envie pressante d'uriner, impossible à retenir : il s'agit de fuites par hyperactivité vésicale (voir page 34). Souvent, cette hyperactivité préexistait à l'opération, sans être ressentie par le patient. La prostate, faisant obstacle, aidait le sphincter à retenir l'urine, comme une sorte de bouchon. L'opération enlevant ce « bouchon » prostatique dévoile alors l'hyperactivité vésicale. Le traitement passe par une rééducation comportementale (voir page 38) et des médicaments réduisant les contractions de la vessie (voir pages 33-34).

Parfois, enfin, les deux mécanismes peuvent se combiner à des degrés différents, et les traitements sont alors associés et complémentaires.

LA RADIOTHÉRAPIE

C'est un traitement qui consiste à détruire les cellules cancéreuses en soumettant la tumeur à un flux de photons (sorte de rayons X) qui vont casser leurs chromosomes. La dose de rayons délivrée aux patients s'exprime en Gray (du nom d'un physicien anglais) : 1 Gray correspond à une énergie de 1 joule absorbée dans une masse de 1 kilo. Le cancer de la prostate est plutôt résistant aux rayons, et il faut de fortes doses pour le détruire : de 76 à 80 Gray (moins, s'il s'agit d'une irradiation de rattrapage après ablation de la prostate, car le volume tissulaire à irradier est très réduit ; voir page 150), là où un cancer du poumon pour être traité doit recevoir une dose de 50 à 70 Gray, et un cancer du sein seulement 50 Gray.

La délivrance des photons peut se faire par l'intermédiaire d'une source radioactive externe devant laquelle est placé le patient, ou par l'intermédiaire de grains radioactifs qui sont insérés directement au contact de la tumeur, dans la prostate – c'est la curiethérapie.

LA RADIOTHÉRAPIE EXTERNE

Le but est donc d'irradier la tumeur sans provoquer de dégâts sur les organes normaux adjacents, vessie (située juste au-dessus de la prostate) et rectum (situé juste en arrière), et ce d'autant que la dose de rayons nécessaire est importante. Pour cela, les machines ont été perfectionnées, comportant des lamelles qui permettent d'orienter très précisément le flux de photons sur la cible. La cible comprend la prostate et les vésicules séminales. L'irradiation des ganglions adjacents est réalisée surtout dans les cancers les plus agressifs. La cible à irradier est déterminée sur un scanner qui permet de reconstruire en trois dimensions le volume à traiter. On l'appelle radiothérapie conformationnelle, et la dose totale est fractionnée en séances pendant lesquelles une dose de 2 Gray est délivrée. Il faut donc environ 40 séances pour traiter un cancer de la prostate, à raison de 4 à 5 séances par semaine, soit au total un traitement qui dure de 7 à 8 semaines. À chaque séance, un scanner est réalisé pour bien adapter le traitement à la cible et pour éviter d'irradier la vessie et le rectum, les organes pouvant bouger de quelques millimètres d'un jour à l'autre.

Chaque séance dure une quinzaine de minutes, pendant lesquelles le patient est installé et doit demeurer immobile. C'est totalement indolore. L'exposition aux rayons eux-mêmes ne dure que quelques minutes. Le traitement est compatible avec la poursuite d'une activité normale, notamment professionnelle, en s'adaptant aux horaires des séances.

En cours de traitement, les patients se plaignent souvent d'une fatigue générale qui est plus en rapport avec les déplacements quotidiens jusqu'au centre de radiothérapie et aux changements d'organisation de vie durant la période de traitement qu'à l'irradiation elle-même.

La radiothérapie peut entraîner des effets digestifs indésirables, dus à l'irradiation, même minime, du rectum : transit accéléré, selles glaireuses, poussée hémorroïdaire. Ces problèmes sont le plus souvent transitoires. Un régime sans résidu, et des antidiarrhéiques peuvent les réduire. Il y a parfois également des effets urinaires, soit irritatifs avec des mictions très fréquentes, voire impérieuses, soit obstructifs, avec la nécessité de pousser pour uriner, ces derniers survenant surtout quand la prostate à irradier est volumineuse. Pour ces effets urinaires indésirables, des médicaments sont parfois nécessaires : alphabloquants ou anticholinergiques, en fonction du type de désagrément (voir pages 68).

Secondairement, des séquelles sont susceptibles d'apparaître : transit accéléré qui persiste, ou sang dans les selles par irradiation du rectum, mictions impérieuses, ou sang dans les urines par irradiation de la vessie. Ces complications ne sont pas fréquentes (elles concernent environ 5 % des patients) et peuvent faire l'objet de traitements spécifiques, en particulier la coagulation des lésions qui saignent dans le rectum ou dans la vessie.

Le risque d'incontinence urinaire persistante est faible (environ 5 %). Il s'agit essentiellement de pertes d'urines par envies impérieuses, qui se traitent par des médicaments (voir pages 33-34). Exceptionnellement, d'autres complications urinaires peuvent survenir des années après l'irradiation : des lésions de la vessie, une diminution de capacité ou des tumeurs, ou encore des rétrécissements des uretères ou de l'urètre.

La sexualité peut être altérée par l'irradiation. Avant tout, les érections, car les nerfs de l'érection étant collés à la surface de la prostate se trouvent dans le champ des rayons. Les difficultés d'érection surviennent, après la fin des séances de radiothérapie et s'aggravent petit à petit pour concerner un peu plus de 50 % des hommes deux ans après la fin des rayons.

Mais la sexualité ne se limite pas aux érections. Malheureusement, d'autres modifications des fonctions sexuelles peuvent survenir après irradiation de la prostate. Les données les plus récentes sur ce sujet viennent du Danemark, où 109 patients ayant reçu une irradiation de 78 Gray, et sexuellement actifs avant la radiothérapie, ont répondu à des questionnaires très détaillés sur leur sexualité[63]. Il ressort de cette enquête qu'après radiothérapie prostatique, l'orgasme est modifié : il peut être de moindre intensité (44 % des cas) ou être douloureux (15 % des cas), voire disparaître (24 % des cas). La disparition de l'éjaculation est constatée dans 11 % des cas. Des pertes d'urine pendant l'activité sexuelle peuvent rarement survenir (4 % des cas).

La verge peut également être modifiée par l'irradiation : un sentiment de raccourcissement de plus de 1 cm de longueur est ressenti par la moitié des patients. Enfin, quelques patients peuvent se plaindre de modifications de sensibilité de la verge (sensation de froid notamment) ou d'érections douloureuses.

La prise en charge des séquelles sexuelles est la même qu'après prostatectomie radicale. Dans certaines situations, la radiothérapie est contre-indiquée ou peu souhaitable, comme une irradiation préalable du petit bassin, une sclérodermie ou une maladie inflammatoire du rectum : il ne faut alors pas faire d'irradiation prostatique. Une prostate volumineuse peut amener à discuter d'une réduction de taille préalable par ablation de l'adénome de la prostate associé, responsable de ce gros volume, avant l'irradiation.

Après la radiothérapie, le taux de PSA baisse mais reste dosable, car il reste du tissu prostatique qui continue de sécréter du PSA. Le PSA peut même monter et redescendre spontanément. On ne considère qu'il y a une récidive de la maladie que lorsque le taux de PSA dépasse le taux le plus bas constaté, soit + 2 ng/ml.

En cas de récidive du cancer après irradiation, ce qui peut arriver dans 20 à 25 % des cas, il n'est que rarement conseillé de procéder à l'ablation de la prostate, car les tissus irradiés sont modifiés, et le taux de complications peut être élevé.

En cas de cancer à risque intermédiaire ou à haut risque, la radiothérapie est associée à une hormonothérapie d'une durée allant de 6 mois à 3 ans en fonction des cas (voir hormonothérapie, page 170).

LA CURIETHÉRAPIE

Cette technique permet de délivrer de grosses doses de rayonnement en limitant les effets néfastes pour les organes du voisinage, puisque la source radioactive est directement implantée dans la prostate. Ce sont, le plus souvent, des petits grains radioactifs d'iode 131 qui sont utilisés. Leur radioactivité disparaît progressivement en 6 mois, mais ils resteront ensuite en permanence dans la prostate, sans entraîner le moindre trouble.

Durant ces 6 mois, le risque de rayonnement pour l'entourage est pratiquement inexistant, car la pénétration du rayonnement des grains d'iode 131 est très faible et ne sort pas du corps. Ensuite, il n'y a de toute façon plus de radioactivité.

L'implantation se déroule sous anesthésie, générale ou rachidienne, au bloc opératoire et se déroule selon un plan prévu d'avance en fonction du volume de la prostate. Les grains sont implantés au moyen d'aiguilles creuses dans lesquels ils sont poussés, comme on introduirait un obus dans le fût d'un canon. Les aiguilles sont introduites dans la prostate en piquant la peau entre les bourses et l'anus. Leur bonne position dans la prostate est vérifiée par échographie. Un logiciel permet de savoir en direct le volume de prostate irradié par chaque grain et la dose délivrée.

Il faut en moyenne une centaine de grains par patient.

Près de 2 heures sont nécessaires pour introduire tous ces grains. En fin d'intervention, une sonde vésicale est placée pour la nuit, car l'implantation des grains peut provoquer des saignements dans les urines et un certain gonflement de la prostate, susceptible d'entraîner un risque de blocage urinaire. Cette sonde sera enlevée le lendemain.

Par la suite, très rarement, un grain peut migrer en dehors de la prostate et se retrouver dans les urines. On recommande d'uriner au travers d'un filtre à café ou d'une passoire les premiers jours. Si ça arrive, il faut récupérer le grain sans le toucher (à la cuiller ou à la pince à épiler) et prévenir l'hôpital pour que l'on vous donne la marche à suivre pour le rapporter. Un grain peut également se retrouver dans le sperme, raison pour laquelle il faut utiliser des préservatifs dans les premières semaines. Il n'y a que peu de complications après curiethérapie : localement, il peut y avoir des saignements au point de ponction des aiguilles ou dans les urines. À distance, les complications sont superposables à celles de la radiothérapie externe, mais leur fréquence est moindre, car le rayonnement subi par la vessie et le rectum est plus faible.

En cas de récidive de la maladie après curiethérapie, comme après irradiation, il n'est souvent pas conseillé de faire une prostatectomie radicale, en raison des modifications des tissus induites par le rayonnement qui en augmentent le risque de complications.

COMMENT CHOISIR ENTRE CES TROIS TECHNIQUES ?

Souvent, les conclusions de la réunion de concertation pluridisciplinaire (RCP) sont : « proposition de traitement curatif », ce qui sous-entend que l'on propose de traiter par prostatectomie radicale, irradiation externe ou curiethérapie. Alors comment choisir entre ces trois options ?

Le choix se fait toujours après plusieurs rendez-vous entre le praticien, le patient et une infirmière lors de ce qui est appelé « une consultation d'annonce ». Le mieux pour le patient est d'ailleurs de rencontrer tour à tour les praticiens de chacune des techniques, l'urologue et le radiothérapeute, pour avoir le plus d'informations possible avant de choisir. Il n'y a jamais d'urgence pour se décider.

L'âge et l'agressivité du cancer, d'une part, l'intime conviction du patient, d'autre part, sont les éléments principaux qui orientent la décision, et chaque cas reste un cas particulier.

D'AUTRES POSSIBILITÉS DE TRAITEMENTS LOCAUX

Ceux-ci sont moins diffusés et en cours d'évaluation.

LE TRAITEMENT PAR ULTRASONS FOCALISÉS

C'est un traitement découvert dans les années 1950 par William Fry. Le principe consiste à focaliser des ultrasons, d'où le nom de traitement par ultrasons focalisés de haute intensité (*High Intensity Focused Ultrasound* : HIFU en anglais). Au lieu d'avoir, comme en échographie, une sonde émettrice plane, ici, la sonde est concave, ce qui fait que les ultrasons, qui sont rectilignes, vont se croiser à courte distance de la sonde. À leur point de croisement, que l'on appelle la « tâche focale », une grande quantité d'énergie est libérée, qui à la fois élève fortement la chaleur et créé un phénomène physique de cavitation. William Fry avait donc mis au point une technique qui permettait de détruire les tissus à distance de la source émettrice, sans abîmer les tissus entre la source et la cible, puisque le principe est d'utiliser des ultrasons, qui, tant qu'ils ne se croisent pas, ne font aucun dégât (ce sont les mêmes ultrasons qui sont utilisés en échographie pour l'imagerie médicale), à la différence des rayonnements ionisant de la radiothérapie et encore plus à la différence du laser qui brûle tout sur son trajet. Là, rien sur

le trajet : les seuls dégâts sont faits à distance, au niveau de la tâche focale.
Restait à en trouver des applications médicales. Il a fallu de longues années et des prouesses d'ingénieurs pour miniaturiser suffisamment la sonde émettrice, la fiabiliser et envisager de traiter le cancer de la prostate en introduisant la sonde dans le rectum. Une fois introduite, la sonde émet des ultrasons qui traversent la paroi du rectum sans l'abîmer, et viennent se focaliser dans la prostate. En déplaçant petit à petit la position de la sonde, guidée en temps réel par une sonde d'échographie intégrée, on arrive ainsi à traiter toute la prostate.

Au cours de ces dernières années, plus de 3 000 patients ont déjà été traités par HIFU dans le monde. Il semble que ce traitement soit un peu moins efficace que la curiethérapie ou que la radiothérapie externe, mais avec un risque moins élevé de complications. Lorsqu'elles surviennent, ces complications peuvent être une incontinence urinaire (de 1 à 25 % des cas), ou des difficultés d'érection (de 20 à 50 % des patients seulement gardent une sexualité identique à celle d'avant traitement). Enfin, il y a un risque exceptionnel (de 0 à 3 % des cas) de fistule entre la prostate et le rectum (communication anormale entre la prostate et le rectum, responsable d'une incontinence par passage de l'urine par le rectum) dues à des brûlures de la paroi du rectum. Le traitement de ces fistules demande souvent des opérations chirurgicales secondaires délicates pour les fermer.

Ce traitement fait l'objet en France d'une vaste évaluation chez des patients de plus de 70 ans avec une tumeur peu agressive et de volume limité. L'HIFU peut être également proposé dans le rattrapage des récidives après radiothérapie externe.

LA CRYOTHÉRAPIE

Comme son nom l'indique, la cryothérapie consiste à détruire la tumeur par le froid. Des aiguilles creuses sont introduites dans la prostate, comme pour la curiethérapie, et un gaz passé à l'intérieur refroidit les aiguilles, ce qui permet de réaliser des phases successives de refroidissement et de réchauffement qui détruisent le tissu autour des aiguilles.

Peu utilisée en France, cette technique – qui semble avoir une efficacité inférieure à la prostatectomie radicale ou à la radiothérapie externe – n'est pas dénuée de complications. Celles-ci sont une incontinence d'urine dont le risque varie de 1 à 8 %, une obstruction prostatique (de 4 à 10 %) et des difficultés d'érection dans de 30 à 100 % des cas, en fonction des études. Enfin, comme pour l'HIFU, il existe un risque exceptionnel de fistule entre la prostate et le rectum (de 0 à 1 %). La cryothérapie peut être également proposée dans le rattrapage des récidives après radiothérapie externe.

LE TRAITEMENT FOCAL : NE TRAITER QUE LA TUMEUR ET PAS TOUTE LA PROSTATE

La tumeur peut être brûlée, gelée, éclairée ou électrifiée : tous ces traitements focaux sont en cours d'évaluation. Le traitement focal ne s'adresse qu'aux cancers non agressifs, de bon pronostic, comme une possible alternative à la surveillance active. Son développement est possible grâce aux progrès de l'imagerie médicale : l'IRM permet de voir la tumeur dans la prostate, ce que ni l'échographie ni le scanner ne font avec autant de précision. L'IRM permet donc de définir une cible, les biopsies confirment qu'il y a bien un cancer et qu'il est peu agressif et, par des moyens physiques, cette cible est détruite.

Ces moyens sont les ultrasons focalisés, ou la cryothérapie, les mêmes que l'on a vu plus haut, mais qui, cette fois-ci, sont utilisés pour brûler ou geler seulement une partie de la prostate. D'autres moyens physiques peuvent être utilisés : le laser intersticiel (« intersticiel » veut dire que la fibre laser est directement enfoncée dans la prostate), les radiofréquences, qui utilisent un champ électromagnétique pour chauffer la prostate par des aiguilles enfoncées dans la cible, et l'électroporation, nouvelle venue, qui consiste à électrifier la prostate.

Le pari du traitement focal est que la tumeur, visible sur l'IRM, est le seul foyer de cancer dans la prostate. Comme on sait que ce n'est pas le cas et qu'il existe d'autres petits foyers disséminés, les promoteurs de ces techniques ont défini la notion de « lésion index » : la lésion la plus importante et la plus dangereuse pour le patient.

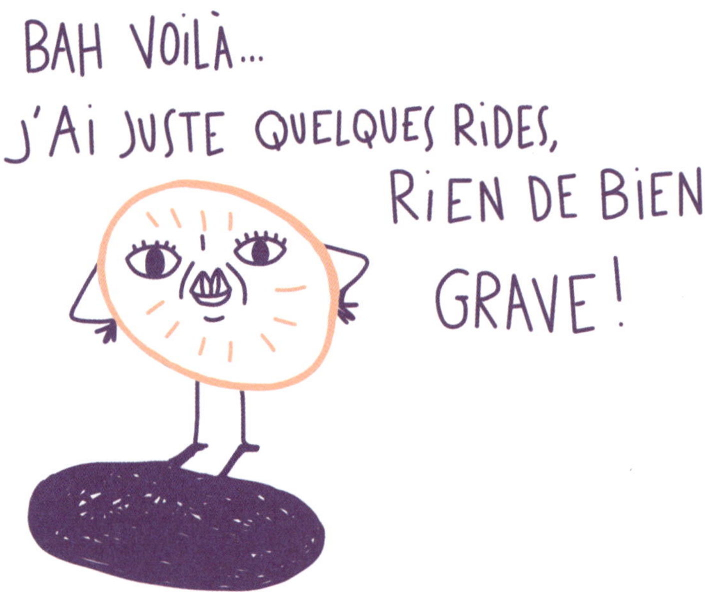
BAH VOILÀ...
J'AI JUSTE QUELQUES RIDES,
RIEN DE BIEN
GRAVE !

Si les années suivantes les petits foyers associés se développent à leur tour, il sera temps de les traiter avec les mêmes techniques. Pour l'instant, tous ces traitements sont en cours d'évaluation, sans que l'on ait des résultats scientifiques solides d'efficacité ou de risques de complications. La question de fond n'est de toutes façon pas de savoir comment traiter un petit foyer de cancer de la prostate non agressif, mais s'il faut vraiment le traiter. Dans beaucoup de cas, il ne s'agit que de formes de vieillissement de la prostate, et tous les hommes qui ont des cheveux blancs ne les teignent pas.

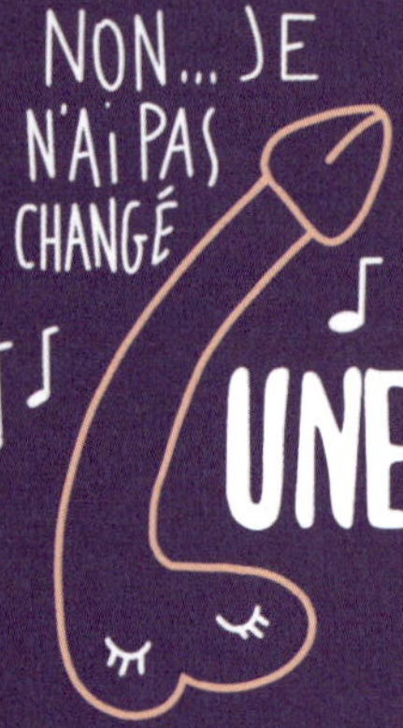

COMMENT PRÉSERVER UNE SEXUALITÉ SATISFAISANTE APRÈS L'OPÉRATION ?

On l'a vu, l'ablation de la prostate peut provoquer des difficultés d'érection chez globalement 50 % des patients par lésions des nerfs de l'érection qui sont collées à la prostate. En fait, le chiffre exact est très difficile à déterminer, car les résultats sont très variables d'une étude à l'autre : certains, un peu sévères (peut-être) sur l'analyse de la qualité des érections, rapportent un taux d'érections préservées de 30 % ; d'autres, au contraire, enthousiastes (trop ?) et très fiers de leurs résultats, proclament des érections préservées dans plus de 90 %.

SAUVER LES NERFS

Qui exagère, et dans quel sens? De toute façon, les érections ne se résument pas aux nerfs, ni la sexualité aux érections. Les nerfs de l'érection ne se présentent pas sous la forme de deux câbles bien individualisés situés de part et d'autre de la prostate, comme deux fils électriques conduisant le courant vers la verge : c'est une vision bien trop schématique ! Il s'agit, en réalité, de minuscules nerfs que l'on ne voit pas à l'œil nu. Ils entourent la prostate. On en trouve devant la prostate, mais la plus forte densité est située de chaque côté. On ne les voit pas, mais on sait où ils se situent : ils accompagnent de petits vaisseaux qui vascularisent la prostate et la verge. Ces structures composées de vaisseaux et de nerfs s'appellent « bandelettes vasculo-nerveuses ».

Les techniques chirurgicales permettent depuis longtemps de les préserver, que ce soit en chirurgie traditionnelle ou assistée par robot. Lorsque le cancer est bien limité dans la prostate, on peut préserver les bandelettes de chaque côté, mais s'il y a un risque que la tumeur déborde d'un côté, pour plus de sécurité, il faudra enlever la bandelette du côté du débordement pour réduire le risque de passer trop près du cancer, voire de laisser un peu de tissu cancéreux en place. Statistiquement, plus on laisse de bandelettes, plus les chances de conserver des érections spontanées sont élevées : une préservation bilatérale donne de 20 à 30 % plus de chances de retrouver des érections en post-opératoire qu'une préservation unilatérale.

Mais, même si l'ego des chirurgiens doit en prendre un coup, la préservation nerveuse, qui est un facteur très important de conservation des érections, n'en est pas le seul. J'apprends souvent aux patients les résultats de cette étude suisse, publiée il y a plus de 10 ans : lorsque le chirurgien remonte du bloc en ayant été obligé de sacrifier les deux bandelettes et que son patient a 50 ans, les érections sont quand même conservées dans 20 % des cas ; si le même chirurgien arrive à préserver les deux bandelettes, mais que son patient a 75 ans, la conservation des érections est aussi constatée dans 20 % des cas. De rares nerfs restant, bien que le chirurgien ait été convaincu de les avoir coupés, suffisent aux érections pour des hommes jeunes motivés, alors que des nerfs à peu près préservés, mais quand même bousculés par l'intervention, ne permettront plus aux hommes plus âgés de garder leurs érections.

Les nerfs seuls ne font donc pas tout : l'âge du patient, sa motivation pour la vie sexuelle et celle de sa partenaire, l'équilibre psychologique du patient et la sérénité et la complicité de son couple jouent également beaucoup.

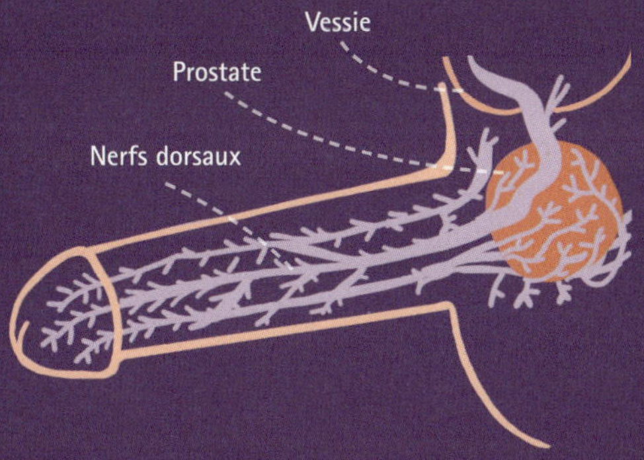

RÉCUPÉRER TOUTES SES FONCTIONS

Après une prostatectomie radicale, il y a trois phases de récupération fonctionnelle : la première est celle de la continence, qui est acquise dans l'immense majorité des cas dans les 3 mois qui suivent l'opération. L'homme n'a alors plus honte d'avoir des fuites et recommence à se sentir bien et sûr de lui tout nu. La deuxième phase est la récupération psychologique : la frayeur provoquée par le cancer s'estompe avec les premiers résultats de PSA à zéro montrant que toute la tumeur a été enlevée ; c'est à partir de là que la troisième phase de récupération fonctionnelle, le retour des érections spontanées, arrive. Il faut donc un peu de temps pour que les érections reviennent : ne pas s'alarmer si elles ne sont pas tout de suite au rendez-vous. En moyenne, il faut 6 mois, mais ça peut-être plus long chez certains patients.

AUGMENTER LE FLUX SANGUIN

Pour accélérer le retour des érections a été conçue la réhabilitation pénienne : l'idée est de favoriser les érections nocturnes qui surviennent pendant les phases de sommeil profond et au réveil. La réhabilitation pénienne consiste à prendre systématiquement, sans stimulation sexuelle, un traitement qui augmente le flux sanguin dans la verge. L'hypothèse est que les problèmes d'érection dus à l'opération sont liés en grande partie aux lésions des nerfs, mais peuvent aussi être liés à la suppression des petits vaisseaux sanguins qui les accompagnent dans les bandelettes neurovasculaires. L'interruption de ces petits vaisseaux est responsable d'une réduction de l'apport sanguin vers la verge et peut être à l'origine d'une fibrose progressive du tissu érectile de celle-ci. Le plus simple, pour augmenter le flux sanguin vers la verge, est de prendre un inhibiteur de la phosphodiestérase de type 5, ces médicaments habituellement prescrits pour les problèmes d'érection « tout venant », et dont le plus connu est la fameuse pilule bleue, le sildénafil (Viagra®), désormais sorti en générique, donc meilleur marché.

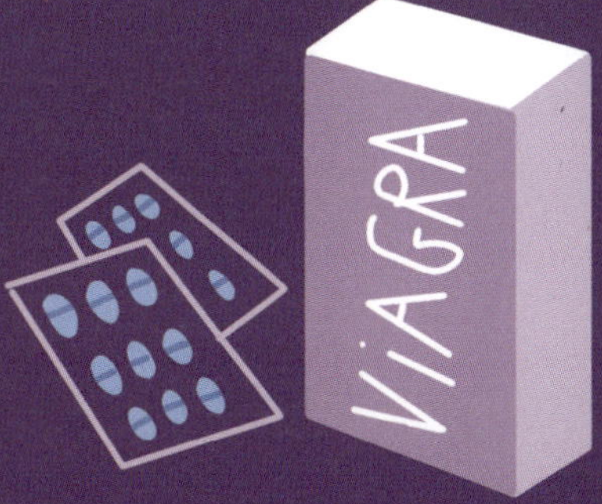

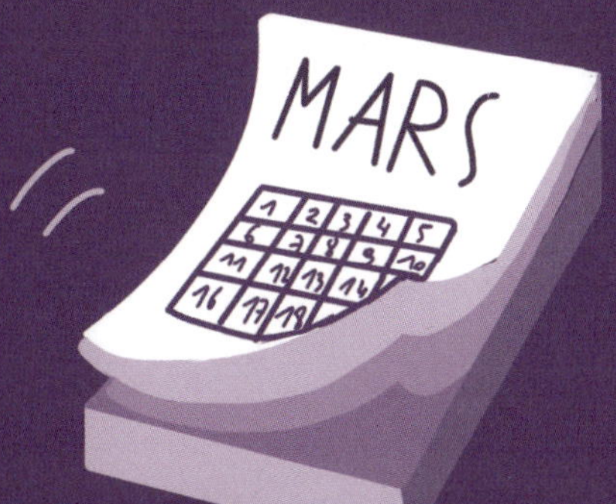

Plusieurs études ont été menées sans que l'on puise montrer qu'en prenant ces médicaments, les chances de retour des érections soient, à terme, plus grandes, simplement, les érections reviennent plus vite si elles devaient revenir. Le retour des érections spontanées, nocturnes ou matinales, permet ainsi à ces patients de reprendre confiance. Cette confiance fait renaître le désir, et le désir renforce le retour des érections.

QUE DEVIENNENT LES ÉJACULATIONS ET L'ORGASME ?

Après l'ablation de la prostate et des vésicules séminales, il n'y a plus de sperme : la prostate et les vésicules séminales qui constituent à elles deux 95 % du volume d'une éjaculation sont enlevées, et les canaux qui apportaient les spermatozoïdes à partir des testicules (appelés « canaux déférents ») jusqu'à la prostate sont interrompus. Il n'y a donc plus de sperme, et par là même, plus d'éjaculation, même si les érections ont été préservées. On ne peut plus avoir d'enfant. Mais pour autant, même s'il n'y a plus d'éjaculation, le plaisir peut demeurer : l'orgasme est indépendant de l'éjaculation. L'orgasme est un processus complexe qui fait intervenir des interactions entre le cerveau et les nerfs sensitifs. Pour cette raison, il est peut-être obtenu sans éjaculation, mais aussi sans érection. Les patients rapportent d'ailleurs souvent en post-opératoire des orgasmes obtenus sans érection, par stimulation des zones érogènes, par des caresses et, parfois, simplement par l'eau chaude du pommeau de la douche.

Il n'y a que peu de données scientifiques sur l'orgasme après prostatectomie radicale[68]. Lorsqu'il est préservé, dans de 33 à 77 % des cas, en fonction des études, il est souvent modifié, possiblement douloureux (dans 19 % des cas, douleurs le long de la verge) et souvent associé à l'émission de quelques gouttes d'urine dans de 20 à... 93 % des cas ! Ces quelques gouttes d'urine (en moyenne 5 ml) ont souvent un grand retentissement sur la qualité des rapports sexuels, source de honte et d'évitement secondaire. Il n'y a, malheureusement, que peu de traitements pour ces anomalies de l'orgasme.

Pour l'anorgasmie, une aide en psychothérapie peut être proposée ; de rares essais avec des médicaments agissant sur le cerveau (dopamine) n'ont pas donné de résultats probants.

Pour les douleurs, malheureusement, pas plus de traitements très efficaces : des médicaments alphabloquants ont été essayés, de même que les inhibiteurs de la phosphodiestérase.

Pour les fuites d'urine lors de l'orgasme, les patients eux-mêmes prennent l'habitude de vider leur vessie avant un rapport sexuel, ou d'utiliser un préservatif. Un anneau de caoutchouc, réglable, serré à la racine de la verge en érection peut être une solution : sur 123 Américains ayant des fuites d'urine lors de l'orgasme, après prostatectomie radicale, l'utilisation d'un tel anneau (*cockring*, facilement disponible sur Internet ou en sex-shop) a permis à la moitié d'entre eux de ne plus avoir de fuite.

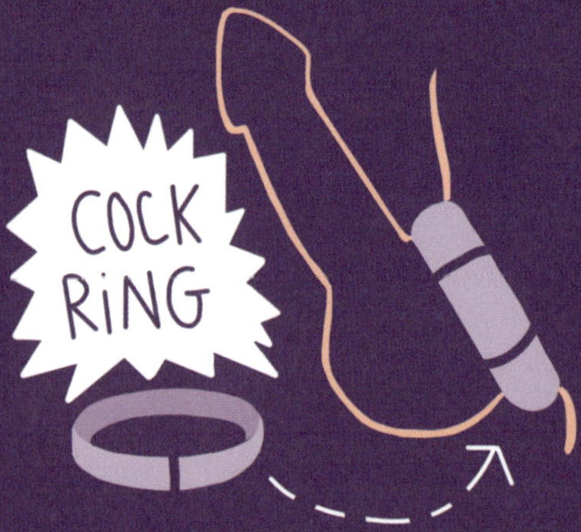

UNE QUESTION DE TAILLE

Un autre sujet de sexualité peu abordé avant l'opération est celui de la longueur de la verge. Après l'opération, elle diminue de 1 à 2 cm), attirée vers l'intérieur : une étude très sophistiquée par IRM l'a montré. Cette même étude a heureusement aussi montré qu'après quelques mois, la longueur de la verge revenait à sa taille d'avant.

PRÉSERVER LA COMPLICITÉ DE SON COUPLE

L'ablation de la prostate est donc un grand chamboulement de la vie sexuelle, auquel le patient doit se préparer pour en minimiser les effets. Le patient, mais sa partenaire aussi, car c'est dans la complicité du couple que l'on peut éviter les effets désastreux des mises à l'épreuve : les « Alors, ça marche ou pas ? » ou la profonde remise en question personnelle du patient (« Je ne suis plus un homme ») ou de la partenaire qui se sent moins désirée. L'homme, se sentant diminué et moins sûr de lui, évitera les rapports sexuels plutôt que de vivre un échec au pied du mur (« Je préfère ne pas essayer plutôt que de ne pas y arriver »), et cette spirale négative ne fera qu'aggraver les relations dans le couple, nuisant par là-même au retour des

érections. Bien informé, le couple vivra mieux les problèmes sexuels, saura les surmonter et attendre le retour d'une sexualité satisfaisante, avec ou sans traitement stimulant.
L'ablation de la prostate est donc une grande épreuve pour le patient, et pour son couple. J'ai, malheureusement, vu souvent des couples se séparer dans ces moments-là. Le retentissement de l'opération sur la sexualité de la partenaire est proportionnel au retour des érections : une étude menée au Texas et en Californie sur 88 partenaires de patients opérés a montré que l'opération avait un impact négatif ou très négatif sur leur sexualité dans 60 % des cas, et les réponses à des questions posées à 22 couples suisses a montré que la satisfaction de la partenaire vis-à-vis de sa vie sexuelle diminuait proportionnellement à la dégradation des érections.

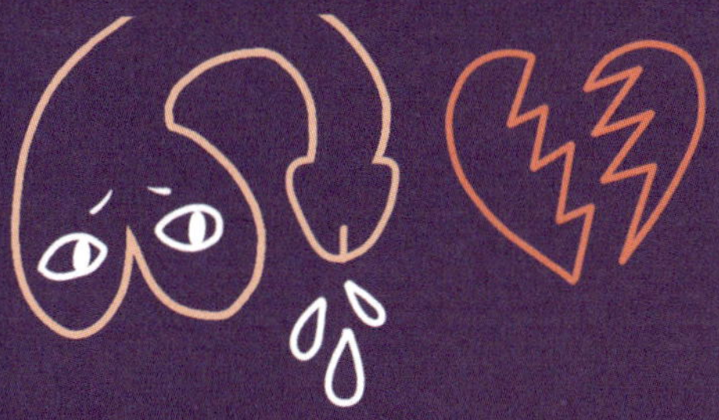

DES TRAITEMENTS EXISTENT, UTILISONS-LES !

Pourtant, il existe des traitements, mais de façon surprenante, beaucoup de couples ne les utilisent pas dans leur intimité. Il y a les inhibiteurs de la phosphodiestérase de type 5 qui peuvent fonctionner s'il reste quelques rameaux nerveux, et que l'on prend quelques minutes avant un rapport sexuel. Ils renforcent une érection, même faible, provoquée par une stimulation érotique, mais ne la créent pas : 60 % des patients sont prêts à en prendre, mais seulement 40 % de leurs partenaires le souhaitent.

Ces traitements ont peu d'effets secondaires, alors pourquoi une telle réticence ? Elle peut parfois s'expliquer au sein du couple par une page que l'on tourne. Les patients me disent, les hommes surtout, qu'ils ont eu une vie sexuelle suffisamment remplie et satisfaisante comme ça et que, si ça s'arrête, ce n'est pas grave. D'autres couples avaient déjà abandonné la sexualité depuis quelques années et l'opération leur permet d'officialiser cet état de fait, sans qu'un élément affectif ne rentre en jeu : « c'est médical, on s'aime, mais on arrête car ça ne marche plus » ; et tout le monde est content, voire soulagé.

Ce qui est vrai avec ces médicaments l'est encore plus avec les traitements qui fonctionnent toujours, que les nerfs existent ou pas : les injections intra-caverneuses.

Ce sont des piqûres que l'homme se fait dans la verge, comme un diabétique se ferait une injection d'insuline, et qui provoquent, même sans aucune stimulation érotique, une érection de quelques heures. Là, on est sûr d'avoir une érection en toute occasion. Pourtant, dans mon expérience, ces traitements ne sont que peu utilisés quand l'homme est en couple, voire jamais. Pourquoi ? L'appréhension de se faire une piqûre joue, parfois aussi, l'érection peut être un peu douloureuse, mais surtout les patients les achètent (c'est remboursé par la Sécurité sociale), les rangent dans leur armoire à pharmacie… et les y laissent : c'est le « si on voulait, on pourrait », mais finalement on ne veut pas, car on est bien comme ça.

Lorsque les injections ne sont pas souhaitées par les patients, ou ne fonctionnent pas, on peut avoir recours aux prothèses péniennes qui, au prix d'une opération peu risquée, donnent satisfaction à plus de 80 % des patients[69].

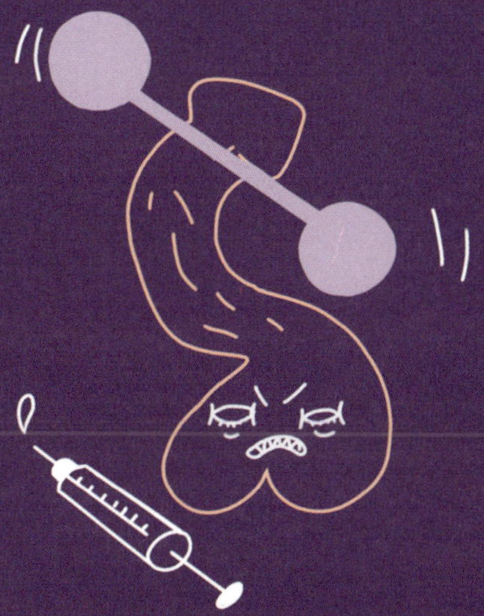

PAS TOUCHE À MA TESTOSTÉRONE

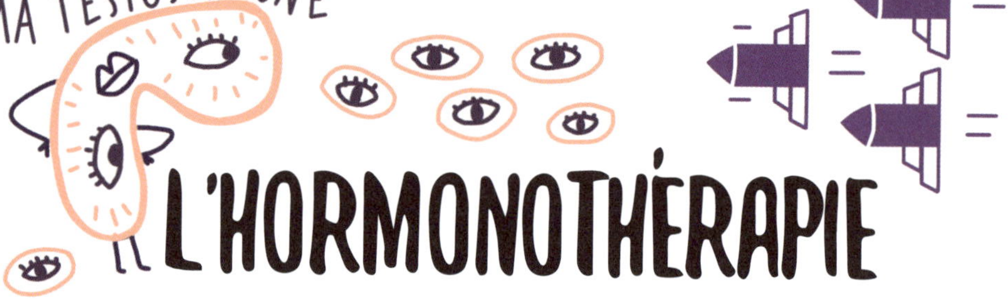

L'HORMONOTHÉRAPIE

Lorsque le cancer déborde les limites de la prostate ou qu'il y a des métastases, le traitement est centré sur l'hormonothérapie – seule ou associée à d'autres traitements. L'hormonothérapie ne consiste pas à prendre des hormones, mais, au contraire, elle consiste à en supprimer une : la testostérone.

LA TESTOSTÉRONE EN JEU

La testostérone est produite par les testicules pour assurer la masculinisation. Elle fait partie d'un groupe d'hormones appelées « androgènes ». La prostate est un organe sexuel secondaire, c'est-à-dire que, sans testostérone – par exemple, en cas de castration accidentelle avant la puberté –, elle restera atrophiée. Elle a besoin de testostérone, qu'elle transforme en dihydrotestostérone, pour se développer.

Lorsque, chez un adulte, on supprime la testostérone en lui donnant des médicaments ou en supprimant les deux testicules, il s'agit d'une castration chimique ou chirurgicale. Le volume de la prostate diminue dans 80 % des cas, et il diminue d'autant plus s'il s'agit d'un cancer de la prostate. Sans testostérone, le cancer va fondre en 2-3 semaines. On dit que le cancer est hormono-sensible : la tumeur et les métastases diminuent de taille, les douleurs qui leur sont liées s'atténuent, et le PSA devient indosable, proche de zéro.

Malheureusement tout le cancer ne va pas disparaître après castration : il existe toujours, chez tous les patients, une très faible partie du cancer

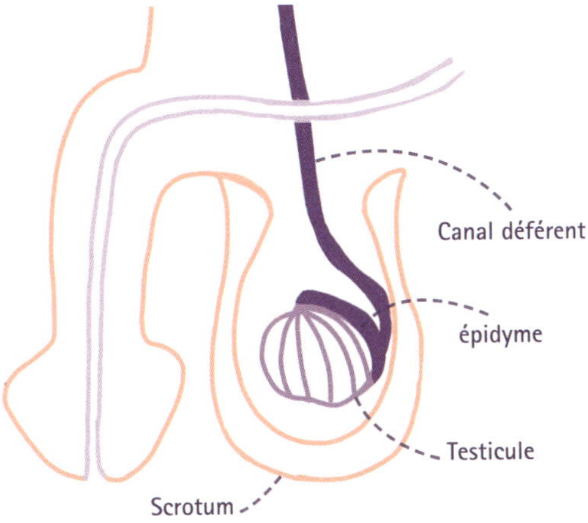

qui sait vivre sans testostérone. Alors que toute la partie hormonosensible fond en absence de testostérone, cette autre partie continuera à vivre et se développera lentement. Il lui faudra en moyenne 2 ans pour qu'elle devienne apparente : le cancer devient alors résistant à la castration, et cela arrive au bout de 2 ans chez un malade sur deux, mais plus la réponse initiale à la suppression de la testostérone est rapide et importante, plus son effet sera durable.

L'hormonothérapie seule ne va donc pas guérir, mais elle améliore la vie et, dans certains cas, la prolonge. Vivre bien et le plus longtemps possible...

AGIR SUR LES TESTICULES

Historiquement, et ce dès la fin du XIXe siècle, c'est l'ablation des testicules qui était utilisée. Elle l'est encore actuellement, mais rarement[71]. Il s'agit d'enlever les deux testicules ou de les vider de leur substance active qui sécrète la testostérone, substance que l'on appelle la « pulpe », en laissant les enveloppes des testicules pour garder du volume dans les bourses. Cette opération, qui s'appelle la « pulpectomie », est très simple, rapide et n'a que peu de complication. Son intérêt est que la testostérone descend très vite, en quelques jours. L'inconvénient de cette opération, c'est qu'elle est irréversible, alors que, dans de nombreux cas, l'hormonothérapie peut n'être que temporaire, comme on le verra, et que c'est psychologiquement brutal pour les patients.

AGIR SUR LE CERVEAU

L'autre façon de supprimer la testostérone est médicale. Il s'agit d'injecter des médicaments qui bloquent la sécrétion de testostérone par les testicules. Ces médicaments sont administrés par des piqûres, qui doivent être effectuées, en fonction des produits utilisés, tous les mois, tous les 3 mois ou tous les 6 mois.

Pour arrêter la sécrétion de testostérone par les testicules, ces médicaments agissent en amont sur les structures du cerveau qui commandent sa sécrétion par les testicules. Dans le cerveau, deux structures se relaient pour commander les testicules : l'hypothalamus, structure située au centre du cerveau, et l'hypophyse, petite glande située à la base du cerveau. L'hypothalamus sécrète la LH-RH, qui vient agir sur l'hypophyse, qui à son tour sécrète la LH, qui va agir sur les testicules (LH-RH : RH pour *Releasing Hormone*, et LH pour *Luteinising Hormone*).

Si on reprend tout depuis le départ, et de haut en bas, la LH-RH stimule la sécrétion de LH par l'hypophyse, et la LH stimule la sécrétion de testostérone par les testicules. Donc en bloquant dans le cerveau la LH-RH, on bloque tout le système (que l'on appelle « l'axe hypothalamo-testiculaire ») et l'on bloque ainsi, en bas de l'échelle, la sécrétion de testostérone par les testicules.

Ces médicaments, qui bloquent la LH-RH, s'appellent les inhibiteurs de la LHRH : il en existe deux types, les antagonistes de la LH-RH qui s'opposent à sa sécrétion, et les agonistes de la LH-RH qui viennent

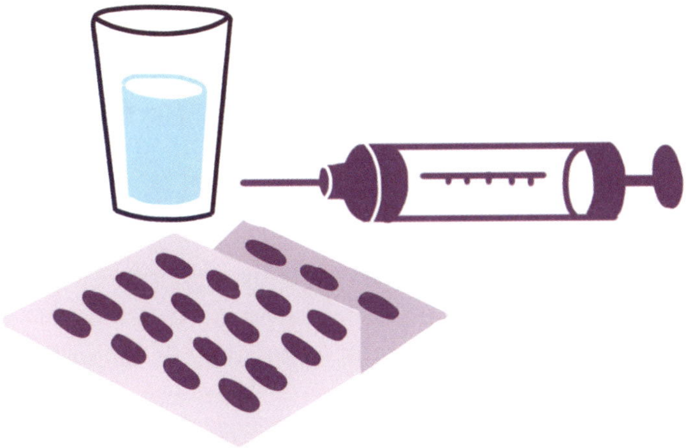

bloquer ses récepteurs en les saturant. Leur efficacité sur la baisse de la testostérone est la même.

L'hormonothérapie par inhibiteurs de la LH-RH peut être associée à une radiothérapie lorsqu'il s'agit de traiter un cancer de la prostate localement avancé ou à risque de progression. La durée de l'hormonothérapie est alors variable, de 6 mois à 3 ans en fonction des cas.

AGIR SUR LES GLANDES SURRÉNALES

En dehors des testicules, il existe une autre source accessoire d'androgènes : les glandes surrénales, deux glandes qui, comme leur nom l'indique, sont situées juste au-dessus des reins, mais sans aucune relation avec eux. Les testicules assurent la production de 95 % de la testostérone du corps humain, les glandes surrénales, à elles deux, en assurent seulement 5 %, mais ces 5 % peuvent suffire à stimuler la prostate. Il faut donc parfois bloquer cette source complémentaire de production de testostérone, en utilisant des médicaments que l'on donne en plus des injections mentionnées.

Ces médicaments s'appellent des antiandrogènes. Il s'agit du bicalutamide et de l'acétate de cyprotérone. Un nouvel antiandrogène très efficace, qui doit être pris avec des corticoïdes car il bloque également la sécrétion d'autres substances par les surrénales, est l'acétate d'abiraterone.

AGIR SUR LES CELLULES DE LA PROSTATE

La dernière façon de bloquer la stimulation de la prostate par les androgènes n'est ni la suppression de la testostérone, ni la suppression de la production d'androgènes par les surrénales, mais le blocage du récepteur par lequel les androgènes activent les cellules de la prostate. Il n'y a pour l'instant qu'un seul médicament dans ce groupe, c'est l'enzalutamide.

LES TRAITEMENTS QUI S'OPPOSENT À L'EFFET DE LA TÉSTOSTÉRONE SUR LA PROSTATE

ANTIANDROGÈNES	AGONISTES DE LA LHRH	INHIBITEURS DE LA SYNTHÈSE DES ANDROGÈNES
Acétate cyprotérone	Diethylstibestrol	Aminoglutethimide
Flutamide	Leuprolide	ketoconazole
Bicalutamide	Goserelin	Abiratérone
Nilutamide	Triptorelin	
Enzalutamide	Histrelin	
	Cetrorelix	
	Abarelix	
	Degarelix	

UN TRAITEMENT À VIE

Lorsqu'il y a des métastases, le traitement hormonal doit être pris toute la vie. Dans certains cas, il peut cependant être interrompu de temps en temps. C'est le traitement intermittent, réservé aux cas où les métastases sont moins nombreuses et « répondent » bien au traitement : le taux de PSA baisse beaucoup et vite après l'injection d'inhibiteurs de la LH-RH. Dans ces cas, on ne refait pas l'injection suivante, mais on surveille le taux de PSA par un dosage tous les 3 mois, et on en refait une injection quand le taux de PSA remonte et dépasse un certain seuil fixé en fonction de chaque cas (généralement 10 ng/ml). Souvent, une seule injection par an peut suffire à contrôler le cancer. L'intérêt est de réduire la durée des périodes de castration pour réduire les effets secondaires, car la testostérone remonte doucement après la fin de l'effet de l'injection d'inhibiteurs de la LH-RH, et cette remontée fait disparaître les effets secondaires, en particulier les bouffées de chaleur (voir page 185). Dans les autres cas, le traitement doit être pris sans interruption, même en cas de remontée du PSA signalant une résistance à la castration (voir page 171). En cas de résistance à la castration, le traitement hormonal peut-être complété par des antiandrogènes ou par une chimiothérapie.

Depuis la publication récente de bons résultats d'une association d'emblée, de plus en plus souvent, en cas de métastases nombreuses, l'hormonothérapie est associée dès le départ à une chimiothérapie (voir page 176).

Parfois, un traitement hormonal est institué bien qu'il n'y ait plus aucune tumeur visible, en raison de la remontée du PSA après un premier traitement par ablation de la prostate ou par radiothérapie. Il n'y a pas de preuve scientifique que l'hormonothérapie est dans ce cas indispensable, mais elle est souvent prescrite, car la baisse du PSA qu'elle provoque rassure tout le monde. Dans ce cas, un traitement intermittent devient très intéressant, mais lui non plus n'a pas de preuve scientifique de son utilité.

Environ 100 000 patients en France sont traités par hormonothérapie. D'après une étude française réalisée en 2008, le traitement hormonal est pris une fois sur trois au long cours pour traiter des métastases, une fois sur trois temporairement en association à une radiothérapie et une fois sur trois en raison d'une récidive, simple re-ascension secondaire du PSA malgré un premier traitement, ou réapparition de la tumeur malgré l'ablation de la prostate ou son irradiation.

DES EFFETS INDÉSIRABLES LOURDS

L'hormonothérapie est un traitement utile et efficace du cancer de la prostate, mais cette suppression brutale de la testostérone provoque d'importants désordres dans le corps. Ces désordres sont prévisibles : ils se traduisent par des signes que le patient ressent ou constate, mais aussi par des modifications biologiques visibles sur des prises de sang et par des risques généraux sur la santé, notamment cardio-vasculaires et cérébraux (voir page 184).

QUAND LE CANCER RÉSISTE... LA CHIMIOTHÉRAPIE

Lorsqu'il y a des métastases et que le cancer ne répond plus à l'hormonothérapie par inhibiteurs de la LH-RH (cancer résistant à la castration), c'est le moment des associations de traitements : inhibiteurs de la LH-RH plus nouveaux antiandrogènes ou inhibiteurs de la LH-RH plus chimiothérapie.

Il y a deux phases successives dans le traitement des cancers de la prostate métastasés : la première est chronologiquement celle où le cancer reste sensible à la suppression de la testostérone (il l'est dans plus de 80 % des cas) ; et la seconde, qui lui succède toujours mais avec plus ou moins de délai, en moyenne 2 ans, est celle où, malgré le traitement hormonal, le cancer reprend sa progression. Le diagnostic de la phase de résistance à la castration est donc porté

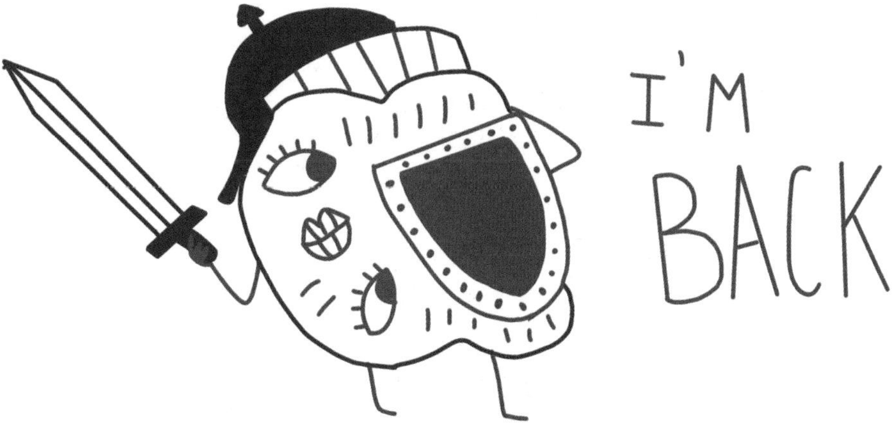

devant la progression de la maladie malgré la castration induite par les inhibiteurs de la LH-RH (ou malgré l'orchidectomie, ablation des testicules). Dans ce cas, le PSA qui était bas jusqu'à présent se met à remonter, et les symptômes douloureux dus aux métastases peuvent revenir. Il faut alors associer les différents traitements disponibles sans qu'un schéma fixe de chronologie d'associations soit jusqu'à présent bien défini. Historiquement, après les inhibiteurs de la LH-RH venait le moment de la chimiothérapie. Plusieurs agents de chimiothérapie ont été utilisés dans le cancer de la prostate sans qu'ils soient spécifiques de ce cancer. Ils servent également dans le traitement d'autres cancers, le cancer du sein en particulier.

Parmi ces différents agents, ceux qui semblent les plus efficaces sont le docétaxel, apparu en 2004, et le cabazitaxel, utilisé depuis 2010, deux drogues d'une même famille, les taxanes, dérivés de l'if.

LES EFFETS SECONDAIRES DE LA CHIMIOTHÉRAPIE

Comme toutes les chimiothérapies, le docétaxel et le cabazitaxel peuvent entraîner des effets secondaires, mais c'est globalement une chimiothérapie relativement pas trop lourde pour les patients, qui réduit le risque de décès de 20 à 30 % à 2 ans. Elle se déroule par séances de perfusion appelées « cycles ». Chaque injection intraveineuse de docetaxel ou de cabazitaxel s'administre en perfusion courte de 1 heure, toutes les 3 semaines, habituellement en hôpital de jour. Le nombre de cycles est individuellement prescrit par le médecin. En moyenne, il s'agit de 6 cycles. L'objectif premier est la disparition des douleurs avec la meilleure tolérance possible. Les perfusions sont pratiquées au travers d'un petit boîtier qui est préalablement inséré sous la peau en avant de l'épaule.

Les effets secondaires sont liés la toxicité de la chimiothérapie sur les cellules normales de l'organisme, en particulier sur les globules blancs et les globules rouges, dont le nombre baisse, le niveau le plus bas des globules survenant en moyenne une dizaine de jours après la chimiothérapie.
Le docétaxel et le cabazitaxel peuvent alors provoquer une anémie par baisse des globules rouges, mais surtout une baisse des globules blancs (neutropénie) qui arrive chez un malade sur trois et qui peut se compliquer de fièvre et peu fréquemment d'infections, les globules blancs formant les défenses anti-infectieuses de l'organisme. D'autres effets secondaires sont à redouter :

• La fatigue ressentie par un malade sur deux.

• Nausées et diarrhée pour le docétaxel, constipation pour le cabazitaxel, chez un malade sur trois.

• Sensation d'engourdissement ou de fourmillements des mains et des pieds par toxicité sur les nerfs sensitifs (neuropathie) qui peut arriver chez un malade sur cinq.

• Anomalies de la peau (rougeurs ou éruptions) sur les mains et les pieds, mais aussi sur le visage ou le tronc.

• Anomalies des ongles qui peuvent devenir cassants.

• Aphtes dans la bouche.

Ces effets secondaires sont indépendants de l'efficacité de la chimiothérapie sur le cancer : ce n'est pas parce que la chimiothérapie se passe bien qu'elle n'est pas efficace, et inversement. Ils disparaissent avec le temps.

POUR QUE LE TRAITEMENT SE PASSE MIEUX

Est-ce que les cheveux tombent ? C'est une question essentielle que posent les hommes, car la perte des cheveux sous chimiothérapie est un symbole fort du cancer. Oui, malheureusement, les cheveux tombent, mais pas dans tous les cas : ils tombent chez 2 malades sur 3, et de façon plus ou moins prononcée. La perte des cheveux débute 2 à 3 semaines après la première perfusion de chimiothérapie, mais les cheveux repoussent 6 à 8 semaines après la dernière cure de chimiothérapie. Toutes les équipes de chimiothérapie donnent des conseils pour que le traitement se passe le mieux possible : il faut en particulier :

• supprimer le pamplemousse qui peut augmenter les effets indésirables du docétaxel ;

• éviter la course à pied et tous les frottements répétés des mains et des pieds qui peuvent aggraver les effets secondaires cutanés ; de même éviter les bains chauds ;

• réduire tabac et alcool pour limiter les nausées et le risque d'aphtes ;

• adapter son alimentation en cas de diarrhée (alimentation pauvre en fibres : riz, carottes, bananes) ou de constipation (alimentation riche en fibres : fruits, légumes frais, pruneaux, pain complet et boissons abondantes).

CE QUE L'ON ATTEND DU TRAITEMENT DU CANCER DE LA PROSTATE

La réponse paraît simple pour une personne non concernée : on attend d'un traitement qu'il nous guérisse. C'est également ce qu'ont répondu 172 des 200 urologues américains interrogés lors d'une grande enquête téléphonique menée aux États-Unis par la société Louis Harris et Associates pour le compte d'une association de patients ayant un cancer de la prostate, US TOO (« Nous aussi »).
Pendant que 200 urologues étaient ainsi interrogés, 1 000 membres de cette association l'ont été également et ils ont répondu à cette même question : qu'attendez-vous de votre traitement ? Et les réponses données par les personnes les plus concernées sont sensiblement différentes : pour 45 % d'entre eux, les patients attendent de leur traitement qu'avant tout, il préserve leur qualité de vie ; seulement 29 % attendent qu'il prolonge leur vie et 13 % qu'il retarde la progression de leur maladie[70].

La guérison à tout prix n'est donc pas l'attente première des patients. Tous les traitements ont des effets secondaires qui doivent être mis en balance avec leurs bénéfices. Ce que veulent les patients, c'est vivre bien et le plus longtemps possible ; la guérison comme seul but est plus une notion médicale.

DE NOUVELLES PERSPECTIVES

L'arrivée des nouveaux antiandrogènes, abiratérone et enzalutamide, change cette chronologie, et ces médicaments peuvent être donnés en cas de résistance à la castration avant la chimiothérapie. Récemment, de grandes études ont même montré que débuter la chimiothérapie dès le début de l'hormonothérapie pouvait donner un surcroît d'efficacité lorsque les métastases étaient nombreuses.

Le choix d'un schéma de traitement d'un cancer de la prostate métastatique est finalement adapté à chaque cas. Il est discuté de façon individuelle par les médecins, en fonction de l'état général du malade, de ses douleurs et du nombre et des sites de ses métastases.

Lorsque les métastases sont situées dans les os, ce qui, comme on l'a vu, est très fréquent il y a un risque de fragilisation des os et de fractures. Ces fractures peuvent survenir après un choc minime, voire même spontanément. Pour renforcer les os, on peut prescrire de l'acide zolédronique, sous la forme d'une injection intraveineuse tous les mois. L'acide zolédronique est une molécule synthétique qui appartient à la famille des bisphosphonates. Ces traitements sont également utilisés dans le traitement de certains cas d'ostéoporose sans qu'il y ait de cancer. Ces substances réduisent l'activité des cellules dites « ostéoclastiques », qui résorbent l'os, et s'opposent également à la prolifération des cellules cancéreuses dans les os. Les perfusions régulières d'acide zolédronique réduisent les accidents osseux et les douleurs sans avoir aucune toxicité. En dehors de la chimiothérapie et des nouveaux antiandrogènes, déjà utilisés dans d'autres cancers, d'autres traitements peuvent être aussi proposés dans le cadre d'essais thérapeutiques dans le cancer de la prostate métastatique résistant à la castration, mais ils ne sont pas encore utilisés en routine. Ce sont, en particulier, les traitements antiangiogéniques (qui réduisent la micro-vascularisation des tumeurs) exploités en particulier dans les cancers du rein, ou l'immunothérapie (qui stimule les défenses immunitaires anti-cancer), employée en particulier dans les cancers de la vessie.

EXISTE-T-IL DES MÉDICAMENTS PRÉVENTIFS DU CANCER DE LA PROSTATE?

Aucun médicament n'a reçu l'autorisation d'être utilisé pour prévenir le risque de cancer de la prostate. Pourtant, de grands espoirs étaient nés avec les inhibiteurs de la 5-alpha-réductase : deux grandes études internationales portant sur plusieurs milliers de volontaires ont été conduites à quelques années d'intervalle avec 2 molécules de cette famille, le finastéride et le dutastéride (ces 2 molécules sont régulièrement utilisées dans le traitement de l'hypertrophie bénigne de la prostate), mais leurs résultats n'ont pas permis de conclure. En effet, il semblait que prendre tous les jours un comprimé de finastéride ou de dutastéride pouvait réduire le risque d'un cancer de la prostate de

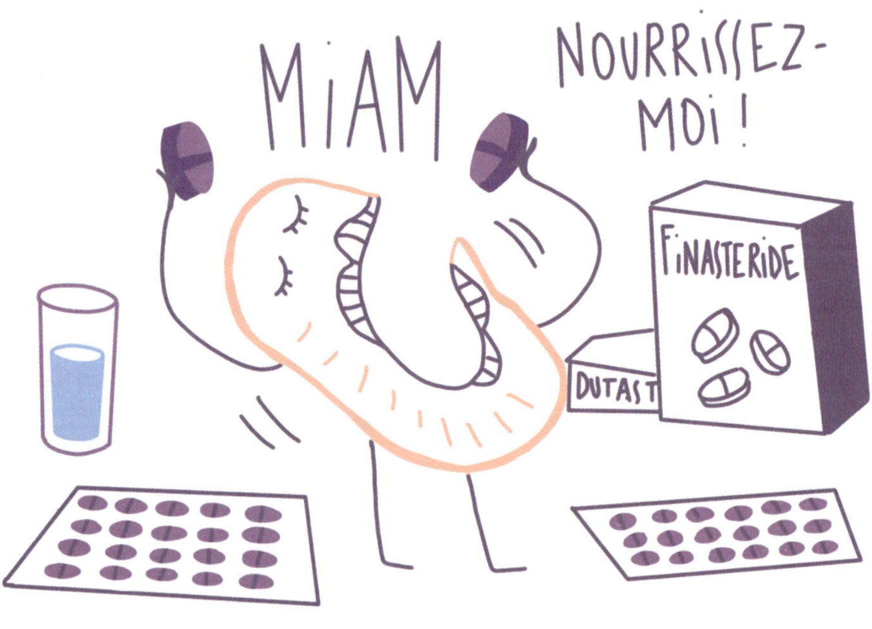

faible risque sur les prélèvements systématiques par biopsie prévus tous les 2 ans dans ces études, mais, dans le même temps, on découvrait sur ces mêmes prélèvements un peu plus de cancers de la prostate de risque intermédiaire ou à haut risque. C'est-à-dire que, pour réduire le risque de survenue de cancers peu agressifs, on augmentait le risque de survenue d'une forme plus agressive de cancer, ce qui n'est vraiment pas le but de la prévention !

Ces résultats ont fait naître de grandes controverses sans que l'on puisse définitivement conclure : cette augmentation de cancers agressifs est-elle le fait de l'effet biologique des médicaments ou est-elle liée à certains biais des études qui ont fait que l'on a découvert des cancers plus agressifs qui préexistaient ? Un argument pour la deuxième supposition est que les hommes qui prennent ces médicaments pour traiter leur hypertrophie bénigne de la prostate n'ont pas plus de cancers agressifs, mais, dans le doute, aucun de ces deux médicaments, finastéride ou dutastéride, n'a eu l'autorisation légale d'être utilisé pour la prévention du cancer de la prostate.

ÉVITER LES EFFETS SECONDAIRES DU TRAITEMENT HORMONAL

Dans les semaines qui suivent le début d'une hormonothérapie arrivent des bouffées de chaleur, une fatigue, une baisse de la libido et des difficultés d'érection. Peuvent s'y associer un gonflement des glandes mammaires. Au long cours peuvent survenir une déminéralisation osseuse, appelée « ostéoporose », une prise de poids et un diabète, des problèmes de cholestérol, une anémie, des accidents cardiaques (infarctus du myocarde) et des problèmes de mémoire. Bref, même s'il n'en a pas l'air, un traitement hormonal est un traitement lourd qu'il faut accompagner et surveiller étroitement pour en limiter les effets secondaires.

BOUFFÉES DE CHALEUR ET SUEURS NOCTURNES

Les bouffées de chaleur liées au traitement hormonal sont des sensations de chaleur, surtout du haut du torse, suivies de sueurs. Elles sont identiques à celles ressenties par les femmes au moment de la ménopause, et en partageraient d'ailleurs le même mécanisme. Il y a encore quelques zones d'ombre dans l'explication de leur survenue, mais il semble que ce soit la baisse brutale des hormones sexuelles (testostérone dans le traitement hormonal du cancer de la prostate, et œstrogènes dans le cas de la ménopause) qui les provoque, en déréglant l'hypothalamus. L'hypothalamus est une structure située dans le cerveau, chargée de la régulation de la température du corps : la bouffée de chaleur arrive parce que l'hypothalamus, totalement déréglé, veut faire soudainement baisser la température du corps ; il provoque alors une vaso-dilatation cutanée, qui explique les rougeurs visibles sur la peau des patients au moment de la bouffée de chaleur et des sueurs, pour que la chaleur du corps se dissipe.

Cet effet secondaire dû au sevrage hormonal brutal est connu depuis plus d'un siècle[72-73] : dès 1896, la castration a été tentée pour traiter les problèmes de prostate, et les médecins de l'époque avaient déjà constaté qu'elle produisait des bouffées de chaleur similaires à celles des femmes au moment de la ménopause. Cet effet a été retrouvé par Huggins, considéré comme le père du traitement hormonal du cancer de la prostate, et rapporté dans sa publication initiale de 1941 (publication qui aboutira au prix Nobel).

En utilisant des capteurs posés pendant 24 heures sur la peau de 47 hommes sous traitement hormonal, des chercheurs de Fort Washington ont récemment montré que ces bouffées de chaleurs survenaient en moyenne treize fois par jour, surtout en début d'après-midi, et qu'elles étaient totalement indépendantes de l'activité physique[74]. De cette même étude, il ressort que ce que ressentent les hommes, cette forte chaleur, est à chaque fois confirmée par les capteurs : les bouffées de chaleur ne sont pas psychologiques !

La moyenne des bouffées de chaleur est de 12, mais cette moyenne cache une inégalité : pour arriver à une moyenne de 12 bouffées de chaleur par jour montrée dans cette étude, certains patients n'en ont que 3 par jour, et d'autres jusqu'à 22. Cette inégalité est en cours d'exploration. Elle est probablement liée à certains facteurs génétiques constitutionnels individuels et, pour l'instant, on sait que les bouffées de chaleur concernent surtout les patients les plus jeunes et les plus minces.

Jeune ou moins jeune, mince ou moins mince, les bouffées de chaleur seront plus ou moins intenses, ou plus ou moins fréquentes, mais malheureusement rares seront les hommes qui, sous traitement hormonal, n'en auront pas : lorsqu'elles font l'objet d'une recherche systématique, comme dans cette étude publiée très récemment à propos de 398 patients de Vancouver en cours de traitement hormonal, elles sont retrouvées dans plus de 90 % des cas. Elles débutent en moyenne 4 mois après le début du traitement hormonal.[75]

Quand le traitement hormonal doit durer toute la vie, il arrive que les bouffées de chaleur disparaissent au fur et à mesure du temps, mais pas chez tout le monde. Souvent, le corps ne s'habitue pas au manque d'hormone, et les bouffées de chaleur persistent : jusqu'à 70 % des patients après 5 années de traitement, et chez 40 % des patients après 8 ans de traitement.[76]

Lorsque le traitement hormonal peut être interrompu, les bouffées de chaleur régressent en quelques mois, le temps que le taux de testostérone remonte. Ce délai dépend de la durée du traitement : plus il a été long, plus il faudra de temps pour que tout le système hormonal se remette en marche. Après 1 an de traitement, il faut jusqu'à 18 mois, chez certains patients, pour que le taux de testostérone revienne à la normale.

Contrairement aux bouffées de chaleur de la ménopause, celles induites par le traitement hormonal du cancer de la prostate ont longtemps été négligées par les médecins et par les chercheurs, qui l'estimaient comme un effet secondaire mineur du traitement, qu'il fallait admettre sans plus. Pourtant, bien que considéré comme mineur, c'est un des effets secondaires du traitement hormonal parmi les plus gênants pour les patients.

Des traitements sont possibles avec différentes hormones de substitution (œstrogènes, progestérone, anti-androgènes – « acétate de cyptotérone » en particulier), mais ils ont des effets secondaires : risques de phlébite, gonflement des seins, perturbations du foie, qui font que, souvent, les médecins hésitent à les prescrire, ou les patients à les prendre.

De façon individuelle, en fonction du profil de chaque patient, et avec plus ou moins d'efficacité, on peut proposer d'autres traitements non hormonaux, comme des antidépresseurs (venlafaxine ou paroxétine), des anti-épileptiques ou même des anti-hypertenseurs.

Le yoga, la relaxation et la thérapie comportementale peuvent aider, de même que certaines plantes : ginseng, graines de lin ou racine d'actée à grappe (*black cohosh* en anglais ; cette plante, couramment utilisée dans le traitement des bouffées de chaleur de la ménopause, a un possible effet œstrogénique), ou soja (qui, lui aussi, a fait ses preuves dans les bouffées de chaleur de la ménopause).

L'acupuncture dans le traitement des bouffées de chaleur du traitement hormonal est à la mode grâce à plusieurs publications scientifiques récentes. Celle du Thomas Jefferson University Hospital de Philadelphie[77], en Pennsylvannie, qui rapporte une réduction de 50 % des bouffées de chaleur après deux séances d'acupuncture par semaine pendant 6 semaines. Chaque séance dure 45 minutes, et 12 points précis d'acupuncture sont utilisés, les aiguilles étant tournées dans le sens anti-horaire et refroidies pour disperser l'excès d'énergie (yang), ou tournées dans le sens horaire et réchauffées pour la retenir (yin).

L'étude de la très sérieuse université des Sciences et de la Santé de Portland, dans l'Oregon, arrive à la même conclusion : l'acupuncture réduit de 50 % les bouffées de chaleur liées au traitement hormonal, là où un placebo les réduit de 25 % [78].

OSTÉOPOROSE

La suppression de la testostérone provoque une déminéralisation des os, appelée « ostéoporose ». Cet effet est général sur tout l'organisme et il concerne tous les os du corps. Il est totalement indépendant du risque de métastase. Le risque d'ostéoporose augmente avec la durée de la castration, et plus la durée de castration est longue, plus le risque de fracture est important. Après 5 ans de suppression de testostérone, le risque de fractures est d'environ 20 % contre un peu plus de 10 % pour des patients ayant un traitement de leur cancer de la prostate sans castration ; après 15 ans de castration, ce risque est de 40 % contre 20 % chez les hommes non castrés. Une importante étude danoise a montré, en 2007, que le traitement hormonal multipliait globalement par 3,7 le risque de fracture du col du fémur. Alors que faire ?

Tout d'abord, connaître l'état des os avant de débuter le traitement hormonal pour évaluer le risque de fracture. En effet, un certain degré d'ostéoporose s'installe naturellement avec l'âge. Plus l'os est déminéralisé avant le début du traitement, plus le risque de fracture sous traitement hormonal sera important. L'examen à faire pour évaluer la minéralisation osseuse s'appelle « l'ostéo-densitométrie ».

Pour réduire le risque de fractures, il faut arrêter de fumer, car le tabac réduit la minéralisation osseuse, et stimuler la force des os en réalisant des exercices avec le poids de son corps, avec des séances de 20 à 30 minutes par jour, 3 à 4 fois par semaine.

Un supplément de calcium et de vitamines aidera le renforcement des os à raison de 1 200-1 500 mg/jour de calcium et de 400 IU/jour de vitamine D, qui seront prescrits par le médecin.

Voici quelques exemples de mouvements pour renforcer les os, en utilisant le poids de son corps.

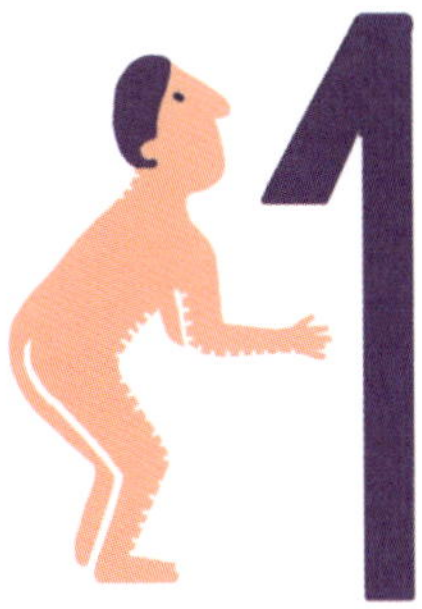

S'ACCROUPIR

- Tenez-vous avec les pieds légèrement plus écartés que les épaules.
- Accroupissez-vous en pliant les hanches et les genoux de 30 à 40 degrés.
- Abaissez-vous dans une position confortable. Vos genoux ne doivent pas dépasser vos orteils.
- Poussez sur vos talons pour revenir à la position de travail.
- Répétez cet exercice 10 fois.

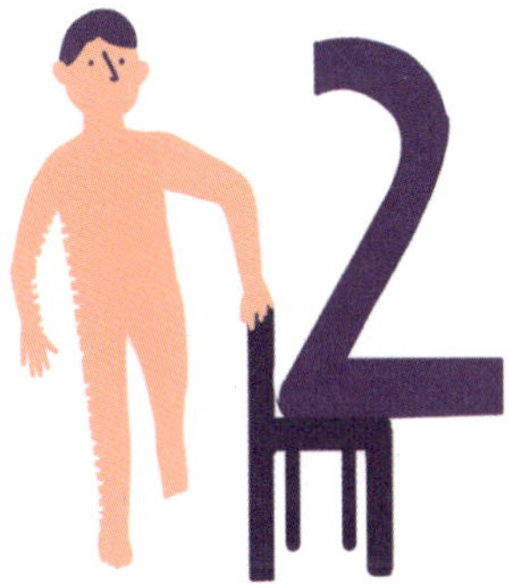

TENIR SUR UNE SEULE JAMBE AVEC SUPPORT

- Tenez-vous avec les pieds légèrement plus écartés que les épaules.
- Pliez un genou légèrement et soulevez lentement cette jambe d'environ 100 centimètres du sol.
- Tenez pendant 10 secondes avant de reposer votre pied.
- Répétez 10 fois pour chaque jambe.

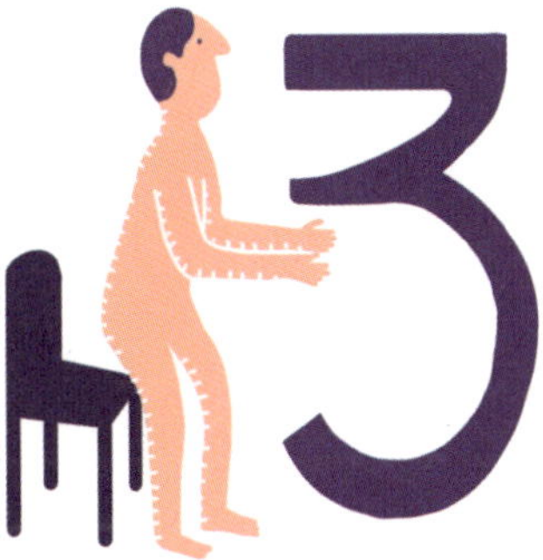

ASSIS – DEBOUT

- Placez-vous devant une chaise.
- Pliez les genoux et les hanches, en vous abaissant lentement vers une position assise, mais en restant à quelques centimètres de la chaise.
- Faite une pause de quelques secondes puis remettez-vous debout.
- Répétez cet exercice 10 fois.

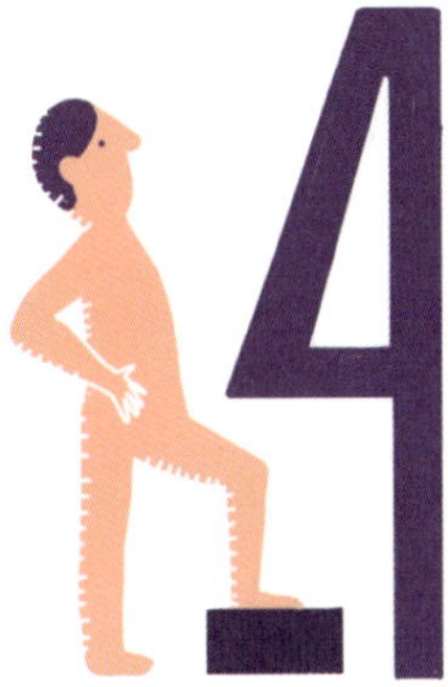

MONTER SUR UNE MARCHE BASSE

- Tenez-vous devant une marche basse avec les pieds à la largeur des épaules.
- Placez un pied fermement sur la marche.
- Poussez sur le talon, et montez avec l'autre pied sur la marche.
- Lentement, retournez un pied au sol, puis faites la même chose avec l'autre pied.
- Répétez cet exercice 10 fois pour chaque jambe.

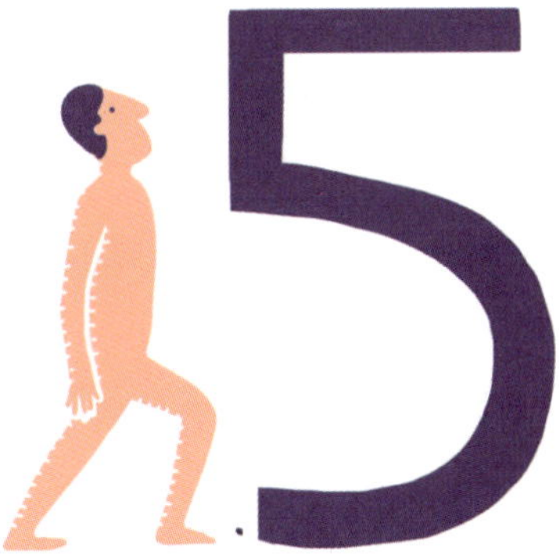

FENTE AVANT

- Tenez-vous avec les pieds à la largeur des épaules.
- Soulevez un pied et avancez le en le plantant fermement sur le sol.
- Déplacez lentement votre poids sur votre pied avant, en abaissant votre corps à une position confortable.
- Revenez à la position de départ.
- Répétez cet exercice 10 fois pour chaque jambe.

PERTE DES ÉRECTIONS ET EFFONDREMENT DE LA LIBIDO

Sous traitement hormonal, la vie sexuelle est profondément altérée. Moins de 20 % des hommes gardent des érections suffisantes pour un rapport sexuel. Le désir est encore plus profondément atteint, et seulement 5 % des hommes sous traitement hormonal gardent un niveau d'intérêt élevé pour la vie sexuelle. La disparition du désir est proportionnelle à la durée de la castration. S'y associent la disparition des érections nocturnes spontanées et une diminution de la taille de la verge et des testicules qui n'ont plus leur stimulation normale lorsque la castration est faite par des injections anti-LH-RH. Le traitement de ces effets négatifs sexuels est très difficile. Bien sûr, les médicaments qui stimulent les érections - comme le Viagra et ses analogues - peuvent être utilisés, mais ils ne fonctionnent que s'il y a du désir, et là, le désir a disparu.

On peut alors avoir recours aux injections dans la verge (voir pages 167-169), mais là encore, s'il n'y a pas de désir, les patients n'auront pas envie de les faire. Finalement, la perte du désir permet souvent de vivre moins mal la perte des érections pour l'homme, mais peut poser d'importants problèmes dans le couple. Une information complète en amont est nécessaire, ainsi qu'une compréhension mutuelle.

CHANGEMENT D'HUMEUR, DÉPRESSION, PERTES DE MÉMOIRE

Les effets biologiques de la testostérone sur le cerveau ne sont pas encore totalement élucidés, mais il semble que cette hormone puisse améliorer la vascularisation de certaines zones, et plusieurs structures cérébrales sont dotées de récepteurs consacrés à la testostérone. Sa suppression peut donc provoquer des désordres de l'humeur et des fonctions cognitives.

Le risque de dépression sous traitement hormonal est, par exemple, estimé être 38 fois plus élevé que la normale. Quelques études font état de résultats alarmistes sur le risque de démence, sans que l'on puisse tirer de ces études des conclusions définitives. Ainsi, l'équipe d'informatique biomédicale de Standford, à Philadelphie, aux États-Unis, vient de montrer que la suppression de la testostérone semblait multiplier par deux le risque d'altération des fonctions cognitives, incluant la maladie d'Alzheimer. Pour cela, ils ont analysé électroniquement les dossiers de 9 272 patients ayant été traités d'un cancer de la prostate dans leur institution. Parmi eux, 1 826 hommes ont eu un traitement hormonal. En comparant le suivi de ces deux groupes de patients (7 446 hommes sans traitement hormonal et 1 826 avec), ils ont montré que le risque de développer une démence dans les 5 ans était de 7,9 % si l'on prenait un traitement hormonal contre 3,5 % sans traitement hormonal. Ce risque est lié à la durée de la castration, avec un minimum d'une année de traitement pour que le risque augmente, et il semble plus élevé chez les hommes castrés après l'âge de 70 ans.

Une autre étude taïwanaise publiée en même temps va dans le même sens. Cette fois-ci, les données de 24 360 patients ayant un cancer de la prostate ont été analysées à partir d'une base de données d'assurance maladie : 15 959 patients sous traitement hormonal ont été comparés à 8 401 autres patients, dont le traitement n'en comportait pas. À Taïwan comme à Philadelphie, le traitement hormonal semble doubler le risque d'anomalie des fonctions supérieures et de démence, mais dans les deux cas, ces résultats sont le résultat d'analyses après-coup de « big data » de ce qui s'est passé, qui ne permettent pas une prise en compte des personnalités de chaque patient et de leurs maladies associées, deux facteurs qui entrent en jeu dans la survenue de ces anomalies.

Quoi qu'il en soit, jusqu'à présent, il n'y a pas de prise en charge préventive spécifique de ces risques. On peut avoir recours à toutes les mesures de stimulation psychocognitive déjà populaires dans la lutte contre la maladie d'Alzheimer, mais il n'y a aucune donnée spécifique pour le traitement hormonal.[79-80-81]

PRISE DE POIDS, FONTE MUSCULAIRE ET AUGMENTATION DE LA MASSE GRASSE

Le traitement hormonal modifie le corps, en augmentant la masse grasse et en réduisant la masse musculaire. Sous traitement, les hommes prennent du poids, de 1,8 à 3,8 % de leur poids de départ, soit 2 à 3 kilos pour un homme de 80 kilos au départ. Le tour de taille s'épaissit avec une accumulation de graisse sous-cutanée.[82]

Ces modifications surviennent dès 3 mois de traitement et s'aggravent proportionnellement à sa durée. Leur réversibilité à l'arrêt du traitement hormonal n'a pas été étudiée : on ne sait pas si les kilos pris sous traitement seront perdus à nouveau quand la testostérone remontera.

Pour s'opposer à ces modifications du corps, il faut surveiller son poids, contrôler ses apports alimentaires et faire de l'exercice. Contrôler ses apports alimentaires, c'est possible, mais rendu difficile par le fait que le traitement hormonal augmente l'appétit. Une activité physique régulière permet de lutter contre la fonte musculaire et de perdre quelques calories. Par exemple, si 30 minutes de marche font perdre environ 200 calories, une tartine pain-beurre-confiture en apporte, elle, 291.

Pour s'aider à garder son poids de départ, il existe de nombreux systèmes en ligne et sur téléphone portable. Celle que je préfère est, bien sûr, l'application Iphone appelée « Kcalme » que j'ai faite avec A. Nonclercq, A. Cocaul et E. de Kerviler. « Kcalme » est disponible sur Apple Store.[83] Elle permet, en temps réel, de comptabiliser les apports caloriques de l'alimentation et les dépenses caloriques de l'activité physique pour maintenir son objectif de poids.

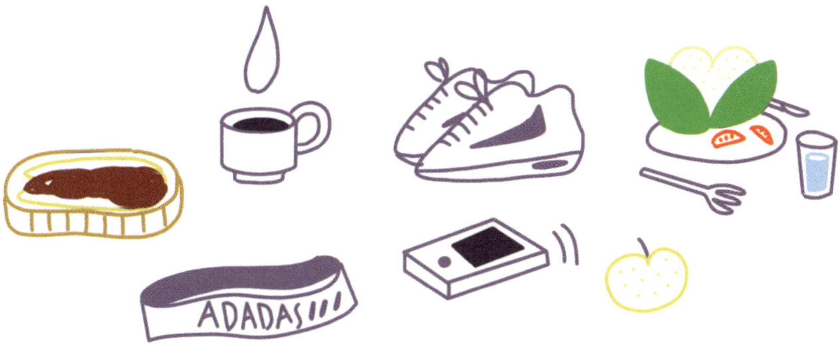

DIABÈTE, ÉLÉVATION DU CHOLESTÉROL ET ANÉMIE

Ces désordres biologiques sont très fréquents. Plus d'un homme sur deux sous traitement hormonal a du diabète ou un problème de cholestérol, et 90 % ont une anémie. Cet aspect, c'est le médecin qui s'en occupe, en faisant faire des prises de sang régulières et en prescrivant des médicaments si nécessaire. L'anémie, qui débute dès le premier mois de traitement, associée à la prise de poids, explique pourquoi le visage est parfois lisse et cireux. Elle peut aussi entraîner une fatigue, voire des malaises. Elle est réversible à l'arrêt du traitement, mais il faut souvent attendre une année pour retrouver les taux d'hémoglobine d'avant.

INFARCTUS DU MYOCARDE

C'est un vrai danger du traitement hormonal, qui augmente le risque de problèmes cardiaques – angine de poitrine et infarctus, parfois mortels. Les mécanismes possibles sont les problèmes de cholestérol que l'on a vus, ce dernier participant à l'obstruction des artères coronaires qui irriguent le cœur, et le fait que le manque de testostérone rigidifie les artères, ce qui réduit le débit du sang vers le cœur.

En pratique, ce risque survient dès 6 mois de traitement et est surtout marqué chez les hommes de plus de 65 ans, comme l'a montré une importante étude conduite chez 1 372 patients suivis par d'Amico, à Boston, publiée il y a 10 ans[84] (d'Amico, c'est le père de la classification des cancers de la prostate en trois groupes de risques évolutifs ; voir page 126).

La même année, deux autres publications sont venues confirmer ce risque, allant même jusqu'à dire, pour l'une d'entre elles que, dans certains cas, le risque de décès par infarctus pouvait être supérieur au risque de décès par cancer, dans les cancers les moins évolués.

L'étude montrant que le risque de décès par infarctus était supérieur au risque de décès par cancer de la prostate a été publiée dans le prestigieux *Journal of the National Cancer Institute*. Pour arriver à cette conclusion, les auteurs ont comparé l'association d'une hormonothérapie à une ablation de la prostate pour cancer localisé à l'ablation seule. En cas de traitement hormonal, le risque de décès par infarctus dans les 5 ans pour les hommes de plus de 65 ans semble atteindre plus du double de la normale : 5,5 % chez les 121 patients traités par hormonothérapie plus ablation (en moyenne, 3 mois de traitement au moment de l'ablation) contre 2 % chez les 1 018 patients traités par ablation seule. Même si cette différence peut être remise en question, compte tenu de la grande différence dans le nombre de patients dans chacun des deux groupes, cette association (ablation plus hormonothérapie) n'est bien sûr pas recommandée désormais.

La deuxième étude s'est servie des registres de santé nord-américains (couvrant Atlanta, Détroit, Los Angeles, San Francisco/Oakland, San José/Monterey, and Seattle/Puget Sound, et les États du Connecticut, Hawaii, Iowa, New Mexico et Utah) pour analyser les données de 22 000 patients ayant un cancer de la prostate. Parmi eux, 4 800 patients avaient reçu au moins 1 an de traitement hormonal : leur risque d'accident cardiaque est de 20 % plus élevé que les autres. Ces accidents, quand ils doivent arriver, surviennent dans l'année qui suit l'initiation du traitement.[85-86]
Alors que faire ? Tout d'abord, bien sûr, réserver le traitement hormonal aux cas où son efficacité est prouvée : en association avec la radiothérapie

et en cas de métastase pour que le remède ne soit pas pire que le mal, et être très prudent en cas de problèmes cardiaques déjà connus. Dans ce cas, un bilan de l'état des coronaires avant le traitement sera fait par un cardiologue avant de débuter le traitement. Ensuite, il faut appliquer toutes les mesures connues pour réduire le risque d'infarctus : cesser de fumer, faire de l'exercice régulièrement, perdre du poids et surveiller les taux de lipides dans le sang.[46]

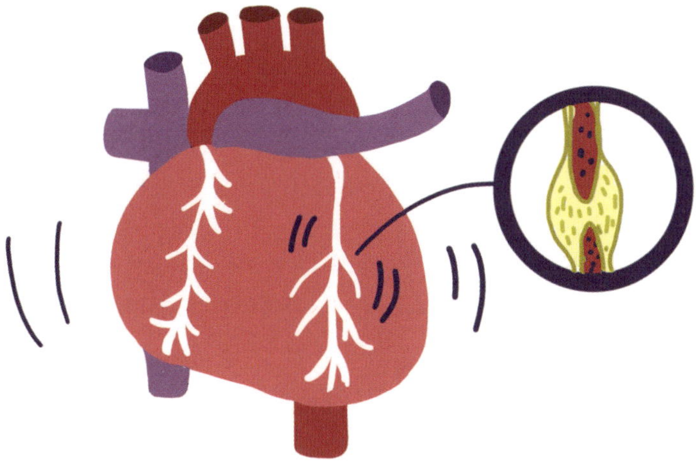

Accumulation de matière dans les artères coronaires

(3)

PRÉVENIR EST MIEUX QUE GUÉRIR

Peut-on éviter le cancer de la prostate ? C'est une question ambiguë, car comme on l'a vu, la survenue d'un cancer de la prostate est très fréquente et liée à l'âge ; le plus souvent, le cancer de la prostate restera de petite taille, ne dérangera pas la vie du patient et n'en réduira pas la durée de vie. La question doit donc être posée autrement : comment réduire le risque d'être malade à cause d'un cancer de la prostate ? La prévention du cancer de la prostate passe par des recommandations de style de vie : faire de l'exercice, mieux manger et avoir une activité sexuelle régulière.

ON FAIT DU SPORT, ON EST SAUVÉ ?

L'activité physique et sportive est souvent considérée comme une clé de la bonne santé et est souvent recommandée par les médecins. Est-ce aussi le cas pour le cancer de la prostate ?

Il semble qu'il y ait une relation inverse, mais faible, entre l'activité physique et le cancer de la prostate. En d'autres termes, l'activité physique diminue un peu le risque de cancer de la prostate. Pour arriver à cette conclusion, des épidémiologistes chinois de la province du Heilongjiang, située au nord-est de la Chine, ont compilé les données de 43 études sur ce sujet, totalisant l'analyse de 88 294 cas[87]. Un énorme travail statistique publié en 2011, qui a montré que, finalement, un homme qui a une activité physique très élevée, qu'elle soit liée à son métier ou récréative, réduit de seulement 10 % son risque d'avoir un cancer de la prostate par rapport à un homme qui n'aurait aucune activité physique particulière. Plus précisément, c'est entre 20 et 65 ans que ce faible effet protecteur joue : l'activité physique avant 20 ans ou après 65 ans ne compte pas !

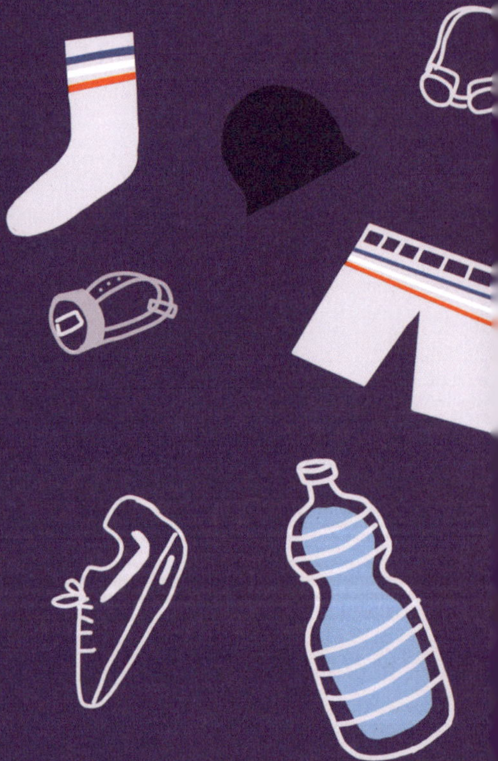

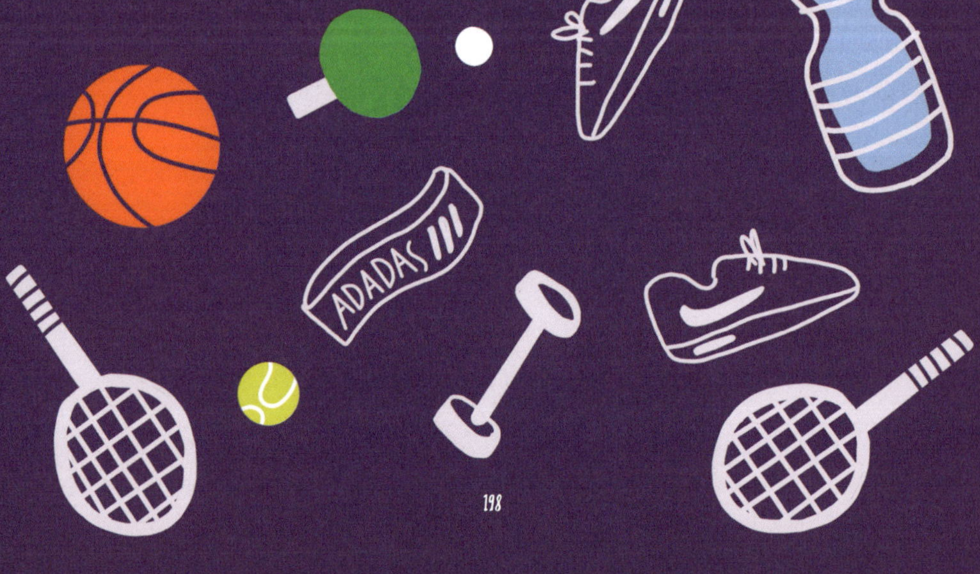

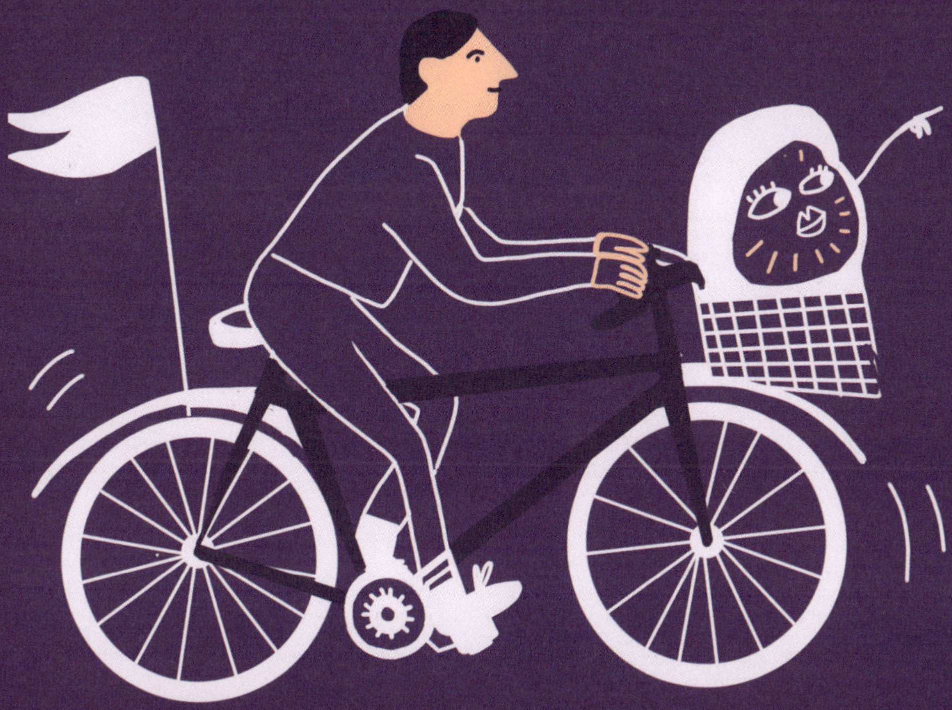

HARO SUR LE VÉLO ?

Vaste question, qui véhicule des rumeurs contradictoires : le vélo agit-il sur la prostate ? Sujet de discussion dans les pelotons amateurs du week-end :

« – Et toi, tu as fait ton PSA ?
– Oui, c'était plutôt haut, autour de 15, mais je l'ai fait le lundi alors que j'avais roulé 170 km la veille... ».
Vrai ou faux ? Le vélo peut-il retentir sur la prostate ?
La base de cette rumeur est la croyance selon laquelle le cycliste serait assis sur sa prostate, et que la pression prolongée de la selle écrasant la prostate en ferait sortir le PSA. Il serait donc normal que le taux de PSA dans le sang s'élève après une longue sortie cycliste.

C'est faux : lorsqu'il est assis sur sa selle, le cycliste est en réalité assis sur le bulbe urétral, c'est-à-dire sur la racine de la verge, en arrière des testicules. La prostate, elle, est plus profondément située – quelques centimètres plus haut – sans aucun contact avec la selle. Certes, il peut y avoir une compression de cette zone entre le pubis au-dessus et la selle au-dessous. Cette compression concerne donc la racine de la verge et peut éventuellement entraîner des lésions nerveuses ou une compression des artères de la verge et être ainsi responsable d'une baisse de sensibilité des organes génitaux, voire de difficultés d'érection, mais pas d'ennui avec la prostate.

Pour en avoir le cœur net, en 2004, j'ai suivi le Paris-Nice senior : un groupe de 133 hommes de 34 à 73 ans qui ont accepté d'avoir un dosage du PSA avant la course à Paris et un autre dosage à l'arrivée à Nice après 1 500 km en 9 étapes. Résultat ? Aucune modification du PSA ! On a donc montré que la pratique du vélo n'entraînait pas d'élévation du PSA. Il faut prévenir les cyclistes qu'une élévation de PSA ne doit pas être mise sur le compte du vélo, mais doit faire pratiquer un bilan prostatique.

ET SI TOUT SE PASSAIT DANS L'ASSIETTE ?

« J'ai vu que le curcuma était bon, alors j'en prends tous les jours, et je l'achète par Internet » ; « Moi, je bois du thé vert : il paraît que c'est très efficace » ; « J'ai lu que le soja était bon pour la prostate » ; « Nous, on ne mange plus de viande rouge depuis des années… Que de la volaille… et plus jamais de fromage ! » ; « Et le café, ça fait quoi sur la prostate ? »…

COMMENT A-T-ON DÉCOUVERT L'INTÉRÊT DE LA DIÉTÉTIQUE DANS LE CANCER DE LA PROSTATE ?

Tout a commencé au début des années 1990, en constatant une forte différence de la fréquence des cancers de la prostate entre les pays industrialisés du Nord, où le nombre de cancers est très élevé, et les autres pays – asiatiques ou en voie de développement –, où au contraire la fréquence des cancers de la prostate est plus faible. Ensuite, quand on a regardé de plus près, pays par pays, en Europe par exemple, on a constaté là encore de grandes inégalités en fonction de l'aire géographique : cancers en fréquence très élevée pour les pays du nord de l'Europe et beaucoup plus faible pour le sud de l'Europe. Était-ce dû à la constitution des populations en question ? À leurs gènes ? Ou bien à leur environnement ? Brillamment, trois chercheurs de l'Agence internationale de recherche sur le cancer basée à Lyon et de l'Institut d'oncologie de Gliwice, en Pologne, – les docteurs C. S. Muir,

J. Nectoux et J. Staszews – ont montré au cours d'une conférence de l'Organisation mondiale de la santé (OMS), donnée en 1990 au célèbre Karolinska Hospital de Stockholm, que cette différence n'était pas d'origine génétique, mais qu'elle était sans doute liée à des facteurs environnementaux et, avant tout, à l'alimentation. Leurs travaux ont été publiés l'année suivante dans Acta Oncologica [88].
Pour arriver à cette conclusion, ces chercheurs ont étudié la fréquence du cancer de la prostate chez des Japonais et des Chinois qui ont émigré à San Francisco, et ils ont constaté une multiplication de 3 à 7 fois de la fréquence du cancer de la prostate chez les descendants vivant en baie de San Francisco par rapport à leurs pères ayant vécu au Japon ou en Chine. Les gènes des descendants sont les mêmes que ceux de leurs parents et ne peuvent donc pas expliquer cette différence. Ce qui a changé est leur mode de vie entre un pays asiatique et un monde occidental, royaume du hamburger et autres graisses saturées.

LA LISTE DE COURSES

L'être humain déteste l'idée que son destin dépende du pur hasard. Il ne supporte pas l'idée de tomber malade sans qu'il y ait une cause compréhensible de tous et qu'il serait possible d'éviter. Il se trouve que, dans l'inconscient des hommes, l'alimentation est un coupable idéal de la survenue d'une maladie : lointain souvenir historique lorsque s'empoisonner permettait de prendre le pouvoir ? Souvenirs enfantins de gastro-entérites ou de « jaunisses » (hépatite A) après avoir consommé des produits frelatés ? Voire souvenir biblique d'une pomme qui n'aurait pas dû être mangée ? Et rappelons-nous que « Celui qui mange l'estomac plein creuse sa tombe avec ses dents », proverbe turc auquel répond en écho cette citation iconique de la médecine hippocratique : « Fais de ton alimentation ta médecine. »
Bref, l'alimentation est un coupable idéal, culpabilisant le malade qui a mangé ce qu'il ne devait pas et protégeant le bien-portant qui, lui, privilégie une nourriture saine. L'alimentation poison ou antidote est

l'objet de toute l'attention de nos contemporains. Il se trouve qu'en matière de cancer de la prostate, ces croyances sont en partie vérifiées : l'alimentation peut effectivement être un facteur favorisant ou protecteur du cancer de la prostate[89]. Alors soyons précis : qu'est-ce qui est bon et qu'est-ce qu'il faut plutôt éviter ?

Pour répondre à cette question, il y a 3 ans, trois urologues de l'université Duke, en Caroline du Nord, ont passé au crible plus de 5 000 publications scientifiques publiées depuis 1964 sur ce sujet. Voici la longue liste de courses de leurs conclusions[90].

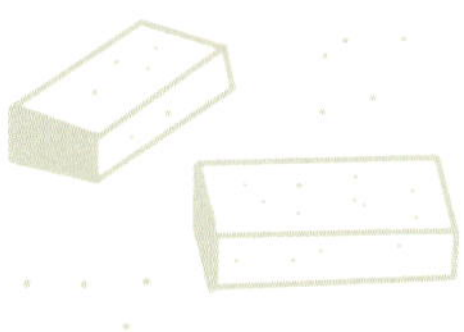

• **Les sucres** : les sucres simples (mono- et disaccharides), que l'on trouve dans les fruits, le sucre en morceaux… sont plutôt à réduire. En suscitant une montée rapide de l'insuline, ils pourraient favoriser le cancer de la prostate. Par ailleurs, un régime pauvre en sucres rapides fait perdre du poids, et cette perte de poids ralenti la progression du cancer. Les sucres complexes (céréales, pommes de terre, légumes…) n'ont pas cet effet. Donc plutôt réduire le sucre.

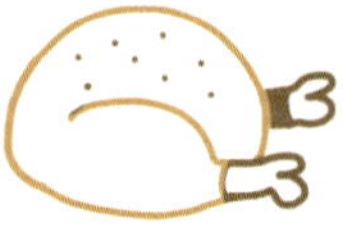

• **Les protéines** : globalement, rien à dire ; et, en particulier, rien à dire sur le soja, qui semble sans effet sur le cancer de la prostate.

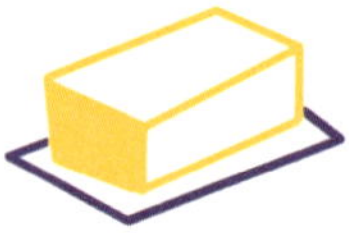

• **Les graisses** : limiter les graisses saturées (beurre, lard, viande grasse) et polyinsaturées en oméga-6 (huile de tournesol) et augmenter les apports en graisses polyinsaturées en oméga-3 : saumon, hareng, huile de lin.

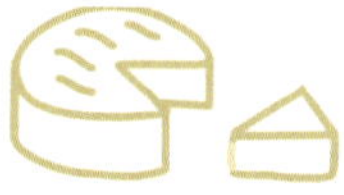

• **Réduire l'apport des aliments riches en cholestérol** : fromage, jaune d'œuf, graisse animale.

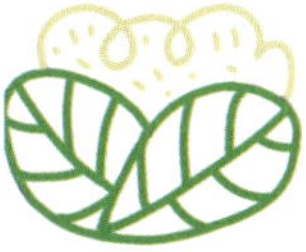

• **Augmenter les légumes :** crucifères (chou, chou-fleur, brocoli), tomate, poireau, oignon, ail et ciboulette.

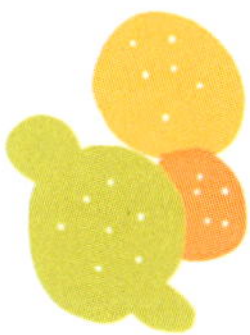

• **Les vitamines A, B et C** sont sans effet, mais la **vitamine D** semble protectrice ; alors, dans le doute, mettez-vous au soleil de temps en temps: la vitamine D est fabriquée par le corps sous l'effet du soleil (UV-B).

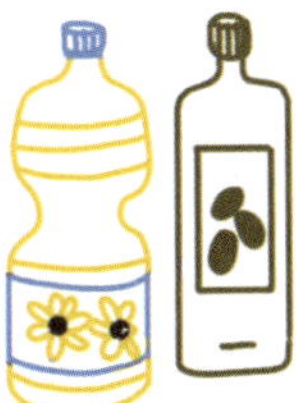

• **La vitamine E** (huiles de maïs, de tournesol, haricots verts) semblait plutôt protectrice, mais une étude réalisée après avoir fait prendre des suppléments de vitamine E sous forme de comprimés à des centaines d'hommes aux États-Unis n'a montré aucun effet préventif vis-à-vis du cancer de la prostate.

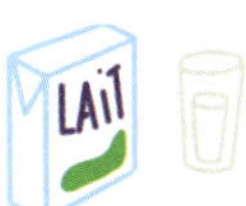

• **Pour le calcium**, les résultats sont discordants sans que l'on puisse conclure avec certitude sur un effet d'augmentation du risque.

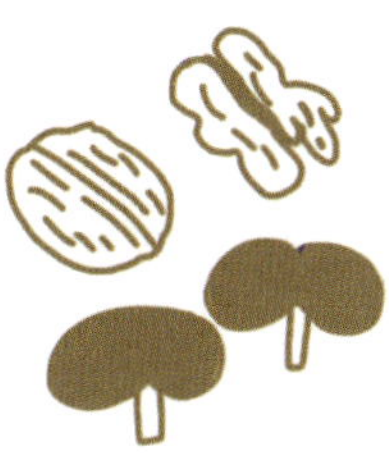

• **Le sélénium** : on le trouve dans les noix du Brésil et les champignons, ainsi que dans différents légumes en fonction de la quantité de sélénium contenue dans la terre où ils ont poussé. Le sélénium semblait protecteur, mais dans la même étude réalisée sur l'apport de la vitamine E, il a été montré que la prise de comprimés de sélénium n'avait aucun effet préventif et pouvait augmenter le risque de diabète.

• **Le curcuma** est à la mode. Des résultats expérimentaux suggèrent un rôle plutôt protecteur, mais pas encore de preuve définitive chez l'homme.

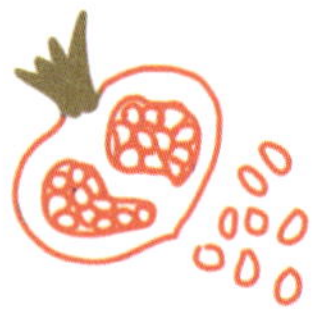

• **La grenade**, elle aussi, est à la mode, depuis qu'une étude avait fait grand bruit en montrant, il y a quelques années, qu'un verre de jus de grenade par jour pouvait ralentir l'évolution du cancer de la prostate. Malheureusement, cette étude n'avait pas de placebo pour comparer l'effet de la grenade et quand, très récemment, la même équipe de chercheurs a comparé dans les mêmes conditions la grenade à un placebo (eau colorée de même goût), aucune différence n'a été observée : la grenade ne fait pas mieux que de l'eau ! Alors, on abandonne la grenade ? Pas tout à fait, car d'après cette même étude, le jus de grenade est quand même bénéfique pour un petit groupe de patients ayant un profil biologique particulier. Dans le doute, vous pouvez essayer et, si ça marche sur vous (l'effet est vu sur la courbe du PSA qui baisse), alors continuez.

• **Le thé vert** est l'emblème de l'alimentation bien-être. Sa consommation réduit le risque de cancer en général, mais il faut en consommer beaucoup et en commencer tôt : plus de 1,5 kg par an et pendant plus de 40 ans...

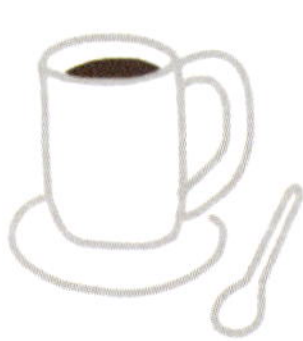

• **Le café**, lui, semble sans grand effet, ou alors il a peut-être un petit rôle protecteur : une équipe italienne vient de publier que lorsqu'on boit plus de trois tasses de café, italien bien sûr, on réduit son risque d'avoir un cancer de la prostate.

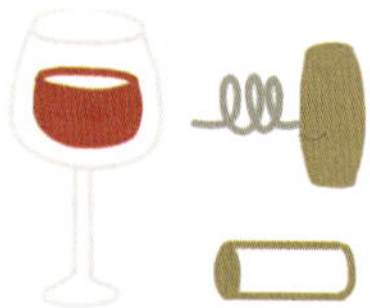

• **Quant au vin rouge**, quelques données expérimentales suggèrent plutôt une protection du côté des pépins de raisin, mais il n'y a encore aucune preuve dans les verres...

CE QUI EST BON POUR LE CŒUR L'EST ÉGALEMENT POUR LA PROSTATE

Il m'arrive souvent de donner des conseils diététiques pour une bonne santé prostatique : moins manger si l'on est en surpoids, et aussi mieux manger, c'est-à-dire réduire les graisses saturées d'origine animale (viande rouge grasse, charcuterie, beurre et fromages), réduire les produits laitiers, augmenter les poissons gras riches en oméga-3 (saumon, hareng, sardine) et aussi les fruits et les légumes – avec une attention particulière pour un apport renforcé en tomate, brocoli et grenade.

Ces conseils résonnent d'ailleurs avec ceux que l'on donne couramment pour une bonne santé cardio-vasculaire : tout ce qui est bon pour le cœur est également bon pour la prostate. Là encore, cœur et prostate sont plus liés qu'il n'y paraît !

Ces conseils sont souvent un motif de discussion dans le couple. L'épouse se tourne vers son mari, en lui disant : « Je te l'avais bien dit que tu mangeais trop de charcuterie », ou bien : « Toi et ta passion du fromage, tu vois où ça nous mène ! » ; à l'inverse, le mari répondant par une esquive accusatrice : « Vous savez, c'est elle qui fait la cuisine ! », ou alors, fier d'être bon élève, en exagérant éventuellement un tantinet : « Vous savez, nous, on ne mange plus de viande rouge depuis des années, on ne mange que du poulet ! »

LES HOMMES PEUVENT-ILS CHANGER LEURS HABITUDES ALIMENTAIRES ?

La réponse est en demi-teinte. À Saint-Louis, on a questionné 134 patients hospitalisés pour un cancer de la prostate sur leurs habitudes alimentaires, à savoir combien de fois par semaine ils mangeaient de la viande rouge, des produits laitiers, des légumes et du poisson. Sous la forme d'un petit livret, ils ont ensuite tous reçu des conseils adaptés pour changer leurs habitudes et suivre les recommandations en matière de cancer de la prostate. Un an plus tard, nous avons envoyé le même questionnaire à leur domicile par la poste.

Les résultats sont attendrissants : les hommes font ce qu'ils peuvent, des efforts louables, certes, mais ils n'arrivent pas à suivre complètement ce qui est bon pour eux. Si, dans 60 % des cas, les apports de poissons ont augmenté, il n'y a que 40 % des hommes qui ont accru les fruits et les légumes ou réduit les produits laitiers ; et seulement 30 % ont réduit la viande rouge grasse...

AMÉLIORER L'ÉVOLUTION DU CANCER DE LA PROSTATE EN MANGEANT DES LÉGUMES ? LA PREUVE DANS QUELQUES ANNÉES...

Ça se passe aux États-Unis : un peu plus de 400 Américains ayant un cancer de la prostate peu agressif et simplement surveillés ont été tirés au sort pour être ou non coachés par téléphone pour adopter un régime « anti-cancer de la prostate riche en légumes ». Les coaches appellent régulièrement leurs patients pour les encourager à suivre ce régime. Les autres patients reçoivent seulement un document d'information et des conseils diététiques[91].

Le « régime anti-cancer de la prostate riche en légumes » consiste à consommer quotidiennement :

- Au moins 7 portions de légumes (dont au moins 2 portions de crucifères et 2 portions de tomates)
- 2 portions de fruits
- 2 portions de graines entières
- 1 portion de légumineuses.

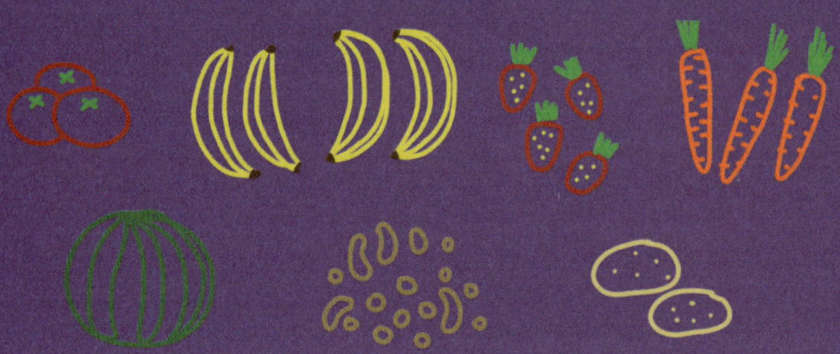

Pour maximiser l'apport de composants alimentaires bio actifs potentiellement bénéfiques, les patients sont invités à consommer des légumes et des fruits de grande couleur et à saveur forte. Outre les légumes crucifères et les tomates, les patients sont encouragés à consommer des légumes à feuilles vert foncé, des fruits et légumes orange foncé, des oignons et de l'ail, des baies et des agrumes. Les portions sont définies comme une demi-coupe pour les légumes crus ou cuits, les fruits ou les jus de légumes à 100 %, une coupe pleine pour les légumes à feuilles vertes, une demi-coupe pour les céréales entières cuites ou les légumineuses et une tranche pour le pain à graines entières. En raison de la teneur plus faible des composants alimentaires bio actifs potentiellement bénéfiques, la laitue iceberg, les pommes de terre blanches et les jus de fruits ne sont pas comptés dans les objectifs quotidiens.

L'effet de ce coaching sur le cancer sera suivi sur 24 mois et les deux groupes seront comparés.

MANGEZ-VOUS ASSEZ DE TOMATES ?

Pas facile de répondre exactement : ça dépend des semaines et des saisons, et on n'a jamais compté vraiment. Alors, pour répondre, on donne une approximation, moyenne entre ce que l'on sent (j'aime les tomates et donc j'en mange souvent), les souvenirs récents (j'en ai mangé hier, donc j'en mange souvent) et ce que l'on sait qu'il est bon de répondre (les légumes, c'est bon pour la santé, donc c'est bien d'en manger, donc je réponds que j'en mange souvent).

Enfin, vous cochez cette évaluation approximative de vos habitudes... et c'est le début des statistiques : vos réponses vont être comparées aux réponses des autres personnes interrogées et aux différentes maladies des uns et des autres... Et c'est comme ça que l'on va calculer que plus on mange de tomates, oranges, choux, haricots verts, salades ou autres... plus (ou moins) on est malade : ce sont des études d'observation. Elles permettent d'évoquer des hypothèses, des tendances, mais ne sont pas des preuves définitives.

Malheureusement, en diététique, il est difficile de faire autrement que d'observer ce que les gens font. En théorie, pour savoir si un aliment est bénéfique ou non, il faudrait sélectionner des centaines de patients sans cette maladie, les diviser en deux groupes, et pendant 5 ou 10 ans interdire à un groupe de manger certains aliments et obliger l'autre groupe à en manger des quantités fixes tout au long de l'année. Puis voir après toutes ces années quel est le nombre de personnes qui tombent malades dans chacun des deux groupes. C'est ce qu'on appelle des études d'intervention, études qui sont très rares car très difficiles à mener.

Il y a des possibilités de remplacer les humains par des animaux dont on contrôlerait l'alimentation, ou des cellules dont on contrôlerait le milieu de culture, mais les animaux et leurs maladies sont très éloignés des hommes, et les cellules encore plus, ce qui fait que les résultats obtenus dans ces conditions ne sont pas toujours extrapolables aux humains.

RECETTES

(Extraits de F. Desgranchamps et S. Brissaud *Recettes pour l'homme*, Nutrinov, 2015.)

PIZZA TOMATE-SARDINES

TARTE
Pour 4 personnes
Préparation : 30 minutes
Cuisson : de 10 à 15 minutes

USTENSILES
Pince à arêtes
Couteau d'office
Plaque à pâtisserie

INGRÉDIENTS
8 sardines fraîches « papillons » (levées en filets)
1 cuillerée à soupe de vinaigre de vin
Huile d'olive
1 rouleau de pâte feuilletée pré-étalée
1 grosse tomate mûre
1 gros oignon rouge
10 cl de coulis de tomate
Fleurs de thym ou thym séché
Quelques feuilles de persil plat
Gros sel marin ou fleur de sel, poivre du moulin

1. À l'aide d'une pince et d'un couteau d'office, retirez les arêtes restantes dans les filets de sardines. Salez et poivrez légèrement les filets, puis frottez-les de vinaigre. Rangez-les sur un plat, arrosez-les d'un filet d'huile d'olive, puis retournez-les plusieurs fois pour bien les enduire d'huile. Gardez-les au réfrigérateur.

2. Préchauffez le four à 200 °C (th. 6-7). Étalez la pâte feuilletée sur une plaque.

3. Pelez la tomate après l'avoir plongée quelques secondes dans de l'eau bouillante. Coupez-la en deux, pressez-la légèrement pour éliminer les graines, puis coupez-la en petits morceaux.

4. Épluchez l'oignon et taillez-le en fines rondelles.

5. Étalez le coulis de tomate sur la pâte en laissant une marge de 1 cm sur le pourtour. Recouvrez de rondelles d'oignon, puis de cubes de tomate. Salez et poivrez. Ajoutez le thym et arrosez d'un filet d'huile d'olive. Faites cuire au four de 10 à 15 minutes, ou jusqu'à ce que la pâte soit colorée sans excès. Pendant ce temps, retirez la peau des filets de sardine marinés.

6. Sortez la pizza du four. Garnissez-la des filets de sardine, puis du persil. Servez immédiatement.

Conseil Il est important d'éliminer les dernières arêtes, car les sardines « papillons » achetées chez le poissonnier en contiennent toujours, surtout à la lisière des filets. Le temps de cuisson doit être adapté aux capacités de votre four : surveillez la coloration de la pâte.

TERRINE BROCOLI-CREVETTES, COULIS DE TOMATE

Pour 4 personnes
Préparation : 40 minutes
Repos : de 6 à 12 heures
Cuisson : 1 h 30

INGRÉDIENTS

600 g de brocolis
5 ou 6 belles feuilles de chou vert
5 œufs
1 grosse cuillerée à soupe de fécule de maïs
300 g de grosses crevettes roses cuites
1 petite tomate mûre
Gros sel, sel fin, piment d'Espelette

Le coulis de tomate
2 cuillerées à soupe d'huile d'olive
1 petit oignon épluché et finement haché
50 cl de coulis de tomate
1 feuille de laurier
1 branche de thym
1 gousse d'ail hachée
2 cuillerées à soupe de vinaigre de xérès
Sel fin

USTENSILES

Couteau d'office
Casseroles
Écumoire
Mixeur ou blender
Moule à cake de 26 cm de longueur
Feuille d'aluminium, papier absorbant
Plat à gratin pour bain-marie

1. Épluchez les tiges de brocoli comme indiqué dans la recette Salade de tiges de brocoli, vinaigrette à l'anchois. Faites cuire les bouquets et les tiges pendant 6 à 7 minutes à l'eau bouillante salée jusqu'à ce qu'ils soient tendres à cœur (testez la cuisson avec la pointe d'un couteau). Retirez avec une écumoire, plongez-les dans de l'eau glacée pendant 1 minute. Égouttez et réservez.

2. Portez de nouveau à ébullition l'eau des brocolis, plongez-y les feuilles de chou pendant 1 minute, retirez-les et jetez-les dans de l'eau glacée, puis épongez-les soigneusement dans du papier absorbant. Ôtez la côte centrale des feuilles avec un couteau.

3. Mixez finement les bouquets de brocoli dans le bol d'un mixeur. Ajoutez les œufs un par un et mixez à chaque fois. Ajoutez la fécule de maïs, mixez encore. Salez, ajoutez un peu de piment d'Espelette pour relever le goût.

4. Préchauffez le four à 200 °C (th. 6-7). Coupez les tiges de brocoli dans le sens de la longueur en bâtonnets d'environ 1 cm de côté. Décortiquez les crevettes et coupez-les en gros morceaux. Plongez la tomate quelques secondes dans l'eau bouillante, pelez-la et prélevez la chair extérieure avec un couteau en laissant le cœur de côté. Taillez la chair en bâtonnets de 1 cm environ.

5. Huilez légèrement l'intérieur d'un moule à cake de 26 cm de longueur. Garnissez-le entièrement de feuilles de chou en les faisant déborder de toute part. Étalez dans le moule la moitié de la purée de brocoli

et égalisez-en la surface. Disposez sur la purée les bâtonnets de brocoli dans le sens de la longueur ainsi que les crevettes et les bâtonnets de tomate. Recouvrez du reste de purée de brocoli, rabattez les feuilles de chou par-dessus et appuyez légèrement pour tasser la terrine. Arrosez d'un filet d'huile d'olive. Enveloppez le moule d'une feuille d'aluminium et percez quelques petits trous à la surface.
6. Déposez le moule dans un grand plat à gratin, versez de l'eau frémissante dans le plat et mettez le tout au four. Faites cuire 1 heure. Retirez le moule, laissez refroidir, puis gardez de 6 à 12 heures au réfrigérateur.

7. Préparez la sauce : faites chauffer l'huile d'olive et faites-y revenir l'oignon jusqu'à ce qu'il soit transparent. Ajoutez le coulis de tomate, le laurier et le thym, laissez cuire 10 minutes sans couvrir. Retirez du feu. Ôtez les herbes, ajoutez l'ail haché et le vinaigre, salez, mélangez et laissez refroidir. Le coulis doit être épais. Gardez-le au réfrigérateur, bien couvert. Servez la terrine froide mais non glacée, coupée en tranches, avec le coulis.

Conseil Vous pouvez aussi faire cuire cette terrine à la vapeur pendant 1 heure, toujours enveloppée d'une feuille d'aluminium. Elle est parfaite pour un pique-nique.

MAQUEREAUX EN ESCABÈCHE DE THÉ VERT

Pour 4 personnes
Préparation : 20 minutes
Repos : 12 heures

INGRÉDIENTS
6 maquereaux moyens (de 150 à 200 g chacun) très frais
4 ciboules ou cébettes
20 cl d'eau de source
15 cl de vinaigre de vin blanc (ou de vinaigre de riz)
2 cuillerées à soupe d'huile d'olive ou de sésame
1 cuillerée à soupe rase de thé vert en feuilles, chinois (long jing) ou japonais (sencha)
1 cuillerée à soupe de nuoc-mâm ou de sauce de poisson thaïlandaise (à trouver au rayon asiatique dans la grande distribution ou dans les magasins de produits asiatiques)
1 piment oiseau
Sel, poivre noir concassé

USTENSILES
Couteau d'office
Pince à arêtes
Plat à gratin
Casseroles
Passoire fine

1. Faites lever les filets des maquereaux par le poissonnier. Retirez délicatement les arêtes restantes à l'aide d'une pince à arêtes, sans endommager la chair. Salez les filets et rangez-les en une couche dans un plat à gratin.
2. Épluchez les ciboules (ou les cébettes) et taillez-les en fines rondelles.
3. Dans une petite casserole, faites chauffer l'eau de source à 65 °C. Retirez du feu, ajoutez les feuilles de thé vert, couvrez et laissez infuser pendant 5 minutes. Ajoutez le vinaigre, l'huile d'olive, le piment et 2 pincées de poivre noir concassé. Portez à frémissement. Retirez du feu, puis ajoutez le nuoc-mâm et les ciboules (ou les cébettes). Versez sur les filets de maquereau et couvrez.
4. Laissez refroidir, gardez 12 heures au réfrigérateur et servez froid le lendemain avec une salade ou des pommes de terre vapeur.

Conseil Les feuilles de thé parfument le maquereau de façon subtile, mais vous pouvez filtrer l'infusion pour une saveur moins prononcée. Ce plat peut aussi être servi en entrée.

FAUT-IL SE DOPER AUX COMPLÉMENTS ALIMENTAIRES ?

Les données sont contradictoires. On peut retenir que certains compléments alimentaires sont efficaces, mais pas chez tout le monde à la fois : leur effet est individuel et varie d'un patient à l'autre. Retour sur les données disponibles.

L'ÉTUDE FRANÇAISE SU.VI.MAX (SUPPLÉMENTATION EN VITAMINES ET MINÉRAUX ANTIOXYDANTS)[92]

C'est une gigantesque étude qui a débuté par le recrutement de volontaires sélectionnés après 5 mois de campagne d'information dans les médias (campagne réalisée entre mars et juillet 1994).
79 976 Français se sont portés volontaires : 13 017, dont 5 141 hommes de 45 à 60 ans, venant de toute la France, ont été finalement retenus pour participer à l'étude qui a débuté dès le mois d'octobre 2014. Après le renoncement de certains volontaires, ce sont finalement 2 508 hommes qui recevront un placebo et 2 520 qui recevront – pendant une durée moyenne de 7,5 ans – des compléments alimentaires sous la forme de capsules à prendre tous les jours, contenant du bêta-carotène (6 000 mg/jour), de la vitamine C (120 mg/jour), de la vitamine E (30 mg/jour), du sélénium (100 mg/jour) et du zinc (20 mg/jour).
Tous les mois, ces volontaires donnaient ensuite des nouvelles de leur santé : au début par Minitel (c'était un moyen de communication très utilisé en France, au début de cette étude ...), puis par mail. Les résultats n'ont pas été à la hauteur des espoirs qui avaient présidé à la

conception de cette étude : sur les 2 508 hommes sous placebo, 124 développeront un cancer durant cette période et 88 parmi les hommes prenant des compléments alimentaires. Cette réduction de 29 % du risque de cancers repose surtout sur une réduction des cancers digestifs. Pour le cancer de la prostate, il n'y a que quelques cas de cancer de la prostate en moins chez les hommes qui prennent des suppléments, et cette réduction n'a été notée que chez les hommes dont les dosages sanguins ont montré qu'ils manquaient d'antioxydants, et en particulier de bêta-carotène. À l'opposé, chez les femmes qui testaient aussi les mêmes compléments, il n'y a eu aucun effet sur le risque de survenue d'un cancer, peut-être parce qu'elles se nourrissent mieux à la base et n'ont donc pas besoin de supplémenter leur alimentation. Une des conclusions de cette étude était que ces suppléments pouvaient donc être remplacés par une alimentation plus riche en antioxydants : le fameux cinq fruits et légumes par jour !

L'ÉTUDE SELECT POUR THE SELENIUM AND VITAMIN E CANCER PREVENTION TRIAL[93]

C'est la seconde étude de grande envergure sur ce sujet. Elle a été menée aux États-Unis. Il s'agit de l'étude SELECT pour The SELenium and Vitamin E Cancer Prevention Trial, qui cherchait à savoir si un supplément de sélénium ou de vitamine E pouvait réduire le risque de cancer de la prostate.

35 533 hommes ont reçu soit du sélénium, soit de la vitamine E, soit les deux à la fois, soit enfin un placebo pendant 3 ans. Au final, aucun effet de réduction du risque de cancer de la prostate, mais une légère augmentation de la survenue de diabète en cas de prise de sélénium, et même une discrète augmentation du risque de cancer de la prostate chez les hommes prenant de la vitamine E !

Bref, à grande échelle, ces différents suppléments – bêta-carotène, vitamine C, vitamine E, sélénium et zinc – n'ont pas montré un grand intérêt dans la prévention du cancer de la prostate.

LE LYCOPÈNE EN VEDETTE

Il n'en est pas de même pour d'autres substances, en particulier pour le lycopène contenu dans les tomates, et le sulforaphane contenu dans les brocolis. Le lycopène reste la star de la prévention du cancer de la prostate.

Le lycopène est un antioxydant. Il s'oppose donc aux altérations des chromosomes dus à l'oxydation cellulaire, à l'origine des transformations cancéreuses. Il est le pigment rouge qui colore certains fruits, et on le trouve particulièrement en abondance dans les tomates et ses dérivés (sauce, concentré, ketchup), dans les pastèques et les goyaves (voir le tableau ci-contre). Apporté par l'alimentation, il réduit le risque de développer un cancer de la prostate et d'en mourir !

Depuis des années, cet effet préventif est constamment rapporté et a encore été confirmé à grande échelle aux États-Unis par l'analyse des données de santé collectées régulièrement chez 51 529 hommes âgés de 40 à 75 ans[94]. Ceux-ci ont accepté de participer, à partir de 1986, à une grande étude de suivi appelée *The Health Professionals Follow-up Study*. « *Health professionals* », car ces Américains ont la particularité d'être tous des professionnels de santé : opticien, podologue, dentistes, ostéopathes, pharmaciens ou vétérinaires. Ils se sont tous engagés à donner régulièrement des nouvelles de leur santé et à répondre à de nombreux questionnaires, en particulier sur leurs habitudes alimentaires. La dernière analyse statistique de ces énormes données, publiée en 2014, montre encore qu'une consommation plus élevée de lycopène – plus de 10 mg/jour versus moins de 3 mg/jour – sous forme de tomates crues ou cuites, de sauce tomate ou même de pizza, est inversement associée au risque de cancer de la prostate ; que plus l'alimentation apporte de lycopène, moins on a de risque d'en mourir, avec une réduction du risque estimée à 28 % ! Les tomates crues apportent 3 mg de lycopène pour 100 g...

Le lycopène sous forme de compléments alimentaires a été donné à des patients avant l'ablation de leur prostate pour cancer. À fortes doses (30 mg/jour pendant 3 semaines), il semble que cet apport réduise l'agressivité et le volume du cancer et le taux de PSA.

LE SULFORAPHANE : MANGEZ DES CRUCIFÈRES

Les crucifères, et en particulier dans les brocolis, agissent en stimulant les gènes anticancer de nos cellules. Une étude préliminaire française, menée en Bretagne sur 90 patients en échec de traitement et chez lesquels le PSA s'élevait progressivement, a montré que l'apport de 60 mg de sulforaphane par jour permettait d'infléchir cette élévation du taux de PSA[95].

ALIMENTS	Teneur en lycopène (mg/100 g)
Concentré de tomate	29,3
Coulis de tomate	17,5
ketchup	17
Sauce tomate	15,9
Soupe de tomates condensée	10,9
Tomates en conserve	9,7
Jus de tomate	9,3
Pastèque	4,8
Goyave	5,4
Tomate crue	3
Papaye	2

DES RECOMMANDATIONS D'USAGE

Il existe de nombreux suppléments alimentaires disponibles dans le commerce, et d'ailleurs près de la moitié des patients qui ont un cancer de la prostate en prennent sans le dire à leur médecin. Que peut-on en penser ?

Tout d'abord, ces suppléments doivent respecter les recommandations européennes de la European Food Safety Authority, en matière d'apports nutritionnels.[96]

Ces recommandations déterminent la dose maximale sans effet néfaste observable (*No Observable Adverse Effect Level*, NOAEL) pour chaque substance. Par exemple, 50 mg/jour pour le zinc, ou 850 mg/jour pour le sélénium.

Ces dosages correspondent le plus souvent à ce qu'une alimentation diversifiée peut apporter. Au-delà de ces doses, les compléments alimentaires ne pourraient pas être vendus, car ils seraient considérés alors comme potentiellement dangereux et, à ce titre, devraient faire l'objet de longues et coûteuses études avant d'obtenir l'autorisation de mise sur le marché, démarche dans laquelle les sociétés qui les fabriquent ne veulent pas se lancer. Les compléments alimentaires du commerce apportent donc une dose journalière qui ne dépasse pas ce que l'alimentation peut fournir, et surtout ils ne dépassent jamais les rations recommandées : regardez les compositions de ces compléments alimentaires pour vous en convaincre.

Indépendamment d'un rôle scientifique démontré, la prise de compléments alimentaire peut tout simplement être bénéfique sur le moral des patients qui, en les prenant, ont une action personnelle sur leur maladie.

Enfin, dans le doute, si vous en prenez, testez leur action sur vous-même. Votre taux de PSA peut être un indicateur : s'il se stabilise ou baisse alors que vous en prenez, compte tenu de leur innocuité (ils ne dépassent pas les doses maximales sans effet néfaste observable), et à condition qu'ils restent compatibles avec votre budget, vous pouvez continuer.

(Leitzmann MF. JAMA 2001.)

ÊTRE ACTIF SOUS LA COUETTE, C'EST BON POUR LA PROSTATE ?

Pendant longtemps, deux écoles se sont affrontées à ce sujet.
Selon l'ancienne théorie des émonctoires, selon laquelle l'écoulement vers l'extérieur des déchets de l'organisme était un gage de bonne santé (urine, selles, bile, crachats), le liquide spermatique assimilé à un déchet de l'organisme, son évacuation régulière était salutaire. Stocké, il était nuisible et l'évacuer le plus souvent possible permettait de garder sa prostate en bonne santé. Les adeptes de cette théorie tenaient pour preuve que dans le sperme existent plusieurs substances, la spermine, la spermidine et la putrescine possiblement carcinogènes sur des cellules en culture. C'était le support biochimique de la vieille théorie de la frustration sexuelle comme facteur favorisant le cancer de la prostate : l'accumulation de ces substances dans la prostate, à cause d'éjaculations trop rares, finissait par provoquer des cancers. Le problème de ces théoriciens était que les observations des patients ne venaient pas confirmer leur hypothèse, et les interrogations de populations donnaient même des arguments à la théorie opposée.

En effet, pour d'autres, au contraire, une activité sexuelle trop fréquente était un facteur de risque de cancer : cette fois-ci, pas de base biochimique, mais des éléments d'observation de populations interrogées suggérant que plus de trois rapports sexuels par semaine augmentaient le risque de cancers. À ce seuil de trois rapports sexuels par semaine s'ajoutaient les possibles maladies transmises sexuellement qui, elles aussi, semblaient augmenter le risque – constatation faite toujours à partir de réponses à des questionnaires.

Il semble admis depuis peu que le camp des frustrés avait raison, encore faut-il s'entendre sur le terme de frustration...

C'est en 2001 que le pot aux roses est découvert à partir d'une enquête exceptionnelle menée auprès de près de 30 000 Américains suivis pendant 8 ans. Et pas n'importe quels Américains : ils sont tous de profession paramédicale, opticiens, podologues... et se sont engagés à répondre tout au long de leur vie à des questionnaires réguliers sur leur santé et sur leur mode de vie.

C'est là que les choses ont changé : d'après cette étude, les hommes rapportant plus de 21 éjaculations par mois ont moins de cancers de la prostate que les hommes en déclarant de 4 à 7, avec une réduction du risque d'environ 30 % ! Ce petit groupe de « gros éjaculateurs » était noyé dans les calculs des études précédents mettant la barre des « gros éjaculateurs » à plus de trois par semaine, expliquant pourquoi cette évidence n'avait pas été découverte par les études de population précédentes.

En 2014, des Canadiens de Montréal sont venus renchérir cet effet protecteur d'une activité sexuelle active : en comparant 1 590 patients ayant un cancer de la prostate à 1 618 hommes sans cancer, ils ont montré que les hommes n'ayant jamais eu de rapports sexuels avaient près de deux fois plus de risque d'avoir un cancer de la prostate et que, au contraire, le fait d'avoir eu plus de 20 partenaires différents dans sa vie réduisait le risque de 30 % par rapport aux hommes déclarant n'avoir eu qu'un seul partenaire dans leur vie (26 % des hommes interrogés). Dans cette étude, aucun lien n'était montré entre maladie sexuellement transmise et cancer de la prostate (Spencer AR. Cancer Epidemiology 2014.).

Alors oui, il semble que le nombre d'éjaculations par mois et celui de partenaires (les deux étant possiblement liés ?...) puissent avoir un effet protecteur, mais il faut mettre la barre assez haute quand on sait que le nombre moyen de rapports sexuels par mois à 50 ans est de 8,6 et ne dépasse pas 14 en fonction des tranches d'âge, et que le nombre moyen de partenaires est entre 1 et 6.

Distinguer rapports sexuels et masturbation ? Est-ce celle-ci qui protégerait du cancer de la prostate ? De toute façon, elle ne rend pas sourd... !

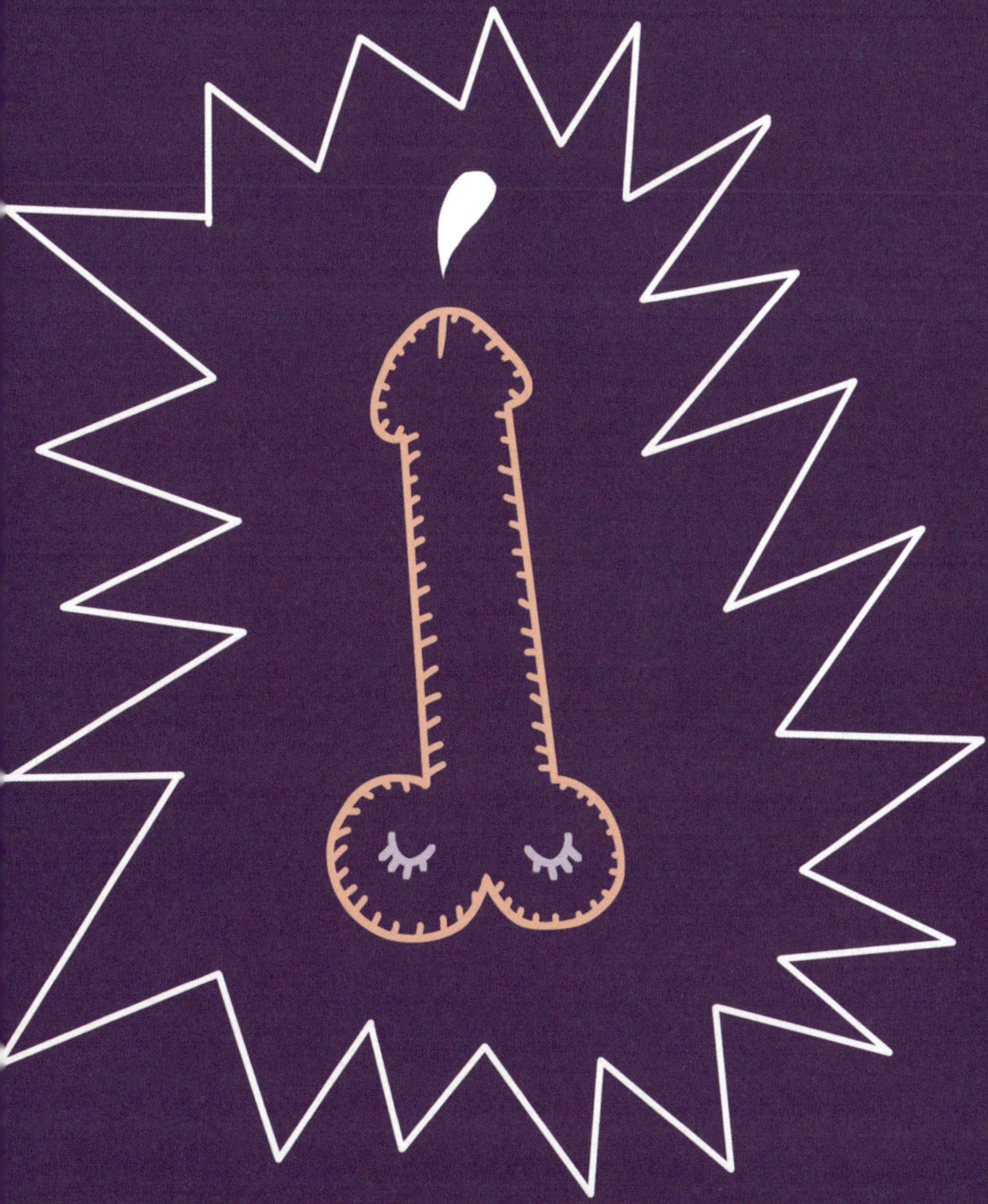

(4)
LA PROSTATITE : BIENVENUE EN TERRE INCONNUE

QUAND ÇA S'ENFLAMME...

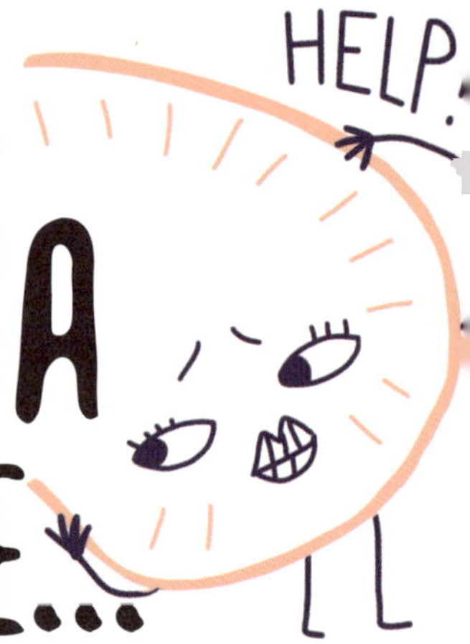

La prostatite représente la troisième maladie qui peut toucher la prostate. De 5 à 10 % des hommes peuvent en souffrir. Le suffixe -ite en médecine signifie inflammation. La prostatite est donc une inflammation de la prostate, mais comme on va le voir, ce serait simple si c'était si simple... Il y a, en fait, deux grands groupes de maladies dans les prostatites : les prostatites aiguës et les prostatites chroniques. Jusque-là ça va, mais tout va se compliquer quand on abordera les prostatites chroniques...

LES PROSTATITES AIGUËS

Les prostatites aiguës sont des infections bactériennes de la prostate. Comme pour les cystites de la femme, ces germes viennent de l'extérieur, mais la prostatite est beaucoup moins fréquente que la cystite, car la prostate est loin du bout de la verge, et donc moins exposée aux germes de l'extérieur que ne l'est la vessie de la femme qui, elle, n'est séparée de l'extérieur que par un canal de 4 cm de long.
Les germes en cause sont les mêmes que pour les cystites : avant tout, des germes intestinaux et, au premier plan, la fameuse *Escherichia coli.*
Quand on a une prostatite aiguë, on le sait tout de suite : on a une très forte fièvre (40 °C) avec des frissons et des brûlures en urinant. On ne se sent pas très bien, avec une immense fatigue, parfois des nausées ou des vomissements. Dans les cas les plus graves, les germes peuvent passer dans le sang (septicémie) et provoquer un choc avec baisse de tension.

Parfois, la douleur ou le gonflement de la prostate à cause de l'infection provoque un blocage complet : on ne peut plus uriner. Cette situation est une vraie urgence. Il faut immédiatement débuter un traitement antibiotique et drainer les urines, soit par une ponction de la vessie juste au-dessus du pubis (ça s'appelle « cathéter sus-pubien »), soit par une sonde vésicale. Sinon, il faut prendre des antibiotiques après avoir déposé ses urines au laboratoire pour que le germe responsable soit identifié. Le traitement antibiotique sera ensuite éventuellement modifié si le germe trouvé n'est pas sensible au premier antibiotique.
Le secret de la guérison sans séquelle d'une prostatite aiguë est la durée du traitement : au minimum 3 semaines, voire de 4 à 6, car les antibiotiques diffusent mal dans une prostate enflammée. Un traitement trop court ne détruit pas tous les germes et expose à une récidive rapide, voire à une prostatite chronique, ce qui arrive dans 5 % des cas.

Souvent, on ne retrouve pas de facteur favorisant à cette infection de la prostate. Parfois, certains facteurs contribuant à la remontée des germes le long de l'urètre sont évoqués, comme un phimosis, une urétrite sexuellement transmissible ou une pénétration anale non protégée. Il y a aussi des facteurs favorisants liés à la prostate elle-même, quand elle est obstructive (ce qu'il faut donc vérifier à distance, une fois que l'infection est guérie), ou des facteurs liés aux soins : biopsies de prostate ou sonde vésicale. Enfin, sans que l'on comprenne bien pourquoi, il semblerait que les sinusites chroniques puissent aussi augmenter le risque de prostatite aiguë.

La prostatite aiguë est donc une infection de la prostate qu'il convient de traiter avec des antibiotiques adaptés. C'est logique et simple, beaucoup plus que ne le sont les prostatites chroniques.

AVOIR DES CALCULS DANS LA PROSTATE ? C'EST NORMAL !

Les calculs que l'on trouve dans la prostate n'ont rien à voir avec les calculs qui se forment dans les reins ou dans la vésicule biliaire, dont la présence est anormale et qui peuvent entraîner des douleurs ou des complications. Les calculs de la prostate sont de petites concrétions normales de quelques millimètres de diamètre, que l'on trouve dans 99 % des prostates adultes. Ils n'entraînent aucun symptôme et aucune gêne.

Ces concrétions sont dues à la précipitation des cristaux que l'on trouve dans l'urine : les canaux qui drainent les sécrétions prostatiques n'ont pas de système anti-reflux, et lors de la miction, un peu d'urine remonte dans les canaux prostatiques permettant aux cristaux de s'y déposer, ce qui aboutit – en quelques années – à la formation de calculs.

C'était, en tout cas, l'explication officielle jusqu'à ce qu'une équipe du CNRS, le laboratoire de physique des solides de l'université Paris-Sud et le laboratoire de la chimie de la matière condensée du Collège de France se penchent sur ce sujet. Ils ont alors analysé 23 calculs de prostate en spectroscopie et en microscopie électronique, et ont montré… la présence de germes dans ces calculs dans 83 % des cas, remettant totalement en question cette théorie officielle[97].

Alors simple reflux d'urine ou infection ? Il y a sans doute un peu des deux à la fois dans la formation de ces calculs, mais ces résultats ne remettent de toute façon pas en cause la « normalité » de leur présence dans la prostate. Ces calculs sont très bien visibles en échographie et leur présence n'indique donc pas que la prostate est malade. Pourtant, souvent, les radiologues, quand ils en voient, parlent dans leurs conclusions de « prostatite chronique » ce qui peut, à tort, inquiéter les patients.

Cependant, il existe un autre débat entre spécialistes, concernant la taille de ces calculs : ainsi, alors qu'on est sûr que, lorsqu'ils sont petits, ils ne sont responsables de rien, quelques études font penser que, lorsqu'ils sont volumineux, ils pourraient parfois être liés à la survenue de douleurs ou d'infections[98].

Une infection, c'est sans doute ce qui est arrivé à cet homme décédé il y a plus de 10 000 ans au sud Soudan et dont le squelette a été analysé par des archéologues italiens et anglais : ils ont trouvé, au milieu des os du bassin, trois grosses pierres dont l'analyse poussée a montré qu'il s'agissait de calculs prostatiques infectés… Leur découverte a été publiée comme la plus ancienne preuve de l'existence de calculs de la prostate chez l'homme ! [99]

LES PROSTATITES CHRONIQUES

On parle de prostatites chroniques, et non de prostatite chronique, car il y en a de plusieurs types. Pour un patient, pourtant, elles sont toutes pareilles : quel que soit le type de prostatite chronique dont il souffre, il ressentira les mêmes symptômes – avant tout, des douleurs dans le périnée, c'est-à-dire entre l'anus et les bourses, irradiant vers la verge, avec parfois des douleurs au-dessus du pubis, et des douleurs pendant ou après l'éjaculation.

La prostatite chronique pour un patient correspond donc à une douleur. Il a raison, et souvent les radiologues ont tort : ce n'est pas parce qu'on a des calculs visibles dans la prostate qu'on a une prostatite chronique. Pour évoquer une prostatite chronique, il faut qu'il y ait des douleurs. La présence de calculs est normale dans la prostate dans la très grande majorité des cas.

Par définition, on parle de prostatite chronique lorsque les douleurs sont là depuis au moins 3 mois. Ces douleurs évoluent au cours du temps avec une intensité variable, mais dans tous les cas, comme dans le cas de toutes les douleurs chroniques, elles retentissent sur le moral et s'associent souvent à des manifestations dépressives ou anxieuses et à une dégradation de la vie sexuelle.

Comme un entomologiste qui décrirait des insectes en fonction du nombre de pattes ou de la présence d'ailes sans pour autant comprendre leurs relations dans l'évolution, les médecins ont classé les prostatites chroniques en fonction de la présence ou non de bactéries et de globules blancs dans les sécrétions de la prostate. On part de ce qu'on connaît : l'infection. Et on définit ce que l'on ne connaît pas par l'absence de ce que l'on connaît. Mais ce n'est pas pour ça qu'on connaît ce qu'on ne connaît pas...

LA GRANDE FAMILLE DES PROSTATITES CHRONIQUES[100]

On distingue la catégorie II : c'est la prostatite chronique bactérienne. Celle-là, c'est facile, il y a des germes dans les sécrétions prostatiques. Ça, on connaît, c'est une infection de la prostate. Quant à la catégorie III, c'est le syndrome de douleurs pelviennes chroniques – il n'y a pas d'infection de la prostate, il n'y a pas de germes dans les sécrétions de la prostate. Là, on rentre dans l'inconnu. Alors, on subdivise pour décrire, même sans comprendre : cette catégorie est donc elle-même divisée en deux sous-catégories, la catégorie III A : la prostatite chronique non bactérienne – pas de germes mais présence de beaucoup de globules blancs – et la catégorie III B, appelée prostatodynie (-dynie signifie « douleur ») – pas de germes et pas ou peu de globules blancs.

Il reste la catégorie I, c'est la prostatite aigüe bactérienne que l'on a déjà vue ; et la catégorie IV, c'est la présence de globules blancs dans les sécrétions prostatiques sans qu'il y ait aucune douleur. Et toutes ces catégories réunies forment la classification des prostatites telle qu'elle a été définie très officiellement par le National Institute of Health.

On peut donc avoir des globules blancs en grand nombre dans les sécrétions prostatiques et aucune douleur. Et même le nombre de globules blancs considéré comme anormal fait l'objet de beaucoup de débats. Un accord s'est fait sur plus de 10 globules blancs par champ de microscope lors de l'analyse des sécrétions, mais sans véritable certitude scientifique. C'est sans doute normal d'avoir plus ou moins de globules blancs dans la prostate.

EN PRATIQUE, COMMENT FAIRE SI ON A DES DOULEURS PELVIENNES QUI TRAÎNENT ?

Tout le raisonnement, et, on le verra, tout le traitement, sont basés sur l'analyse des sécrétions prostatiques. Il faut donc analyser les sécrétions de la prostate. Il n'y a pas 36 solutions pour ça : il faut récupérer les sécrétions de la prostate par le drainage de celle-ci. Pour drainer la prostate, il faut la masser énergiquement : le « masseur », en l'occurrence le laborantin ou l'urologue, vous met un doigt dans l'anus et écrase votre prostate en la « grattant » de façon très appuyée avec son index pendant de longues secondes, voire une minute entière. Ensuite, vous urinez, et les premières gouttes qui sortent sont récupérées : ce sont elles les sécrétions de la prostate, exprimées de la prostate par la pression du doigt.

48 HEURES APRÈS LE MASSAGE ARRIVENT LES RÉSULTATS... C'EST PARFOIS ENCORE ASSEZ FACILE : IL Y A DES GERMES DANS LES SÉCRÉTIONS.

Dans ce cas, un traitement antibiotique adapté au germe et suffisamment prolongé permettra la guérison. Certains préconisent d'adjoindre la prise régulière de jus de cranberry. Le jus de cranberry a fait ses preuves dans la prévention des cystites récidivantes de la femme à la dose d'un verre de 200 ml matin et soir. Le jus de cranberry existe en version « light », pour réduire l'apport de calories, et il est maintenant tellement populaire qu'on le trouve en grandes surfaces au rayon des sodas ! Malheureusement, dans la prostatite chronique, il n'y a pas vraiment de preuve scientifique de son efficacité. Dans le doute, il peut être essayé, et dans ce cas sur une durée prolongée de 6 mois par analogie avec la durée de traitement des cystites récidivantes.

La place des suppléments en zinc est discutée. Son intérêt est évoqué depuis qu'il a été montré que la concentration en zinc du liquide séminal était basse en cas de prostatite chronique, alors que les propriétés antiseptiques du zinc sont bien connues. Il était donc tentant de voir là un rapport de cause à effet. Malheureusement, il ne semble pas que des compléments de zinc sous forme de comprimés permettent d'élever le taux de zinc dans le sperme, et aucune étude n'a pu montrer que des comprimés de zinc pouvaient prévenir ou traiter les prostatites chroniques.

LE MASSAGE : UNE SOLUTION ?

Alors qu'on le croyait totalement abandonné depuis 50 ans, le massage prostatique[101-102-103] fait encore parler de lui dans les prostatites chroniques bactériennes... avec des défenseurs et des contradicteurs. Parmi les défenseurs, il n'y a que l'expérience de quelques urologues rapportant leur intime conviction à partir de résultats obtenus sur peu de patients, voire des cas anecdotiques. Au contraire, il y a des chiffres et des séries de patients parmi les contradicteurs, comme ceux fournis par cette équipe égyptienne du Caire qui a soumis la moitié de ses patients souffrant d'une prostatite chronique à 3 séances de massage par semaine pendant 4 semaines, en plus d'un traitement antibiotique. À chaque séance de massage, le drainage prostatique était fait avec le doigt, de haut en bas et du bord vers le centre de la prostate, 6 fois de chaque côté et terminé par des pressions médianes de haut en bas. Les résultats ont été décevants : les massages en supplément des antibiotiques ne faisaient pas mieux que les antibiotiques seuls donnés à l'autre moitié des patients.

La synthèse de ces deux courants est que les drainages répétés de la prostate par massage ont sans doute une utilité, mais seulement chez certains patients. Ils ne sont donc potentiellement à proposer que quand les autres approches de traitement ne donnent rien, et bien sûr en ayant prévenu loyalement le patient de ce qui allait lui arriver !

Le massage de la prostate, s'il est envisagé, doit être réalisé en deux ou trois séances par semaine pour une durée de 6 à 12 semaines. Sous ces conditions, et associé aux antibiotiques, il semblerait améliorer la situation dans un quart à un tiers des cas. Le grand obstacle aux massages, indépendamment du doute sur leur efficacité, est l'absence de « masseur » disponible. Le massage de la prostate n'est pas pratiqué par les urologues.

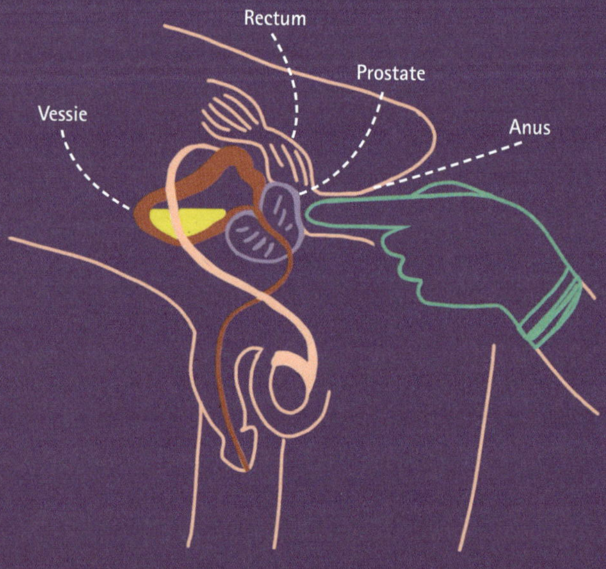

LA PRISE EN CHARGE EST PLUS FLOUE QUAND IL N'Y A PAS DE GERME

On arrive en terre encore inconnue, ou incomplètement connue. Cette *terra incognita* porte un nom : le syndrome douloureux pelvien chronique de l'homme.

En d'autres termes, il s'agit d'hommes qui ont le pelvis douloureux, ce qui, il faut bien le reconnaître, ne nous avance pas beaucoup : si un homme vient en consultation en se plaignant de douleurs anciennes récidivantes plus ou moins permanentes qu'il ressent entre les bourses et l'anus, et que vous lui répondez « Ah oui, je vois ce que c'est, vous avez un syndrome douloureux pelvien chronique de l'homme », il ne sera pas guère avancé. Il le savait déjà, il est venu pour ça !
Mettre un nom sur ce qu'il ressent permet au patient de savoir que sa douleur est, enfin, reconnue comme telle, qu'il est vraiment malade, alors que souvent, jusqu'alors, on considérait sa plainte comme « psycho-somatique », et on lui disait de « prendre sur lui », et que « ça ira mieux quand il aura meilleur moral ».

COMMENT SOIGNER UN HOMME QUI A UN SYNDROME DOULOUREUX PELVIEN CHRONIQUE ?

Passé l'étape de dénomination, et donc de reconnaissance, vient l'étape des soins. Reprenons les résultats de l'analyse des sécrétions après massage prostatique : elle est revenue sans germe, mais ça peut être avec ou sans globules blancs.

Sans germe mais avec des globules blancs, empiriquement, des antibiotiques peuvent marcher bien qu'il n'y ait pas de germe retrouvé, et ça dans environ un cas sur deux, à condition de prendre un traitement long de 6 semaines. Sinon, on peut essayer des alphaboquants (voir page 68), surtout s'il y a une gêne pour uriner associée, et des anti-inflammatoires.

L'administration des anti-inflammatoires semble logique, puisqu'on retrouve des globules blanc dans les sécrétions. Mais rien n'est simple : malgré la présence de globules blancs, il n'y a pas toujours d'inflammation dans la prostate... et on peut trouver des globules blancs alors qu'il n'y a aucune douleur... Bref, en cas de doute, il faut les essayer pour voir.
Plusieurs études créditent différents extraits naturels d'une certaine efficacité dans la prostatite chronique. Il s'agit d'extraits de pollen, le Cernilton, d'un bioflavonoïde, la quercitine, présente en grandes quantités dans le vin rouge, les oignons et le thé vert, et du *Serenoa repens* (voir page 66)[104]. Pour toutes ces substances, on dispose d'études scientifiques favorables à leur utilisation, sans que leur mode d'action soit vraiment précisé. Comme pour les anti-inflammatoires, là encore, compte tenu de leur innocuité, il faut les essayer pour voir. Toutes ces substances sont en vente libre sur Internet.

Enfin, les cures thermales peuvent améliorer la situation – amélioration constatée par près de huit patients sur dix, 9 mois après la cure.

Sans germe ni globules blancs. Souvent, l'analyse des sécrétions obtenues après massage revient sans germe ni globules blancs. Étonnant : les remèdes proposés en cas de présence de globules blancs marchent aussi quand il n'y en a pas.

La compréhension de ces douleurs est difficile car, en absence de germe ou de globules blancs, il n'y a aucun signe objectif d'anomalie de la prostate. Il existe plusieurs hypothèses : l'une d'entre elles est qu'il s'agit bien d'une infection, mais que, simplement, on ne sait pas trouver le germe en cause – c'est la théorie de l'infection occulte. Pour le prouver, comme pour une scène de crime, c'est l'ADN de l'assassin qui va permettre de le démasquer. On ne cherche plus les bactéries au microscope (que l'on ne voit que si elles sont assez nombreuses), mais leur ADN dans les sécrétions prostatiques : on prouve alors leur présence chez environ 7 malades sur 10 qui ont des globules blancs dans les sécrétions et chez

14 % des patients qui n'ont ni germes ni globules blancs. La présence occulte de bactéries explique pourquoi les antibiotiques peuvent marcher même si, « officiellement », il n'y a pas de germe[105].

QUAND LA PROSTATE EST HYPERSENSIBLE

La deuxième hypothèse est celle de l'hypersensibilisation : c'est en quelque sorte un souvenir douloureux qui persiste. Normalement, la prostate n'est pas sentie par les gens. Moi, comme vous, je serais bien incapable de vous dire où se trouve ma prostate dans mon corps au moment où je vous parle, alors que je sais en permanence où se trouvent mes pieds, même sans y faire attention. Pourquoi ? Parce qu'en principe il ne doit rien se passer dans la prostate, et la nature économe ne l'a donc pas dotée d'une sensibilité spécifique. Donc, normalement, on ne sent pas sa prostate. Ce dont se plaignent les hommes qui ont une prostatite chronique, c'est justement de la sentir en présence.
La théorie de l'hypersensibilisation repose sur l'idée qu'un traumatisme de la prostate, infection avant tout, mais aussi sonde vésicale, voire opération, a « éveillé » le système nerveux à la présence de la prostate, et en conséquence, l'a rendue ensuite plus sensible[106-107]. Pour cette hypothèse, il n'y a pas de preuve définitive, ni de traitement spécifique. Par ailleurs, il ne faut pas oublier que la prostate n'est pas seule au monde dans le petit bassin : elle est entourée de la vessie en haut, et d'os et d'articulations tout autour. Ces structures aussi peuvent faire mal et provoquer des douleurs dans les mêmes régions que la prostate. Quand la vessie est en jeu, les douleurs sont plutôt soulagées en urinant. On évoque alors une cystite interstitielle qui serait liée à une mauvaise étanchéité de la paroi interne de la vessie. Cette porosité anormale provoquerait des douleurs en laissant rentrer de l'urine dans l'épaisseur de la vessie. Quand les os et les articulations du petit bassin sont en jeu, il peut

y avoir des lombalgies ou des sciatiques associées, ou de mauvaises postures du bassin. C'est à quoi s'intéressent les ostéopathes qui prennent en charge quelques-uns de ces patients. Après de longues observations de plusieurs cas que je suivais, deux ostéopathes, Monsieur André Métra et Madame Yungkyung Lannes de Montebello – qui a fait sa thèse sur ce sujet – ont réussi à mettre au point des techniques adaptées aux différentes anomalies de posture des patients souffrant de douleurs pelviennes chroniques et à les soulager environ une fois sur deux[108].

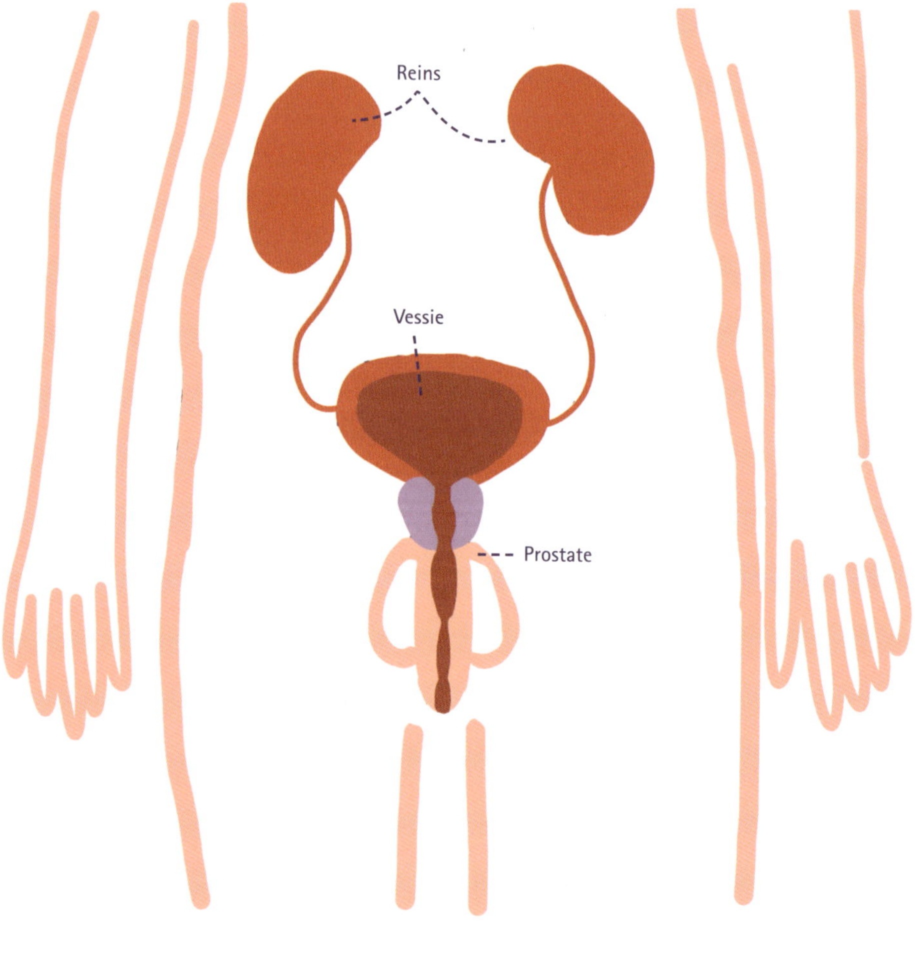

ET SI C'ÉTAIT ENCORE AUTRE CHOSE ?

D'autres mécanismes plus globaux et encore peu connus sont susceptibles de participer à l'origine de ces douleurs qui alors peuvent s'associer à des douleurs générales, comme l'intestin irritable ou la fibromyalgie. Enfin, quel que soit le mécanisme invoqué, la situation peut s'améliorer spontanément avec le temps, surtout quand les douleurs sont peu intenses et d'apparition récente. L'équipe de J.C. Nickel, urologue canadien et « référence scientifique internationale de la prostatite chronique », avait fait une enquête sur la fréquence de la prostatite chronique chez les habitants des comtés de Lennox et Addington, région située sur les bords du lac Ontario au Canada. Ils avaient, à cette occasion, montré qu'environ 10 % des hommes de 20 à 74 ans interrogés avaient des signes de prostatite chronique, douleurs périnéales et/ou douleurs lors de l'éjaculation. Un an après cette enquête, ils ont contacté 40 de ces patients qui avaient déclaré avoir des signes de prostatite chronique, et pour un tiers d'entre-deux, les douleurs avaient disparu spontanément avec le temps[109].

MAIS FINALEMENT, SI LA PROSTATE FAIT MAL, POURQUOI NE PAS L'ENLEVER ?

Il n'y a que quelques cas anecdotiques rapportés dans la littérature scientifique pour de telles pratiques qui ne sont pas du tout recommandées, car, d'une part, on n'est jamais certain que l'ablation complète de la prostate guérira les douleurs (on n'est jamais sûr qu'il n'y a que la prostate en cause), et d'autre part, l'ablation de la prostate peut entraîner des complications urinaires ou sexuelles. Il y a parfois une place pour la résection endoscopique de la prostate lorsqu'il y a de gros calculs de prostate et que le patient a, en plus des infections ou des douleurs, des difficultés pour uriner. La résection a alors pour but, en plus d'améliorer le passage de l'urine, d'enlever les calculs qui sont souvent des nids pour les germes.[56]

CONCLUSION

En refermant ce livre, la prostate n'a désormais plus beaucoup de secrets pour vous, ni la vôtre... ni celle des autres. Vous pourrez d'autant mieux en prendre soin, ainsi que de celle des hommes que vous connaissez, qu'ils soient maris, amants, pères ou fils. Que ce livre éclaire votre route, et que votre prostate reste discrète tout au long de votre vie.

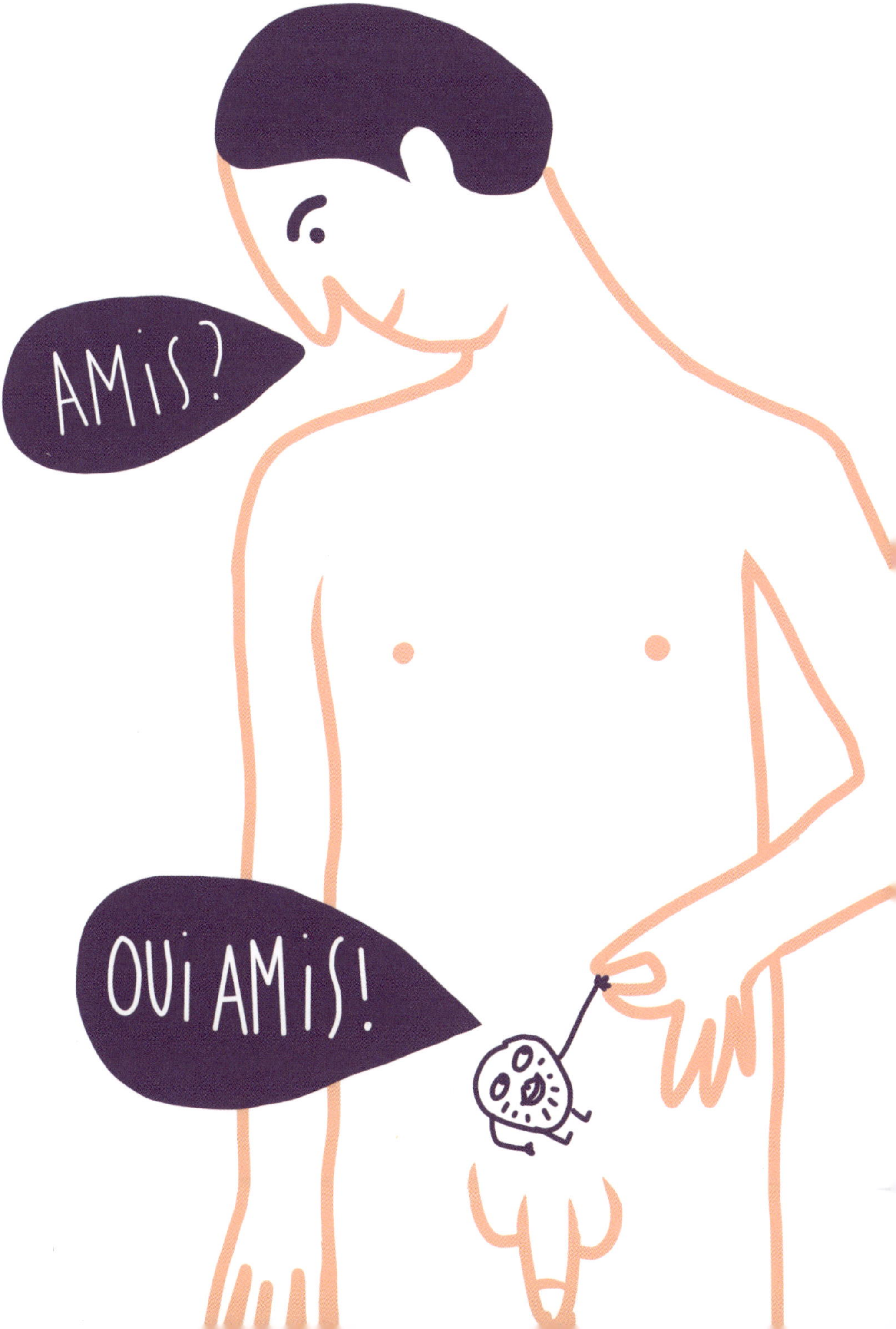
AMIS?
OUI AMIS!

RÉFÉRENCES SCIENTIFIQUES UTILISÉES ET CITÉES DANS CE LIVRE BEAUCOUP DE CES PUBLICATIONS SCIENTIFIQUES PEUVENT ÊTRE CONSULTÉES GRATUITEMENT SUR LE SITE : HTTPS://WWW.NCBI.NLM.NIH.GOV/PUBMED/

1 -Descazeaud A., Coloby P., Davin J.-L., De la Taille A., Karsenty G., Kouri G., Rossi D., Jaquet D. et Zerbib M., « Validation du score visuel prostatique en images (SVPI), dans l'évaluation des symptômes du bas appareil urinaire (SBAU) associés à une hyperplasie bénigne de la prostate (HBP) », sur 550 patients, Prog Urol., AFU, 2017.

2 - Tonnel A.-B., « L'allergie au liquide séminal », *Revue Française d'Allergologie*, 2010.

3 - Niels Jørgensen, "Human semen quality in the new millennium : a prospective cross-sectional population-based study of 4 867 men", *BMJ Open*, 2012.

4 - "World health organisation who laboratory manual for the examination and processing of human semen", 5e édition, World Health Organization, 2010, whqlibdoc.who.int/publications/2010/9789241547789_eng.pdf.

5 - Rosen RC., "Ejaculatory dysfunction in men with lower urinary tract symptoms suggestive of benign prostatic hyperplasia", *BJU Int*, oct ; 104 (7) : 974-83., 2009.

6 - Chen Z., "Seasonal variation and age-related changes in human semen parameters", *J. Androl.*, 2003, mar-apr. ; 24(2) : 226-31.

7 - Puppo V., "Male vagina is more accurate than prostatic utricle", *International Journal of Urology*, 2015.

8 - Van Kote G., « Les anomalies d'origine mullerienne chez l'homme et anomalies de la prostate », *Progrès en Urologie*, 2001.

9 - Zaviacic M. et Ablin RJ., "The female prostate", *Histol. Histopathol.*, 2000.

10 - Wimpissinger F., Stifter K., Grin W. et Stackl W., "The female prostate revisited : perineal ultrasound and biochemical studies of female ejaculate", *Journal of Sexual Medicine*, 2007.

11 - Gräfenberg E., "The role of urethra in female ergasm", International *Journal of Sexology*, 1950.

12 - Peltiera J., Copin H., Viart L., Foulon P., Le Gars D., Havet E. et Sevestre H., « Où en est-on du point G ? Étude anatomique macroscopique et histologique fascia urétrovaginal endopelvien », *Morphologie*, 2013.

13 - Partin AW. "Concordance rates for benign prostatic disease among twins suggest hereditary influence", *Urology*, 1994.

14 - Pashootan P., Ploussard G., Cocaul A., De Gouvello A. et Desgrandchamps F., "Association between metabolic syndrome and severity of lower urinary tract symptoms (LUTS) : an observational study in a 4 666 european men cohort", *BJU Int.*, 2015.

15 - Gacci M., Corona G., Sebastianelli A., Semi S., De Nunzio C., Maggi M., Vignozzi L., Novara G., McVary K.T., Gravas S. et Chapple L., "Male lower urinary tract symptoms and cardiovascular events : a systematic review and meta-analysis ", *Eur. Urol.*, 2016.

16 - Moebus S. et al., "Prevalence of metabolic syndrome (Germany) according to different definitions (13 953 patients seen during two weeks in 1 511 randomly selected GP)", *Cardiovasc. Diab.*, 2007.

17 - Dominguez A., Gual J., Munoz-Rodriguez J., Abad C., Garcia-Rojo D., Hannaoui N. et Prats J., "Giant prostatic hyperplasia : case report of 3987 mL", *Urology*, 2016.

18 - Desgrandchamps F., "Normal voiding behaviour in women. Study of the I-PSS in an unselected population of womenin general practice", *Eur. Urol.*, 1996.

19- Fitzpatrick JM, Desgrandchamps F, Adjali K, Gomez Guerra L, Hong SJ, El Khalid S, Ratana-Olarn K., Reten-World Study Group. Management of acute urinary retention: a worldwide survey of 6074 men with benign prostatic hyperplasia. *BJU Int.* 2012

20 - Lee AJ., Garraway WM., Simpson RJ., Fisher W. et King D., "The natural history of untreated lower urinary tract symptoms in middle-aged and elderly men over a period of five years", *Eur. Urol.*, 1998.

21 - Temml C., Brössner C., Schatzl G., Ponholzer A., Knoepp L. et Madersbacher S., "Prostate study group of the austrian society of urology. The natural history of lower urinary tract symptoms over five years", *Eur. Urol.*, 2003.

22 - Ho Chul Choi, Jong Kyu Kwon, Joo Yong Lee, Jang Hee Han, Hae Do Jung et Kang Su Cho, "Seasonal variation of urinary symptoms in korean men with lower urinary tract symptoms and benign prostatic hyperplasia", *World J. Mens. Health.*, 2015.

23 - Negoro H., Kanematsu A., Doi M., Suadicani SO., Matsuo M., Imamura M., Okinami T., Nishikawa N., Oura T., Matsui S., Seo K., Tainaka M., Urabe S., Kiyokage E., Todo T., Okamura H., Tabata Y. et Ogawa O., "Involvement of urinary bladder Connexin43 and the circadian clock in coordination of diurnal micturition rhythm", *Nat. Commun.*, 2012.

24- Platz EA, "Physical activity and benign prostatic hyperplasia". *Arch Intern Med.*, 1998.

25- Parsons JK, "Physical activity, benign prostatic hyperplasia, and lower urinary tract symptoms", *Eur Uol.*, 2007.

26- Parsons JK, "Modifiable risk factors for benign prostatic hyperplasia and lower urinary tract symptoms: new approach to old problems", *J Urol.*, 2007.

27- Platz EA, "Alcohol consumption, cigarette smoking, and risk of benign prostatic hyperplasia", *Am J Epidemiol.*, 1999.

28 - Nortier JL, "Urothelial carcinoma associated with the use of a Chinese herb (Aristolochia fangchi)". *N Engl J Med.*, 2000.

29 - Meyer, J.-P., "Alternative medications for benign prostatic hyperplasia available on the Internet: a review of the evidence for their use", *BJUInt.*, 2002.

30 - Lukacs B., "Management of lower urinary tract symptoms related to benign prostatic hyperplasia in real-life practice in france: a comprehensive population study", *Eur Urol.*, 2013.

31 - Eri LM, "Patient recruitment to and cost of a prospective trial of medical treatment for benign prostatic hyperplasia," *Eur Urol.*, 1992.

32 - Teillac P. Br, DUALF Group, "Urinary flow rates in patients with benign prostatic hypertrophy following treatment with alfuzosin", *J Urol.* 1992.

33 - Hellstrom WJ., "Effects of acute treatment with tamsulosin versus alfuzosin on ejaculatory function in normal volunteers", *J Urol.*, 2006 Oct; 176(4 Pt 1): 1529-33.

34 - Rosen RC, Ejaculatory dysfunction in men with lower urinary tract symptoms suggestive of benign prostatic hyperplasia. *BJU Int.*, 2009 Oct; 104(7): 974-83.

35 - Oelke M., "Monotherapy with tadalafil or tamsulosin similarly improved lower urinary tract symptoms suggestive of benign prostatic hyperplasia in an international, randomised, parallel, placebo-controlled clinical trial", *Eur Urol.*, 2012.

36 - McConnell JD ,"The long-term effect of doxazosin, finasteride, and combination therapy on the clinical progression of benign prostatic hyperplasia", *N Engl J Med.*, 2003.

37 - Roehrborn CG, "The effects of combination therapy with dutasteride and tamsulosin on clinical outcomes in men with symptomatic benign prostatic hyperplasia: 4-year results from the CombAT study", *Eur Urol.*, 2010.

38 - "Le médecin de Donald Trump révèle le secret de sa chevelure", LEXPRESS.fr, publié le 02/02/2017 (https://www.lexpress.fr/actualite/monde/amerique-nord/le-medecin-de-donald-trump-revele-le-secret-de-sa-chevelure_1875373.html)

39 - Marberger M., "Usefulness of prostate-specific antigen (PSA) rise as a marker of prostate cancer in men treated with dutasteride: lessons from the REDUCE study", *BJU Int.*, 2012.

40 - Papenberg G., "Anticholinergic drug use is associated with episodic memory decline in older adults without dementia", *Neurobiol Aging*, 2017.

41 - Dauphinot V., "Anticholinergic drugs and functional, cognitive impairment and behavioral disturbances in patients from a memory clinic with subjective cognitive decline or neurocognitive disorders", *Alzheimers Res Ther.*, 2017.

42 - Staskin D., A prospective, double-blind, randomized, two-period crossover, multicenter study to evaluate tolerability and patient preference between mirabegron and tolterodine in patients with overactive bladder (PREFER study), *Int Urogynecol J.*, 2017.

43 - Liao, "High satisfaction with direct switching from antimuscarinics to mirabegron in patients receiving stable antimuscarinic treatment", *CH. Medicine*, 2016.

44 - Uwe Ehrt, "Use of drugs with anticholinergic effect and impact on cognition in Parkinson's disease: a cohort study", *J Neurol Neurosurg Psychiatry*, 2010.

45 - Gravas S., "Critical review of lasers in benign prostatic hyperplasia (BPH)", *BJUInt*, 2011.

46 - Robert G., "Multicentre prospective evaluation of the learning curve of holmium laser enucleation of the prostate (HoLEP)", *Br J Urol.*, 2016.

47 - Gorelick JL, Quantitative bacterial tissue cultures from 209 prostatectomy specimens : findings and implications", *J Urol.*, 1988.
48 - Soler JL, "Bacterial content of the enucleated prostate gland", *Arch Esp Urol.*, 1999.

49 - Muntener M., "Sexual Function after Transurethral Resection of the Prostate (TURP): Results of an Independent Prospective Multicentre Assessment of Outcome", *Eur Urol* 2007.

50 - Taverna G. et al., "Olfactory system of highly trained dogs detects prostate cancer in urine samples", *J. Urol.*, 2015.

51 - Tsodikov A. et al., "Reconciling the effects of screening on prostate cancer mortality in the ERSPC and PLCO Trials", *Annals Internal Med.*, 2017.

52 - Rozet F. et al., « Recommandations en onco-urologie 2016-2018 du CCAFU : cancer de la prostate », *Progrès en Urologie*, 2016.

53 - Tuppin P., "Vers une évolution des pratiques de détection et de prise en charge du cancer de la prostate chez les hommes de 40 ans et plus en France (2009-2014) ?", *Bulletin epidémiologique hebdomadaire de l'INVS*, 2016.

54- Evelyn C.Y., Chan. J., "Physicians and Their Personal Prostate Cancer-screening Practices with Prostate-specific Antigen. A National Survey", *Gen Intern Med*, 2006.

55 - Glass AS, Hilton JF, Cowan JE, Washington SL et Carroll PR. "Serial prostate biopsy and risk of lower urinary tract symptoms : results from a large, single-institution active surveillance cohort", *Urology*, 2014.

56 - Lu-Yao GL, Albertsen PC, Moore DF, Shih W, Lin Y, DiPaola RS, Barry MJ, Zietman A, O'Leary M, Walker-Corkery E, Yao SL, "Outcomes of localized prostate cancer following conservative management", *JAMA*, 2009.

57 - Davison BJ, Goldenberg SL, "Patient acceptance of active surveillance as a treatment option for low-risk prostate cancer", *BJU Int.* 2011.

58 - van den Bergh RC, Essink-Bot ML, Roobol MJ, Wolters T, Schröder FH, Bangma CH, Steyerberg "EW, Anxiety and distress during active surveillance for early prostate cancer", *Cancer*, 2009.

59 - Hong SK, Sternberg IA, Keren Paz GE, Kim PH, Touijer KA, Scardino PT, Eastham JA, "Definitive pathology at radical prostatectomy is commonly favorable in men following initial active surveillance", *Eur Urol.*, 2014

60 - Timothy J. Wilt et al., "Follow-up of prostatectomy versus observation for early prostate cancer", *New Engl. J. Med.*, 2017.

61 - Rozet F. et al., « Recommandations en onco-urologie 2016-2018 du CCAFU : cancer de la prostate », *Progrès en Urologie*, 2016.

62 - Sacco E. et al., "Urinary incontinence after radical prostatectomy : incidence by definition, risk factors and temporal trend in a large series with a long-term follow-up", *BJU Int.*, 2006.

63 - Alemozaffar M. et al., "Prediction of erectile function following treatment for prostate cancer", *JAMA*, 2011.

64 - www.ircad.fr/wp-content/uploads/2014/06/lindbergh_presse_en.pdf

65 - Gershman B. et al., "Patient-reported functional outcomes following open, laparoscopic, and robotic assisted radical prostatectomy performed by high-volume surgeons at high-volume Hospitals", *Eur. Urol. Focus*, 2016.

66 - "Schroeck FR, "Satisfaction and Regret after Open Retropubic or Robot- Assisted Laparoscopic Radical Prostatectomy", *Eur Urol*, 2008.

67 - Frey A. et al., "Prevalence and predicting factors for commonly neglected sexual side effects to external-beam radiation therapy for prostate cancer", *J. Sex. med.*, 2017.

68 – Capogrosso P. et al., "Orgasmic dysfunction after radical prostatectomy", *World J. Mens Health*, 2017.

69 - Menard J. et al., "Erectile function and sexual satisfaction before and after penile prosthesis implantation in radical prostatectomy patients : a comparison with patients with vasculogenic erectile dysfunction", *J. Sex. Med.*, 2011.

70 – Crawford ED. et al., "Comparison of perspectives on prostate cancer : analyses of survey data", *Urology*, 1997.

71 – Cabot AT., "The question of castration for enlarged prostate", *Am. Surg.*, 1896.

72 – Huggins C., "Studies on prostate cancer. I. The effects of castration, estrogen and androgen injections on serum phosphatases in metastatic carcinoma of the prostate", *Cancer Res.*, 1941.

73 – Huggins C. B., "Nobel lecture: endocrine-induced regression of cancers", in : *Nobel lectures, physiology or medicine 1963-1970, Amsterdam* : Elsevier ; p. 235–47 ; 1972.

74 - Hanisch LJ. et Gehrman PR.,"Circadian rhythm of hot flashes and activity levels among prostate cancer patients on androgen deprivation therapy", *Aging Male*, 2011.

75- Gonzalez, Brian D., "Course and Moderators of Hot Flash Interference during Androgen Deprivation Therapy for Prostate Cancer: A Matched Comparison", *J Urol*, 2015

76- Dosani M, "The Relationship between Hot Flashes and Testosterone Recovery after 12 Months of Androgen Suppression for Men with Localised Prostate Cancer in the ASCENDE-RT Trial", *Clin Oncol* (R Coll Radiol), 2017

77- Hirsch LM, "Acupuncture for hot flashes in men treated with androgen deprivation therapy", *Can J Urol*, 2015

78- Beer, Tomasz M., "Acupuncture For Hot Flashes In Prostate Cancer Patients", *Urology*, 2011

79 – Beauchet O., "Testosterone and cognitive function: current clinical evidence of a relationship", *European Journal of Endocrinology*, 2006.

80 – Nead KT. et al., "Association between androgen deprivation therapy and risk of dementia", *JAMA Oncol.*, 2017.

81 – Jhan JH., "Hormone therapy for prostate cancer increases the risk of Alzheimer's disease: a nationwide 4-year longitudinal cohort study", *Aging Male*, 2017.

82 – Van Londen GJ et al., "Body composition changes during androgen deprivation therapy for prostate cancer: a 2-year prospective study", Crit. Rev. *Oncol. Hematol.*, 2008.

83 – kcalme.blogspot.com

84 - D'Amico AV. et al., "Influence of androgen suppression therapy for prostate cancer on the frequency and timing of fatal myocardial infarctions", *J. Clin. Oncol.*, 2007.

85 – Tsai HK. et al., "Androgen deprivation therapy for localized prostate cancer and the risk of cardiovascular mortality", *J. Natl. Cancer Inst.*, 2007.

86 – Saigal CS. et al., "Androgen deprivation therapy increases cardiovascular morbidity in men with prostate cancer", *Cancer*, 2007.

87 – Liu YP. et al., "Does physical activity reduce the risk of prostate cancer ? A systematic review and meta-analysis", *Eur. Urol.*, 2011.

88 – Muir C. S., Nectoux J. et Staszewski J., "The epidemiology of prostatic cancer : eeographical distribution and time-trends", *Acta Oncologica*, 30 : 2, 133-140, 1991.

89 – Desgrandchamps F et Bastien L., "Nutrition, dietary supplements and prostate cancer", Prog. *Urol.*, 2010.

90 – Masko EM., Allott EH. et Freedland SJ., "The relationship between nutrition and prostate cancer : is more always better ?", *Eur. Urol.*, 2013.

91 – Kellogg Parsons J. et al., "A randomized trial of diet in men with early stage prostate cancer on active surveillance: rationale and design of the men's eating and living (MEAL)", Study (CALGB 70807 [Alliance]), *Contemporary Clinical Trial*, 38, 198–203, 2014.

92 – Hercberg S. et al., "The SU.VI.MAX study : a randomized, placebo-controlled trial of the health effects of antioxidant vitamins and minerals", *Arch. Intern. Med.*, 2004.

93 – Lippman SM. et al., "Effect of selenium and vitamin E on risk of prostate cancer and other cancers (SELECT)", *JAMA*, 2009.

94 - Ke Zu et al., "Dietary lycopene, angiogenesis, and prostate cancer : a prospective study in the prostate-specific antigen era", *JNCI*, 2014.

95- Cipolla BG, Mandron E, Lefort JM, Coadou Y, Della Negra E, Corbel L, Le Scodan R, Azzouzi AR, Mottet N., "Effect of Sulforaphane in Men with Biochemical Recurrence after Radical Prostatectomy", *Cancer Prev Res* (Phila), 2015.

96 - www.efsa.europa.eu/sites/default/files/assets/ndatolerableuil.pdf

97 - Dessombz A. et al., "Prostatic stone : evidence of a specific chemistry related to infection and presence of bacterial imprints", *Plos One*, 2012.

98 - Geramoutsos I. et al., "Clinical correlation of prostatic lithiasis with chronic pelvic pain syndromes in young adults", *Eur. Urol.*, 2004.

99 - Usai D. et al., "Late pleistocene/early holocene evidence of prostatic stones at al khiday cemetery, Central Sudan", *Plos One*, 2017.

100 - Meares EM. et Stamey TA., "Bacteriologic localization patterns in bacterial prostatitis and urethritis", *Invest. Urol.*, 1968.

101 - Nickel JC. et al., "Prostatitis unplugged ? Prostatic massage revisited", *Tech. Urol.*, 1999.

102 - Ateya A. et al., "Evaluation of prostatic massage in treatment of chronic prostatitis", *Urology*, 2006.

103 - Mishra V. et al., "Role of repeated prostatic massage in chronic prostatitis: a systematic review of the literature", *Urology*, 2008.

104 - Shoskes DA. et Manickam K., "Herbal and complementary medicine in chronic prostatitis", *World J. Urol.*, 2003.

105 - Shoskes DA. et al., "Detection of bacterial signal by 16S rRNA polymerase chain reaction in expressed prostatic secretions predicts response to antibiotic therapy in men with chronic pelvic pain syndrome", *Tech. Urol.*, 2000.

106 - Delavierre D. et al., "Approche symptomatique des douleurs "prostatiques" chroniques et du syndrome douloureux pelvien chronique », *Progrès en Urologie*, 2010.

107 - Rodriguez MA. et al., "Evidence for overlap between urological and nonurological unexplained clinical conditions", *J. Urol.*, 2009.

108 -Desgrandchamps F., Metra A. et Yun Kyung De Montebello, *Cahier d'ostéopathie pelvi-périnéale. Tests et techniques de traitement des douleurs pelvi-périnéales chroniques (DPPC) chez l'homme*, Frison Roche Éditions, 2017.

109 - Nickel JC. et al., "Prostatitis-like symptoms : one year later", *BJU Int.*, 2002.

Direction Hachette Pratique : Catherine Saunier-Talec
Responsable éditoriale : Anne Le Meur
Responsable artistique : Nicolas Beaujouan
Conception graphique et couverture : Mélody Denturck
Illustrations : Mélody Denturck
Révision : Dorica Lucaci et Odile Raoul
Gravure : NordCompo (Villeneuve-d'Ascq)
Fabrication : Cécile Alexandre
Partenariats : Sophie Morier (smorier@hachette-livre.fr)
Responsable de la communication : Johanna Rodrigue-Faitot
(jrodrigue@hachette-livre.fr)

Retrouvez-nous sur :
www.instagram.com/hachettebienetre
www.facebook.com/hachettebienetre

Achevé d'imprimer en janvier 2018 par Estella Gráficas (Espagne)

Dépôt légal : février 2018
67-4846-01-9
ISBN : 978-2-01-204610-8

L'éditeur utilise des papiers composés de fibres naturelles, renouvelables, recyclables et fabriquées à partir de bois issus de forêts qui adoptent un système d'aménagement durable. L'éditeur attend également de ses fournisseurs de papier qu'ils s'inscrivent dans une démarche de certification environnementale reconnue.

PAPIER À BASE DE FIBRES CERTIFIÉES

hachette PRATIQUE s'engage pour l'environnement en réduisant l'empreinte carbone de ses livres. Celle de cet exemplaire est de :
1,6 kg éq. CO_2
Rendez-vous sur www.hachette-durable.fr